대한민국 간호사의 생생한 긍정의 힘

좋은 간호사 더 좋은 간호

*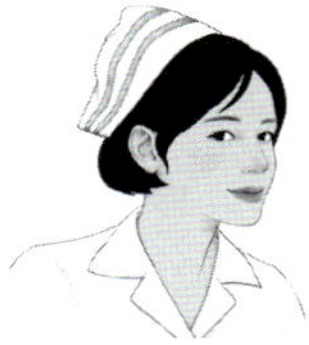

대한민국 간호사의 생생한 긍정의 힘

좋은 간호사 더 좋은 간호

대한간호협회 병원간호사회 편

엄영란 송경자 박미현 공저

학지사메디컬
HAKJISA MEDICAL

추천사

최근 의료 환경은 과학 기술의 발달로 급속하게 변화하고 있습니다. 주기적인 의료기관인증평가와 의료서비스의 무한경쟁으로 간호서비스의 수준 향상에 대한 요구도 점점 높아지고 있습니다. 안전한 간호, 정확한 간호가 중시되면서 동시에 지속적으로 간호의 '질 향상'이 요구되고 있습니다. 간호대상자들에게서 높은 수준의 간호를 요구받고 있는 상황에서 지금까지 간호의 질 향상을 위한 노력은 외부 요구에 대한 응답으로 지속되어 왔습니다. 그러나 이제는 간호의 질 향상 방향을 새롭게 모색해야 할 필요에 직면하고 있습니다. 시대의 요구에 발맞춰 간호의 본질 차원에서 간호를 되돌아보고 더 좋은 간호는 무엇이며, 더 좋은 간호사가 되기 위해 필요한 조건이 무엇인지 간호사 스스로 규명해 볼 필요가 있습니다.

대한간호협회 병원간호사회에서는 좋은 간호의 의미, 좋은 간호사가 되기 위한 간호사 경험들을 바탕으로 더 좋은 간호를 수행하기 위해 어떤 노력을 해야 하는지 파악하기 위한 연구를 진행하였습니다. 좋은 간호사, 더 좋은 간호에 대한 간호사의 목소리는 환자경험 중심 고객 서비스가 최대 과제가 된 현실에서 환자의 주관적 만족과 간호사의 객관적 전문성의 조화에 대한 의지의 표현입니다. 병원 현장의 간호사들 30명이 마음을 열어 전하는 좋은 간호사, 더 좋은 간호에 대한 경험담들이 열심히 일하고 있는 간호사뿐만 아니라 미래의 간호사를 꿈꾸는 분들께 많은 도움이 되기를 기대합니다.

좋은 간호사, 더 좋은 간호 연구를 위해 애써 주신 책임 연구자이신 엄영란 순천향대학교 명예교수님을 비롯하여 송경자 서울대학교병원 간호본부장, 박미현 가톨릭대학교 교수님께 감사드립니다.

2017년 1월

대한간호협회 병원간호사회 회장 박영우

프롤로그

"간호사여서 좋다!"

"저는 지금 상당히 만족하고 있어요. 일하며 희열감을 느끼는 순간도 많아요!"

"간호사는 사실 되게 좋은 직업인데 사람들이 잘 모르는 것 같다는 생각이 많이 들어요."

"간호사로서 전문성 높은 간호를 얼마나 훌륭히 해내며 환자를 잘 돌보고 있는지 보여줄 수 있는 글이나 방송 드라마 같은 다양한 매체를 통한 홍보가 필요해요."

이 책은 간호사의 이러한 조용한 외침에 대한 응답이다. 간호와 간호사의 긍정의 힘을 널리 펼치고 싶은 대한민국 간호사의 소망 보고서이다.

100년! 우리 필자 세 사람이 간호사와 더불어 일하고 학생을 가르치며 보낸 시간을 합친 숫자다. '돌보고 돌봄 받으며 인간이 인간다워진다.'는 명제를 붙잡고 연구하며 가르친 햇수, '내가 환자에게 도움을 주고 있구나!' 하는 확신으로 환자 곁을 지켜온 세월, 그리고 아픈 몸에 깃든 지친 영혼을 위로하는 기도로 간호와 교육에 헌신해 온 시간들이다. 그동안에 우리가 만난 간호사는 모두 '좋은 간호사'라 불러도 괜찮겠다는 생각이 들었다. 그들은 환자의 고통에 공감하며 '어떻게 하면 조금이라도 더 편안하게 해줄까?' 몸과 마음을 기울이는 모습이었기 때문이다. 한 마디로 말해 '더 좋은 간호'를 해주기 위해 애쓰는 모습이었다. 이 '좋음'이 크게 드러나지 않고 있는 것이 안타까울 뿐이다. 왜 드러나지 않을까? 무엇보다 그들 스스로 그러한 것을 당연하게 여긴 탓일 게다. 그러니 밖으로 드러낼 필요를 느끼지 못했기 때문일 것이다. 아니면 순간순간에 주어진 일에 충실하느라 표현할 여유도 없고 기회를 갖지 못했기 때문일 것이다.

중동호흡기증후군이라 불린 MERS가 손 쓸 새도 없이 갑자기 전국적으로 퍼져 전국이 공황상태에 빠졌던 2015년 6월, 중환자실의 한 간호사가 언론사에 보낸 편지가 보도되어 공포와 불신으로 가득 찼던 사회적 분위기를 바꾸는 데 기여했다. 이후 MERS와 사투를 벌이던 의료진에 대한 응원과 격려가 전국적으로 이어졌다. MERS와 싸워 이길 수 있다는 자신감도 번져나갔다. 간호사는 편지에서 "MERS가 내 환자에게 다가오지 못하게 저승사자를 물고 늘어지겠습니다."라는 각오를 다졌다. 본인도 감염될 수 있는 두려운 상황이었지만 오히려 "더 따스하게 돌보지 못해 죄송합니다." 라며 숨진 환자에 대한 안타까움을 표현하였다. 중앙일보는 이를 높이 평가하여 그 간호사를 의료과학분야의 '2015 새뚝이'[1]로 선정하였다.

이런 자세와 마음은 어느 간호사나 똑같이 갖고 있는 것이다. 당연한 것으로 우리 안에 조용하게 담겨져 있던 것이 표현되니 그 효과가 돌보는 환자를 넘어 전 국민의 마음까지 어루만지게 된 것을 우리는 보았다. 이에 힘입어 우리 연구자들과 대한간호협회 병원간호사회는 2015년 2월부터 시작한 '더 좋은 간호사 되기' 연구 결과를 출판하자고 의견을 모았다. 연구를 위해 우리가 만난 30인의 간호사는 어떤 의미에서 모두 '좋은 간호사'였고 '더 좋은 간호'를 하기 위해 몸과 마음을 기울이는 이야기를 들려주었다. 이 책은 우리가 심층 면담한 30인의 스토리 안에 담긴 긍정의 힘과 긍정의 방향에 관한 보고서이다.

보건의료서비스에서 '안전한 간호, 정확한 간호'가 중시되고 지속적인 간호의 '질 향상'이 요구되고 있다. 간호 대상자들 또한 보다 높은 질의 간

---

1 중앙일보는 1998년부터 매년 스포츠 · 문화 · 사회 · 경제 · 과학 분야에서 참신한 성과를 낸 이들을 새뚝이로 선정해 왔다. '새뚝이'란 기존의 장벽을 허물고 새 장을 연 사람을 말한다. 독창적인 활동이나 생각으로 사회를 밝히고 나아갈 방향을 제시하는 사람이다(중앙일보, 2015. 12. 25.).

호서비스를 요구하고 있다. 이제 간호계는 외부로부터 오는 요구에 대한 응답을 넘어 내적 숙고를 통해 미래를 향한 능동적이고 적극적인 도약을 위한 간호의 질 향상의 방향을 새로이 설정할 필요에 직면하고 있다. 간호는 객관적인 표준에만 머물 수 없다. 다음 시에서 보여주고 있듯이 '간호'는 '주사행위' 이상의 가슴에 스며드는 '정성'이며 이로 인해 환자는 고통과 두려움 속에서도 위안을 얻게 되기 때문이다.

붕대보다 더 포근한 친절
주사보다 더 깊이 스미는 정성에
우리의 부들거리는 마음
잔잔한 평화로 채워짐을
우리는 고마워한다.
(허만길, 〈간호사〉 中)

간호사의 관점에서 '좋은 간호사' '더 좋은 간호'를 탐색하기 위하여 스토리텔링 방법을 사용하였다. 스토리텔링(storytelling)이란 "어떤 매체와 형식으로 사건을 서술하여 스토리가 있는 것(이야기, 작품, 텍스트, 담화 등)을 짓고 만듦으로써 무엇을 표현하고 전달하고 체험시키는 활동이다. 다시 말해 스토리텔링은 사건의 서술을 통한 '스토리 형성하기'이다. 이를 통해 기본적 행위인 경험의 재현과 기록, 지식과 메시지의 전달 등이 이루어지며, 나아가 인간적 진실의 발견, 재미와 감동의 창출, 내면의 위안과 정화 등이 가능해진다(최시한, 2015). '좋은 간호사, 더 좋은 간호'의 의미를 파악하고 간호계뿐만 아니라 대중과도 소통하려는 우리 필자들의 목적과 스토리텔링의 궁극적 목적은 일맥상통한다. 스토리텔링의 궁극적 목적이란 '이야기의 의미 있는 체험' 혹은 그를 통한 '의미 탐색 활동(최시한, 2015)'이기 때문이다. 즉, 이야기를 하는 사람을 넘어 그 이야기를 듣는 사람인 다른 간호사 그리고 일반인들에게 그 의미를 전달할 수 있기 때문이다. 특히 간호사의 관점에서 간호사 자신을 주체로 한 의미를 파악하기 위하여 스토리텔링 방법이 적합하다. 조정래(2011)는 스토리텔링이란 같은 이야기라 하더라도 누가 해주느냐에 따라 달라짐을 주장하였다. 즉, 『선녀와 나무꾼』 이야기를 옆집 언니가 해줄 때와 할머니가 해줄 때 그 느낌과 효과가 다르다는 것이다. 이는 스토리는 같아도 스토리텔링이 달라졌기 때문이라는 것이다. 따라서 '좋은 간호사, 더 좋은 간호'에 대한 스토리를 환자나 의사가 말하는 것과 간호사 자신이 이야기하는 것은 그 느낌과 효과가 다를 것이다.

1장의 스토리는 한 병원에서 30년 이상 근무한 간호사 한 사람의 이야기이다. 여러 부서에서 다양한 유형의 환자를 만나고 자기 자신도 수술을 받은 입원 경험을 통하여 간호와 환자에 대한 관점이 변화해가는 과정을 보여준다. 9장은 간호관리자인 두 명의 간호사가 진화하는 간호현장에서 환자중심의 간호를 위한 고민과 경험을 대화체로 풀어나간 이야기이다. 2장에서 8장까지는 두 명에서 많게는 여섯 명의 간호사 이야기로 구성되었다. 갓 졸업한 신입간호사가 현장에 적응하는 어려움 속에서도 환자에게 도움을 주려고 용기를 낸 이야기, 돌봄의 핵심인 '공감'을 순간순간 녹여낸 이야기, 부족한 인력과 물품에도 불구하고 창의성을 발휘한 능동적인 행동, 남이 보지 않는 순간에도 기본을 지킴으로써 환자의 만족도와 간호의 질을 높인 이야기, 환자뿐 아니라 동료와 보조인력의 존재와 감정을 존중하고 인정하는 모습, 환자의 고통에 공감하여 환자의 내면에까지 다가가고 품어 안는 간호에 대한 이야기들이다.

이 책에 실린 30인의 이야기는 개인적인 경험이지만, 그들의 눈으로 바라 본 오늘날 간호 현장의 생생한 모습이면서 앞으로 나아갈 미래에 대한 기대이기도 하다. 간호의 긍정의 힘을 보여주는 이 이야기를 더 많은 독자와 공유할 기회를 마련해준 대한간호협회 병원간호사회와 정담미디어에 감사드린다. 끝으로 마음을 열어 따뜻한 이야기를 들려준 30인의 간호사께 감사드린다.

2017년 1월

엄영란 · 송경자 · 박미현

차례

01

존재로 응답하는 순간들

평생 전문직의 꿈을 안고 간호학과에 입학하다

저는 1982년도부터 대학병원에서 계속 일을 하고 있어요. 고3 때 세 가지 조건을 가진 전공으로 간호학을 선택하게 되었어요. 하나는 내가 늙어도 할 수 있는 일이면 좋겠다. 전문직이면 좋겠다. 누군가를 도와주는 일이면 좋겠다.

저는 그 동안 신경외과병동, 교육관련 부서, 외래, 응급실, 행려자병동에 근무했고, 지금은 가정간호팀에서 일해요. 12년째 가정간호 일을 하고 있고요. 가정간호에 와보니까 병동이랑은 너무나 다른 상황을 보게 돼서 '아~. 이거야말로 진정한 간호다….' 그러니까 행려자병동에 있을 때 제가 '간호란 무엇인가?'에 대해서 많이 느끼고 실천해 보려 했었는데, 또 가정간호 일을 하면서 '진정한 간호'에 대해 더 많이 생각을 하게 되었죠.

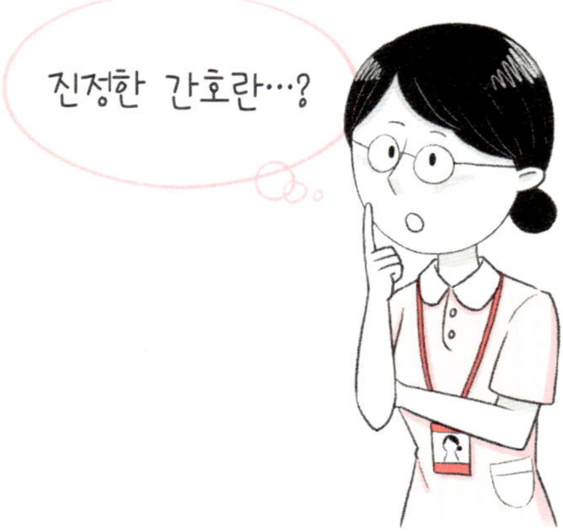

나는 한때 절제와 절도를 지키는 장교 같은 수간호사였다

저는 간호사로서 절제와 절도를 중요하게 생각했어요. 그래서 환자한테 가서 official하지 않은 touch라든지, 환자 옆 장의자나 침대에 앉는 걸 안했었어요. 굉장히 절도 있었어요. 그래서 사람들이 "우리 병동 수간호사 선생님은 군인 같아요." 왜냐하면 딱 절도를 지키니까. 간호사들한테도 굉장히 엄격하게. 장교 같은? 네, 그런 느낌.

예를 들면 그런 거죠. 제가 어떤 병동으로 rotation되면 제일 먼저 한 일이 "우린 촌지 받지 않는다. 촌지는 돈으로만 안 받는 것이 아니고 음료수도 받지 않는다. 먹을 것도 받지 않는다. 스타킹도 받지 않는다. 아무것도 받지 않는다. 내가 없는 동안에 받았던 것 혹시 받으면 나에게 꼭 알려 달라." 그렇게 해서 제가 다 돌려줬어요. 그리고 심지어는 "○○○ 간호사가 직접 돌려주세요." 이렇게도 했었어요. 그랬더니 간호사가 하루는 그러더라고요. "수간호사님, 그거 수간호사님 보고 주는 거 아니거든요. 우리가 밤새 노력해서 받은 거거든요." 딱 대놓고 그러더라고요. 한 6개월을 버텼더니, 그 다음부터는 왜 촌지를 안 받아야 되는지 알더라고요, 본인들이… 그래서 그때부터는 진짜 음료수도 안 받고…. 안 받으니까 보호자들이 음료수를 몰래 놓고 가요…. 정말로 제가 수간호사가 되면서 첫 번째 지켰던 게 그런 거거든요. 그런 저의 모습에 굉장히 절도 있다고 사람들이 느꼈고, 저도 그런 걸 지키려고 굉장히 애를 썼어요.

행려자를 간호하며 가슴 따뜻한 사람으로 변화되다

응급실을 거쳐서 행려자병동 수간호사로 갔어요. 그때 제가 많이 바뀌었어요. 사람들이 다 거기 가기 싫어해서 1년 단위로 무조건 돌려요…. 간호사들은 1년마다 돌리고, 수간호사는 1년 반마다 돌렸거든요…. 하루라도 더 늦어지면 못 견디는 거예요. 그렇게 rotation이 빠른 곳이었는데 저는 거기가 축복의 장소였어요, 저한테는… '저 사람과 내가 다르지 않다. 나도 길거리에서 쓰러져서 내 신분을, 신원을 확인할 길 없으면 나도 이렇게 실려 올 수 있는 거고. 내가 좋은 부모 만나서 좋은 교육과정 밟아서 여기까지 왔던 거지. 나도 그런 열악한 환경에서 그야말로 이 정상궤도를 이탈하면 다시 돌아올 수 없는 이런 상황에 있다면 나도 똑같다….' 이런 생각하게 되니까 겸허해진다고나 할까요? '나도 아무것도 아니다…. 내가 무슨 대학을 나왔고, 내가 무슨 일을 하고, 내가 누구와 살고 돈이 얼마 있고… 아무것도 아니다.' 이런 걸 깨닫게 된거죠. 그러면서 사회와 정부에 대한 분노도 많이 느꼈어요. '사회에서는 도대체 왜 이런 사람을 양산하는 거야? 왜 이대로 두는 거야?' 막 이런, 분노도 많이 느꼈는데….

어느 날부터인가 안쓰러운 거예요. 처음에 분노를 느낄 때는 그 환자들에게도 화가 났어요. '왜 이렇게까지 가도록 자기 자신을 내팽개쳐 두나…?' 그게 화가 났었어요. 그랬는데 환자들이 콧줄을 빼려고 하고 침대에서 나오려고 하면 묶어 놓게 되잖아요. 그러면 제가 가서 막 몰래 풀어놓고 이러면서도, "환자분 이거 콧줄 잡으면 안돼요!!" 이랬었는데. 소변줄을 잡아 뽑고 이러니까…. 막 소리도 지르고 그랬는데요. 어느 날인가, 가서 이야기를 하기 시작한 거예요. 환자들하고… 자기 얘기…. 남자들은 자기 얘기를 잘 안하잖아요, 근데 행려자들은 자기 얘기를 더 안 해요.

근데 이게 마음이, 제가 마음이 조금 변하니까 표정이 변했나 보죠. 그냥 환자 옆에 제가 앉아요. 침대에도 앉아요. 예의범절 지킨다고 절대 환자 침상에 걸터앉지 않던 제가 말이죠. 그럼 이 사람도 가만히 있어요. 저도 가만히 있어요. 의식 없는 사람이 한 3분의 2 정도 됐고요. 의식 있는 사람이 한 3분의 1 정도 됐고. 의식 있는 사람 중에 제 발로 걸어서 화장실 갈 수 있는 사람이 몇 명 없었어요. 30여 명 중에…. 근데 어쨌든 말할 수 있는 사람 옆에 이렇게 가만히 앉아 있고. 그러다가 이제 오고, 또 두 번째 가고, 세 번째 가고, 자꾸 가면요. 자기 얘기를 해요. 안물어 봐도….

근데 그 이야기가 너무 가슴이 아픈 거예요. 엄마는 무당이었고 아버지는 술난봉꾼이었는데, 자기가 여섯 살 될 때 부모가 중국집에다 팔아넘긴 거예요. 중국집에서 자기가 한 일은 양파 깎는 일, 감자 깎는 일, 구박받는 일…. 거기서 열여섯, 열일곱까지 일을 하다가 거기 주방장이 너무 때리는 바람에 수틀려서 자기가 나온 거예요. 나오면 갈 데가 없죠. 앵벌이, 소매치기 이런 기술 배워가지고 소매치기하면서 살았어요. 잠은 서울역에서 자고….

그런 사람들 매이는 거 싫어하거든요. 노숙자 쉼터 같은 데 안 가고 싶어 해요. 거기의 규칙을 지키는 게 싫어요. 이 사람들은…. 제일 어려운 것 중에 하나가 그거예요. 병원이 겨울에 따뜻하고 편안하고 밥 갖다 줘…. 얼마나 좋아요. 그래도 못 견디는 거예요. 여덟시에 밥 나와, 열

두시에 밥 나와, 여섯시에 밥 나와… (웃음). 맨날 밥 나와, 또 밥 나와. 못 견디는 거예요. 술도 없어, 담배도 없어… 못 견디는 거예요. 자기는 자고 싶을 때 자고 놀고 싶을 때 놀아야 되는데 그걸 못하는 거예요. 그러니까 도망을 가요 환자들이… 처음에는 이해가 안됐죠.

그리고 말마다 욕이에요. 저 거기서 욕 무지하게 많이 배웠고요, 욕 무지하게 잘했어요(웃음). 그 전에는 제가 '이년, 저년' 이런 말도 못했거든요. 절도 있는 사람이, 교양 있는 사람이 그 말을 할 수가 없었던 거죠. 근데 거기서는 욕 무지하게 많이 배웠어요, 그리고 하도 많이 듣고 하니까 욕이 저절로 나오더라고요.

그랬는데 환자의 그런 이야기를 듣고 보니까 너무나 이 사람의 삶이, 그 고단한 삶이 그냥 느껴지는 거예요. 그 사람 이름이 '불쌍이'에요. 그날 당직, 그러니까 응급실 당직의사가 정씨면 정불쌍, 이씨면 이미상, 불쌍이 여러 명이면 불쌍1, 불쌍2, 불쌍3. 불쌍3까지 가고 나면 미상, 미상1, 미상2. 예를 들어서 뭐 청계천에서 데려왔으면 청계. 뭐

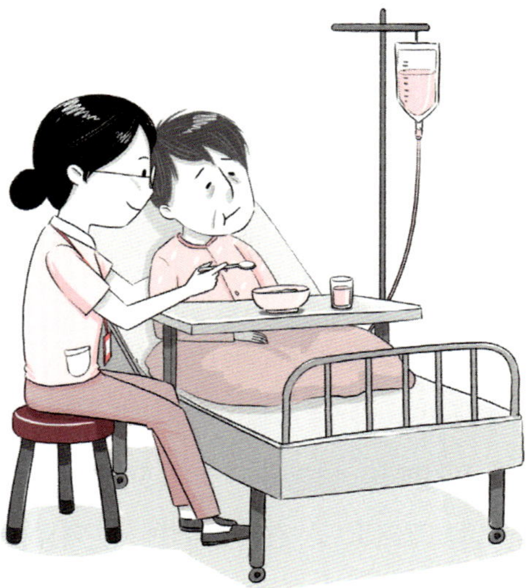

이런 식으로 주치의 성을 따라서 이름 붙여주고 이랬거든요. 그 다음부터는 아, 그 사람이 더이상 불쌍이나 미상으로 안보이고요, 행려자가 아니고 사람으로 보인 거예요. 그러니까 달라지더라고요. 제가 달라지더라고요.

점심 때 밥을 먹여줘요. 손이 모자라잖아요. 점심 때 밥 먹여줘야 될 사람은 많고… 그리고 숟가락질도 못하는 환자 밥 먹여주는 일은, 그 속도를 맞추어 숟가락으로 밥을 떠 먹여 주는 일은 정말 어렵거든요. 정말 안 해본 사람은 몰라요. 얼마나 힘든지. 그때 도와주는 인력이 있었는데 힘들고 먹여줄 환자는 많고 하니까, "빨리 먹어. 야, 이 ○○야 빨리빨리 처먹어" 이렇게 밥을 먹이는데 그게 너무 싫은 거예요. 그래서 제가 밥을 같이 먹여요. 제일 밥 늦게 먹는 사람, 죽 먹는 사람…. 조금씩 조금씩 밥을 먹여주는데 그 죽이 그렇게 맛있어 보여요, 그래서 '너 한입, 나 한입' 하고 싶었죠…. 그렇게 밥을 먹여주면서 '내 새끼한테도 못해줬던 일'을 하면서 복잡한 생각이 들면서도 '그래도 이 사람이 이거를 먹고 사는구나… 밥만 먹는 게 아니고, 내 마음도 먹고 사는구나~!' 아… 이런 마음. 제가 마음이 약간. 내 마음이 뜨거워지는 거예요. 나 존재가치가, 이 존재 자체가 가치로 느껴지는 거예요.

또 우리 간호사들도 이 행려자병동에 와서 "선생님, 제가 간호가 무엇인지 처음 알았어요." 이래요. 다른 병동에 있을 때는 맨날 의사 오더, 그 다음에 보호자 와서 "언제 sono해요?" "언제 수술 가요?" "약 언제 와요?" 맨날 뭐 이거 대응하느라고 바빴는데. 여기서는 자기가 인계받으면 '오늘 이 환자에게 내가 뭐해야지. 이 사람은 욕창 있으니까 오늘은 욕창 드레싱해야지. 이 사람 오늘은 캐뉼라 체인지하는 날이니까 의사한테는 몇 시에 연락해야지.' 자기가 간호계획을 세우는 거예요. 이 환자는 욕창을 "우리 3개월 안에 낫게 해 볼까?" 서로 인계하면서 목표도 세우며 그 일을 하는 거예요. 목욕도 시키고 머리도 감겨주고 밥도 먹여주고 대변도 치워주고 하면서 저절로 보게 되는 거죠… 욕창이 생겼는지 어떤지, 팔로 움직일 수 있는지 없는지 이런 것들을 자연스럽게 보게 되는 거죠.

그렇게 일 년을 하고 나면 다른 병동에 가서 적응하기 힘들어해요. 내가 계획 세워서 환자를 이렇게 보고 싶은데 그게 안되는 거죠. 그래서 그만두는 간호사들도 많았어요. '선생님, 다른 병동에 가니까 간호가 없어요. 나는 간호가 하고 싶어요.' 이래서 병원 그만두고 아프가니스탄 이런데 간 친구들이 여러 명 생겼어요. 제가 눈물이 날 정도더라고요. 너무 고맙더라고요.

그 시절 행려자병동엔 에어컨이 없었어요. 선풍기만 돌아가요. 파리가 있어서 파리 끈끈이도 붙여놔요. 그런데 간호사 자기도 너무 더운 거예요. 그래서 드레싱카에 얼음을 갖고 다니면서 자기도 먹으면서 "더우시죠?" 이러면서 환자 입에다 얼음 하나씩 넣어줘요. 그러다 얼음이 너무 크니까 다시 꺼내서 자기 입으로 '와그작' 해서 다시 넣어주는 거예요. 아우~. 제가 그때 라운딩하다 그 모습을 보고… 그 간호사는 저 보라고 그렇게 한 건 아니었죠. 평소에 그렇게 했던 거예요. 그 환자한테, 환자들한테… 하~, 정말 눈물이 나게 너무 고맙더라고요. 너무 예쁘더라고요. 세상에 이렇게 예쁜 사람들이 또 있을까~?

요리사였던 사람이 있었어요. 근데 폐결핵이 굉장히 심해져서 산소가 없으면 호흡하기가 힘든 그런 상황이었죠. 자기 히스토리를 자세히 얘기는 안 하는데, 가만히 보니까 그래도 글은 읽고 뭔가 판단능력 같은 거는 비교적 다른 사람에 비해서 조금 지적인 능력이 있어 보였어요. 본인이 요리사였대요. 하루는 저보고 그래요. "입맛이 없어서 밥을 못 먹어요."라고. 그래서 제가 물어봤죠, "뭐가 제일 드시고 싶으세요?" 조개젓무침이 먹고 싶대요. 저는 그때까지만 해도 조개젓이라는 게 있는 줄도 몰랐어요. 그런데 조개젓무침을 제가 할 줄은 모르니까, 시장에서 요만큼 사가지고 왔어요. 그래서 식사할 때 조개젓무침을 먹어보라 했더니, 한 점 먹더니 자기가 했던 무침이랑 달랐던 모양이죠? 그런데 "당신이 나를 기억하고 이걸 가져온 것만으로도 너무 고맙다." 이러면서 "부탁이 하나 있다. 내가 죽으려고 할 때," 다인용이니까, 다 다인용이니까 옆에 환자 죽을 때 CPR하는 거 보잖아요, "나는 죽을 때 저거 하지 말아 달라, 나 오래 못 살 건데 저거 하지 말아 달라… 제발 부탁인데, 수간호사님이 저거 하지 말게 해달라."고 며칠 후에 arrest가 온 거예요. 의사들이 와서 intubation하고 막~ cardiac massage를 시작했어요. 그때 제가 밥을 먹고 왔나, 회의를 했나… 그 사이에 시작을 했어요. "선생님! 누구 CPR하고 있어요?" 확인하고 그 병실에 가보니까 이미 하고 있는 거예요. 굉장히 갈등되더라고요. 그때 내가… '이미 시작을 했으니 그냥 가만히 있을까…? 어차피 이 환자 소생하긴 어려울 것 같은데….' 우리는 그때 쇼피알이라고 많이 했거든요. 쇼피알… 왜냐하면 경찰이 와서 "CPR했냐? 안 했냐?" 막 물어보거든요. 행려자들. '행려자들한테 최선의 의료를 했느냐? 안 했느냐?' 이거를 보기 위해서… 갈등되더라고요. 근데 환자가 했던 말이 생각이 났어요. 아 근데 그때만 해도 제가 터프해 가지고요, "그만둬!!!!!! CPR 그만해!!!!!! 그 환자가 원치 않아요!!!"라고 소리 질렀더니, "아, 무슨 소리예요? CPR해야 돼요." 제가 막 의사를 밀치면서 "환자가 CPR하지 말아 달라고 그랬다!" 결국 손 떼고 사망선고했는데….

지금은 '아, 그래 내가 그렇게 그 사람을 대변해준 것 잘했지.'라고 생각하지만. 그 당시에는 '정말 잘한 일이었을까? 혹시 소생이 됐었을 수도 있었을까…? 또 환자가 원했다고 환자 원대로 들어준 것이 좋았을까…?' 제가 호스피스를 공부해서 호스피스 전문간호사도 된 입장에서는 '환자의 소원을 들어준 것이 더 잘한 것이다.'라고 지금은 결론을 내리는데. 그때는 그랬어요. 그때는… 잠시…….

제가 행려자병동 경험을 한 이후, 다른 병동에 와서는 완전히 달라졌어요. 거기에 2년 7개월인가 있었는데요. 제가 완전히 달라졌어요, 제가… 그전에는 '환자로 보려고, 절제하려고' 애를 썼던 것이 이제는 그냥 '사람으로 보는' 거예요. '이○○라는 사람, 김○○라는 사람.' 사람으로 보는 거지, '이○○라는 환자, rectal cancer 환자, breast 환자' 이게 아닌거죠. 그리고 그 사람 마음이 보이는 거예요. 저 사람은 '지금 나한테 showing-up 하고 싶은 마음이 강한 사람'이다. 그러면 그걸 내가 인정해주는 거예요.

외과에서 근무할 때였는데 하루는 밤새 콜벨을 눌러서 간호사들이 '그 사람 때문에 죽을 뻔 했다.'며 아침에 눈이 퀭해 가지고 인계를 하는 거예요. "뭐 때문에 부르더냐?"고 물으니 "한 번은 아프다고 부르고, 그래서 주사 놔주면 목이 마르다고 부르고, 엉덩이가 배긴다고 부르고, 계속 불렀다."는 거예요. 바쁜데 사소해 보이는 일로 계속 부르니까 너무 너무 밉잖아요, 그런 환자… "아! 정말 수선생님 지겨워 죽겠어요." 이러는데….

제가 아침에 라운딩하면서 그 환자한테 가서 그냥 가만히 환자 옆에 가만히 이렇게 앉아 있어 봤어요. 그랬더니 처음에는 "왜요?" 이러더라고요. 그러더니 자기 얘기를 하는데, "내가 얼마나 돈이 많은지, 내가 이렇게 아프기 전에 얼마나 깔끔했는지…." 그러니까 자기에 대한 이야기를 하는 거예요. '인정받고 싶어 하는 욕구가 굉장히 강하구나!' 남편이 의사였어요. 남편이 일주일에 한 번 밖에 안 와요. 근데 이 사람은 거의 터미널이에요. 간병인만 있어요. 애들은 둘 다 미국에서 공부하고 있어요. 굉장히 외로운 여자였죠.

근데 간호사들은 이 외로운 여자가 안보이고, terminal rectal cancer 환자로만 보인 거예요. 근데 저는 그 사람이 외롭고 이렇게 절절하게 '나를 좀 알아줘.' 하는 마음이 느껴지더라고요. 그래서 다 받아줬어요. 한 30분 동안…? 그렇게 "그러셨군요! 대단하셨군요! 뭐~~ 했군요." 다 알아주고 들어주고… "언제든지 낮 시간에는 필요하면 나를 찾으세요." 그랬어요. 근데 진짜 그날 드라마틱하게 밤에 콜을 한 번 밖에 안 했대요. 다음날 담당 간호사가 "선생님, 이렇게 표현해서 죄송한데요. 무슨 짓을 하셨어요?" 이렇게 물어보더라고요. 그래서 "나 아무짓도 안 했어. 그냥 환자 옆에 가만히 앉아 있다가 왔어… (웃음)." 그러니까 그만큼 환자들이 자기 마음을 알아주기를 원하고 그거를 인정해 주기를 원하고 이렇게 공감하는 것을 표현해 주기를 원했다는 생각이 들고….

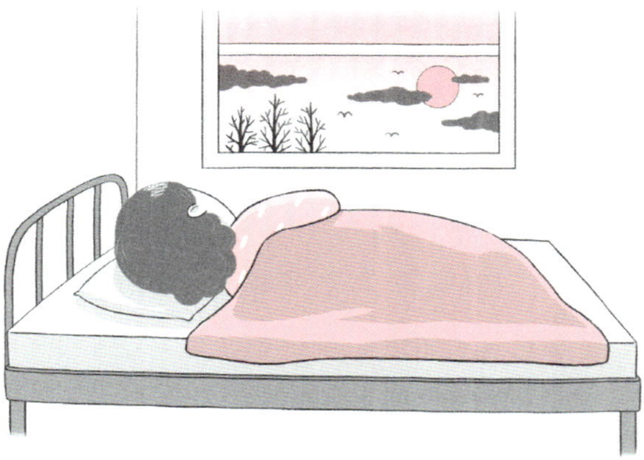

가족도 품어주며 영적간호까지 하게 되다

가정간호는 또 완전히 달라요. 병원 세팅 안에 있는 거하고 가정간호는 완전히 다른데요. 어느 집 방문하느라 골목길 접어들 때면, 이 환자가 어떻게 살고 있는지가 그려져요. 현관문을 여는 순간 그 풍경, 그 냄새, 그 분위기로 이 환자가 supportive한 환경에서 care를 받는지, 냉대를 받는지 이게 다 느껴져요. 환자 집에 한 번 가본다는 게 그렇게 중요하더라고요.

우리는 루게릭 환자, 파킨슨 환자, 또 인공호흡기 갖고 있는 애기들도 많이 보거든요. 물론 말기환자들도 많이 보지만… 간호사들이 되게 힘들어해요. 그러니까 마음이 힘든 거죠. "선생님, 제가 머리가 아픈지, 가슴이 아픈지, 마음이 아픈지 모르겠어요. 아파요…." 이렇게 얘기를 해요. 처음 한 1년은 갈등을 해요. 또 병원은 aseptic technique이 중요하잖아요. 뭐든지. aseptic 개념으로 가는데 집에 가면 clean 개념으로 가거든요. 그거를 또 적응 못하는 거예요. 뭐든지 멸균이어야 되는 거야. 막 글러브도 이렇게 껴야 되고… 그런데 집은 그게 아니거든요. 그거 개념 바꾸는데 시간이 한참 걸리고요. 특히 이렇게 aseptic technique을 철저하게 지키는 데에서 일하다가 온 간호사들은 더 못 견뎌요. 스스로가 못 견디는 거죠.

하루는 liver cancer, 간암환자였는데 간이식까지 받은 환자였어요.

잘 지내다가 한 7개월쯤 후에 bone meta가 됐어요. 척추로. liver function은 죽는 순간까지 너무 좋은 거예요. 정말 이 liver 떼어다 딴 사람 주고 싶을 정도로 너무 liver는 lab이 깨끗해, liver lab은…. 근데 이게 척추에 meta가 된 거예요. 게다가 굉장히 빠른 속도로 진전이 되더라고요. 처음에 "선생님 저 응급실 왔어요." "왜요?" "다리에 힘이 없어요." 며칠 후 "선생님 숨쉬기가 힘들어요." 하루하루 다르게….

결국은 여기까지(가슴을 가리키며) 숨이 왔는데 보호자가 "병원에서는 안 죽고 싶다." 그때까지만 해도 우리 병원이 임종방이 없었어요. "집으로 가고 싶다." 그래서 집으로 모시고 갔어요. 근데 가자마자 전화가 온 거예요. "환자가 숨을 거의 못 쉬는 것 같은데 목사님을 좀 모시고 와줬으면 좋겠다."고…. '허걱! 어디서 목사님을 갑자기 모시고 가나…(웃음)?' 낮이었는데, 아침이었죠. 아, 낮 시간이었죠, 낮 시간…. 어쩔 수 없이 병원 목사님한테 "목사님, 혹시 이만저만 한데요, 가주실 수 있으세요?" 했더니 흔쾌히, 다른 약속을 취소하고 목사님하고 같이

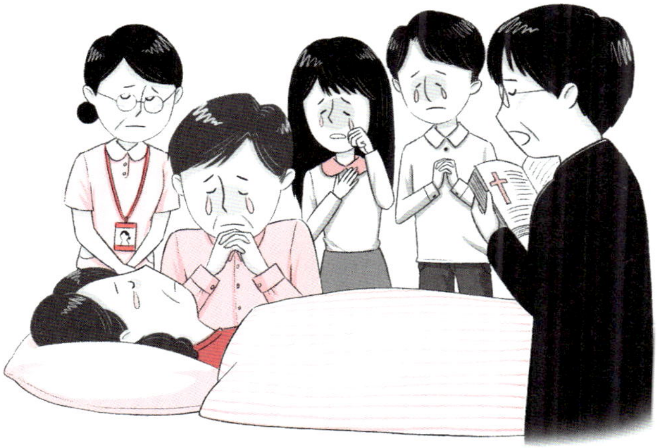

그 집을 갔어요. 근데 진짜 숨을 "헤~~엑." 이러고 쉬는데, 저도 같이 "헤~엑." 이렇게 되는 거예요. 저절로… 너무 숨을… 그렇게 쉬니까.

근데 그 남편이 숨 끊어지기 전에 예배를 드려달라는 거예요. "임종 예배를 드리고 싶다."고 해요. 그래서 "환자가 원했냐?" 했더니 "환자는 원하는지 안 원하는지 자기는 지금 확인할 수가 없고, 남편인 내가 해주고 싶다."고… 남편이 해주고 싶다는 거예요. 그래서 막, 정말 금방이라도 숨이 끊어질 것 같아서 초스피드로 막 예배를 드리고, 어, 예배가 끝나니까 남편이 "세례를 주세요." 이러는 거예요. 근데 이제는 목사님이 좀 난감하신 거예요. 예배는 드려줄 수 있는데 세례는 또 뭐 하고, 문답하고 뭐 이렇게 절차가 있잖아요. 그런데 짧게 몇 마디만 질문을 하시더라고요. 그리고 "눈을 깜빡이세요." 그랬더니 눈을 그야말로 눈을 깜빡였는지 안 깜빡였는지 모를 만큼 깜빡하면서 눈물을. "예수님을 영접하셨으면 눈을 깜빡이세요."라는 말에 눈물을 주르르륵 흘리시더라고요. 남편이 옆에서 통곡을 하는 거예요. "여보! 미안해, 미안해, 미안해. 당신한테 내가 벌써부터 이렇게 해줬어야 되는데 이제야 내가 이렇게 해주는 게 미안해." 막 울고 있는데, 그… 자녀들이 나중에 허겁지겁 왔거든요. 그러니까 자녀들에게 "엄마한테 say goodbye 해라!" 자녀들도 막 울고… 근데 환자는 편안한 얼굴로 갔어요. 그래서 '어우, 이게 영적간호인가. 어, 얼결에 이거는 보호자요청에 의해서 해준 것도… 내가 해준 거라고 할 수 있을까~(웃음)?' 이런 생각하면서 우리가 이거 너무나 많이 놓치고 있는 부분이구나… 이 부분을….

그 환자는 50대 초반쯤의 환자분이었는데…. 그 남편이 목사님한테 얘기하더라고요. 자기는 젊어서 결혼하기 전까지 교회 다녔는데 부인이 교회를 안 다니니까 자기도 교회를 떠나 있다가 부인이 아픈 이후로 자기는 간간히 교회에 가서 기도는 했대요. 그랬지만 다시 교회로 돌아가는 게 쉽지가 않고, 쑥스럽고… 그러면서 마음에 짐이 있었대요. "내가, 난 그래도 하나님을 믿어서 음…. 천국에 갈 거라고 생각하는데, 우리 집사람은 하나님도 모르는데 지옥에 가면 어떻게 하나…?"라는 마음이 들었대요. 그런데 기회를 못 봤던거죠. 그러니까 physical care에 정신이 없어서 그거를 차일피일, 그래도 좀 살겠지, 살겠지 미뤘던 거죠. 그랬다가 이제는 더 이상 못 미루겠다 싶을 때 요청을 한 거예요.

입원경험:
'주는 간호'에서 '받는 간호'의 이해

"나에게 물어봐 주세요!"

오래 전이지만 예전에 심한 두통으로 입원한 적이 있었어요. 제가 구토와 두통이 계속되면서… 그때 제가 한 보름 정도 입원해 있었는데요, 간호사는 정말 정규 V/S 외에는 저를 만지지도 않았고 질문도 안했고요, 저에게 와서 유일하게 물어본 사람은 주치의밖에 없어요. 그때 굉장히 외로웠어요. 누구라도, 간호사가 와서 "어제 잘 잤냐? 어째 얼굴이 좀 어두워 보이는데 두통 때문에 그러느냐?" 물어봐 줄 수 있는 게… 나중에 시간이 지나고, 그때는 그 정도 밖에는 need가 없었거든요. 그랬는데 나중에 시간이 지나고 나서 생각해 보니까, 그때 저는 depression이 왔던 것 같아요. 그러니까 두통 후 입원해 있는 동안에 일종의 depression도 같이 있었는데, 아무도 거기에 대해서 관심을 갖지 않았다는 게…. 물론 거기가 신경과였고 정신과가 아니었지만 신경과라고 신경정신과적인 문제에 대해서 몰라라 할 것은 아니었잖아요. 그게 굉장히 음… 서운했었고요.

"내 고통에 반응해주세요!"

한참 후에 제가 신경외과 수술받느라 또 입원했을 때, 제가 얼마나 고통스러운지 잠을 잘 자는지 뭐가 제일 불편해서 해결하기를 원하는지. 아무도 물어보지 않아요. 음식 냄새도 싫어서 흰죽만 먹었어요. 저에게 제가 뭐를 먹고 있는지 물어보거나 관심 갖는 간호사가 없어요. 그리고 이야기하면 "네~!" 그러고 끝이에요. 그러니까 반응을 보이지 않는 거죠. 그것이 너무 서운했어요. 특히 제가 병실에 오기 전에 중환자실에 입원했을 때는 중환자실 간호사들이 알람을 안 꺼요. 저는 그 알람을. 제가 소리에 좀 예민하거든요. 알람소리가 신경에 거슬려 아픈 것도 아픈 거지만 신경 쓰여 죽겠는데. 이렇게 와서 보고 괜찮으면 그냥 가는 거예요. 알람을 안 끄고, 그래서 소리도 안 나오는데 "꺼주세요(입모양만 소곤소곤)." 이렇게 얘기하면 그때 끄고요.

예를 들어 "목이 너무 말라요." 그러면 "수액 들어가고 있어요~." 아, 너무 비정하더라고요!!! 저는 Wet거즈라도 물려주기를 원했죠. 물을 먹을 수가 없으니까. 아니면 "입이 많이 마르세요?" 한마디라도… 말이라도. 그죠? "나 너무 입이 말라요." 그러면 적신 거즈를 물려주면서 "수액이 들어가고 있는데, 지금 먹을 수가 없으니까 불편해도 조금만 견뎌봅시다…." 그 조금이 얼마일지 모르지만 구체적으로 조금이라고 뭐 한 시간, 두 시간 말할 수 없겠죠. 근데 그 조금, 조금, 조금이 쌓여서 여덟 시간, 열 시간 버틸 수 있잖아요. 근데 "수액 들어가고 있어요~." 그러고 가버리면, 그 다음에 나는 이 중환자실에 또 이 기계 사이에 갇혀 있는 거죠. 목에는 브레이스를 한 채….

"나 조금만 움직여주세요." "아까 포지션체인지했어요." 아, 포지션체인지를 두 시간마다 해야 된다는 법칙이라도 있나요? 이게 욕창방지를 위해서 그래서 두 시간인거지…. 아! 저는요, 그때 너무 슬펐어요. 정말… 너무 슬펐고. 제가 너무 아파하니까, 어느 간호사가 얼음팩을 머리에 대주더라고요. 뜬 눈으로 고통에 시달리다가 정말 잠깐이었지만 기절하다시피 잤던 기억이 있어요. 그 간호사는 무슨 생각이 있었는지 모르지만, 제게는 너무도 좋은 간호중재였던거죠. 그때 저의 자가호흡이 미약해서 진통제를 주지 않았어요. 정말 죽을 것 같이 아팠죠. 다음날 CT를 찍으러 이렇게 stretcher car에 옮기는데, 마치 나는 그냥 하나의 물건인 거예요. 얼마나 통증이 심한 척추수술을 받았는데, 척추수술한 환자가 아니고 그냥 CT를 찍으러 가는 하나의 물건인 거예요. 제가 소리를 낼 수 있었으면 아마 소리를 질렀을 거예요. "천천히 가주세요!"라고. 근데 소리를 낼 수가 없잖아요. 아…, 너무나 그때 정말 뭐라고 그럴까요. 내가 사람이 아니야. 나는 사람이 아니므니다…. 나는 그냥 귀찮은 존재 같아요. 빨리 그냥 CT실에 갖다 던져놓으면 되는 존재인거지. 아픈 사람, 내가 이렇게 조심해서 다뤄줘야 할 사람이라는 느낌이 안 들었어요. 보따리 같은 거지….

어우, 굉장히 그때 처음에는 분노했고 나중에는 슬펐어요. 되게 음…. 힘들더라고요. 그래서 나중에 PTSD진단까지 받고요. 정신과 의사하고 상담하는데, 제가 이 얘기하면서 울었어요. "나는 정말 간호를 받고 싶었는데, 정말 간호를 받고 싶었는데, 의사는 훌륭하게 수술 잘했고 다 치료했지만…. 나는 정말 그 많은 시간 간호를 받고 싶었는데, 내가 간호를 받았다는 느낌을 거의 못 느꼈다…. 나는 그게 너무 슬프고 화가 난다…." 이 말씀을 드렸어요. 지금도, 생각하니. 쫌….

"내가 지금 죽을 만큼 아프다는 것을 인정해주세요!"

사실은 인간이 버텨온 것 중에 제일 큰 것이 인정이라면서요. 인정의 욕구 때문에 발전해왔다는 것처럼, 가장 받고 싶은 게 인정이거든요. 내가 아픈 거, 내가 힘든 거, 내가 쓸쓸한 거, 내가 괴로운 거, 우울한 거, 하고 싶지만 안 되는 거… 이런 것들에 대해서 알아봐주는 것.

제가 올해 또 내과적 문제로 많이 아파서 외래진료 볼 때 의사가 그 얘기를 하더라니까요. 제가 그랬어요. 외래 가서… "아, 내가 진짜 너무 힘들어 죽을 것 같아요." 그랬더니 의사가 "그죠? 죽을 것 같죠? 그럴까봐 입원 좀 시키려고 그래요." 근데 그 말이 그렇게 위로가 되는 거예요. 내가 그 동안에 열흘이나 집에서 앓아왔지만, 가족도 누구도 제가 출근을 못하고 저렇게 누워 있는 거 보니 '몹시 아프긴 한 모양이구나!' 정도지, '죽을 것 같구나, 너 너무 힘들구나!'라는 걸 아무도 안 알아봐줬는데, 그것도 의료진이, 의사가 "당신 죽을까봐 내가 입원을 시켜야 되겠다."라고 이야기했을 때 '의사가 봐도 내가 굉장히 죽을 것 같이 몹시 아픈 상황이구나!'라는 것을 객관적으로 인정해주는 거잖아요. 굉장히 위로가 되더라니까. 반쯤은 나은 것 같았어요. 정말로 오버해서. 그것만으로도….

그리고 exam하게 좀 누워봐라 그래서 진찰대에 누웠는데 못 일어나겠는 거예요. 힘들어서… 그래서 "선생님, 조금 누워 있어도 될까요?" 그랬더니 "누워서 좀 쉬시라. 언제 이렇게 누워봤겠냐?"고 하는데, 정말 눈물이 나려고 그러더라고요. "진찰대 위에 좀 누워 있어라. 내가 이거 기록하고 있는 동안…." 그러고 저는 누워 있는 동안에 의사가 병실을 알아보는 거예요. "오늘 그 병동 병실 있나요?" 어우, 저는 그 의사를 잊을 수가 없어요. 그 사람이 나를 어떻게 치료해줬는가는 둘째 문제고…. 그게 치료가 아니고, 사실 그게 간호인거야. 케어죠 케어. 이런 케어를 왜 간호사들은 못할까. 사실은 케어의 전공은 간호사인데, 전문가는 간호사인데, 어느 간호사도 저에게 그런 얘기를 안했어요. 그게 제일 슬펐어요.

근데 저도 그런 케어를 받고 싶은 거예요. 가만히 누워 있는데 '왜 무기력한지. 뭘 하는지. 어디가 아픈지 기운이 없는지…. 그럼 기운이 없으면 왜 기운이 없는지 밥은 잘 먹는지. 잠을 못 잤는지. 다 했는데도 기운이 없으면 왜 기운이 없는지.'에 대해서 이야기를 하고 '당신이 지금 나에게 이렇게 이야기를 하는 거는 굉장히 힘들다는 거구나!'를 인정 받고 싶은거죠. 뭔지는 모른다 해도 그 힘든 거를 도와주려는 마음, 실제로 어떤 도움이 얼마만큼 되는지 안 되는지는 차후 문제고, 그런 어떤 '공감? 알아줌?'이 받고 싶은 거죠.

"치료적 터치가 필요해요!"

제가 수술하고 회복이 되어가는데… 의식도 있고 말도 할 때예요. 그 병원은 바코드 리더기로 제 팔찌를 확인하고 그 다음에 약 확인을 하더라고요. 그리고 저는 누워 있는데 여기 상두대가 있잖아요. 제가 이렇게 누워 있는데 상두대에다 약을 놓고 제 팔찌바코드 확인하고서는요, "약 드세요." 이러고 그냥 가요. 그러면 약을 어떻게 먹으라고. 저는 못 움직이는데. 약을 배달만 해줬지 그게 간호냐고요. 그래서 제가 "잠깐만요!" 그러는데도 그냥 갔어요, 제 소리 못 듣고… 간병인이 올 때까지 약을 못 먹고 있었다니까요. 그런데 그 침대가 전자동침대가 아니었어요. 발치에서 머리 쪽을 올려줘야 되는데, 저는 그때 혼자 못 일어났

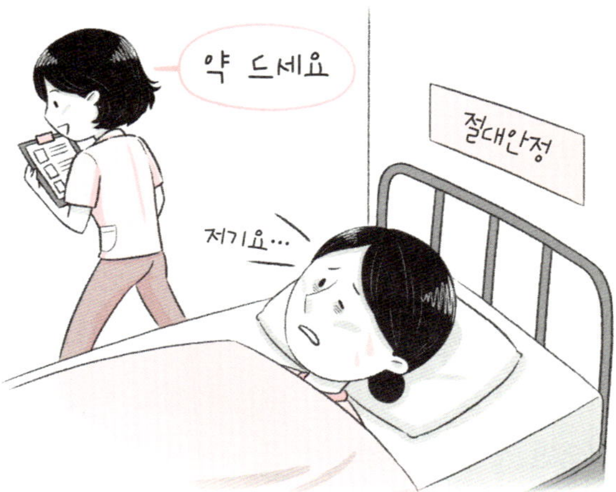

거든요. 그때 그 간호사가 너무 야속한 거예요. 근데 그런 일들을 많이 해요 간호사들이…. Angio하고 누워 있고 "8시간 동안 절대 움직이지 마세요."라고 말하고도 발치에다 약 놓고 "약 드세요." 이러고 그냥 가요… 그게 간호냐고요?

그리고 루틴만 체크해요. 그리고 official한 터치만 해요. 절대로 informal한 터치 안해요. 딱 바이탈을 위한… 체온을 위한 터치만 해요. 그 외에는 어깨를 만진다든지. 근데 그거는 우리 병원도 마찬가지에요. 물론 아닌 사람도 있겠지만, 저한테 official한 터치 외에는 informal한 터치는 없더라고요. 어쩔 수 없이 만지는 것만 하는 거죠. 그래서 제가 주변에 다른 후배나 수간호사들에게 물어보면 "뭐 굳이 그럴 것 까지야~." 라고 얘기해요.

우리 간호사들에게 이런 이야기를 하면서 터치가 얼마나 중요한지, 그러니까 치료적 터치인거죠. 괜히 만질 필요 없잖아요. 치료적 터치가 얼마나 필요한지, 공감이 얼마나 필요한지, 관찰이 얼마나 중요한지. 그 사람이 모르고 있는 걸 내가 assess를 통해서 알아내는 게 얼마나 중요한지 계속 강조하죠.

케어 받는다는 안도감

더 오래 전 얘긴데요. 제가 출산하러 입원했을 때에요…. 아기를 낳고 훗배앓이를 하잖아요. 그때 pain shock에 빠졌었나봐요. 분만장에서 나와 가지고… 저는 하여튼 무지하게 아팠던 것 밖에 기억이 안나고… 거의 막, 그때 그… 산과 수간호사님이 와서… 저는 눈은 감고 있어도 귀는 들리잖아요. "바이탈체크 빨리해! 그리고 빨리 머리 내려! 그리고 노바인 주자!" prn으로 노바인이 있었던가 봐요. 노바인을 줬는데도 제가 계속 땀을 흘리고 혈압이 안 오르니까 "몰핀을 줘야 되니까 빨리 노티해!" 옆에서 계속 저를 관찰하고 "괜찮아? 조금만 기다려. 지금 진통제 들어갔다! 숨 크게 쉬어!" 이런 식으로 계속 저를 옆에서 격려해주니까 '내 옆에 누군가가 나를 위해서 신경을 계속 써주고 있는 사람이 있구나!' 그리고 아마도 몰핀을 줬던 것 같아요. 그리고 그때부터 제가 잠이 들었거든요. 그때… '아~ 누군가가 나를, 내가 이렇게 힘들고 아픈데 나는 아프다는 것 말고는 뭐가 문제인지 모르고 있을 때 내가 죽지는 않겠구나! 누군가가 나를 옆에서 계속 관찰하고 intervention을 하고 신경 쓰고 있구나….' 그게 안도감이 돼서 잠이 들었겠죠. 그때 '아, 이게 케어다~!'라고 느꼈었어요. 저의 경우에는… 제가 이제 간호사로서 '이게 케어다!' 하고 해줬던 것 하고 제가 환자로서 받았던 케어하고 차이가 있다는 걸 알게 됐어요.

후배에게서 맞춤형 환자교육을 배우다

전라도 환자에겐 전라도 사투리로

간호사의 역할 중의 하나가 교육, 환자가 잘 알아듣게끔 하는 교육이잖아요. 제가 아는 후배가 배뇨장애치료실에서 환자들 교육을 해요. 우리는 일할 때 일반적으로 표준어를 쓰잖아요. 특히 교육하는 사람들은 사투리 쓰지 말라고 하잖아요. 근데 전라도 사투리를 심하게 쓰는 환자 한 분이 오셨는데 마침 담당하는 의사는 경상도 의사였어요. 그러니까 이 분이 경상도 사투리로 뭐라고 뭐라고 빨리빨리 이야기하는 걸 못 알아들으신 거야. 그러시고는 이제 진료실을 나와서는 푸념을 한 거죠. 그러

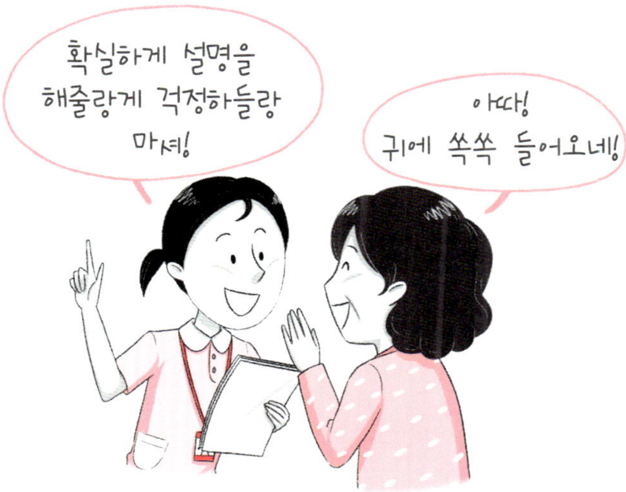
확실하게 설명을
해줄랑게 걱정하들랑
마셔!
아따!
귀에 쏙쏙 들어오네!

니까 그 진료를 돕던 직원이 "배뇨장애치료실로 가시라." 이래서 찾아 찾아 왔어요, 이분이. 이 교육간호사한테 뭐라 그러냐면, 제가 전라도 사투리를 흉내는 못내겠는데. 하여튼 "징하게 못 알아듣고 내가 답답해 죽겄다." 이랬는데 마침 그 배뇨장애치료실 간호사가 전라남도 여수 출신이야. 그러니까 표준말로 얘기하다가 그 말을 듣고서는 같이 전라도 사투리로 그 억양으로 그러니까 "확실하게 설명을 해줄랑게 걱정하들랑 마셔~." 뭐 이런 식으로 하니까 "아따 귀에 쏙쏙 들어오네~!" 그래서 환자가 너무 좋아하면서 이 간호사의 그 톤, 그 자기가 익숙한 그 사투리 톤에 따라 교육을 다 잘 받고 가면서 "세상에 이렇게 훌륭한 간호사가 또 있냐!"라고 얘기했다는 이야기를 들었어요.

이게 바로 '맞춤형 교육' 아닐까요? 그래서 제가 그 얘기를 듣는데 "우와, 너는 정말 훌륭한 간호사다~!" 너무 좋았어요. 이런 사람이야말로 승진해서 정말로 더 많은 사람에게 더 많은 환자들에게 영향력있게 간호를 해야 되겠다 싶었죠.

'내가 다가가는 간호'에서 '환자가 편안하게 다가올 수 있는 간호'로 의식전환

그 후배간호사도 고민하는 게 그거예요. '어떻게 하면 좀 더 쉬운 간호, 어떻게 하면 좀 더 환자가 편안하게 나에게 올 수 있을까?' '내가 어떻게 환자에게 다가갈 수 있을까?'도 있지만 내가 가는 것은 내 의지로 가는 거지만, 환자는 사실 간호사에게 오고 싶어도 너무 바빠 보인다든지, 아니면 냉정해 보인다든지, 아니면 간호사 표정이 너무 냉랭해서, 딱딱하고… 그래서 어려워서 주춤주춤하는 경우도 있는데. '어떻게 하면 좀 이렇게 푸근한 아줌마 같은 모습으로 대할까?'를. 그래서 지금도 병동에서 자기가 전라도 출신이니까 전라도말을 하는 환자한테는 전라도 사투리를 쓴대요. 그러면 환자들이 "아따!! 너무 좋네~." 이러고 너무 좋아하신다는 거죠. 그래서 간호에 대해서 그렇게 좀. 특히 간호가 교육을 강조하는데 그게 교육의 컨텐츠만이 아니라 문화가 들어간… 이런 간호는 정말 필요하다. 이게 꼭 다인종, 다문화에만 필요한 게 아니라 우리나라에도 지역 간에, 남녀별로 다 다르잖아요. 그리고 그 친구가 배뇨장애치료실에 있으니까 남자환자도 오고 여자환자도 오거든요.

남자환자도 CIC를 교육시키고 그래요. 근데 처음에 얼마나 쑥스러웠겠어요. 근데 그거를 천연덕스럽게, 아무렇지도 않게. 남자환자가 오히려 아무렇지도 않게 스스럼없이… 배뇨장애 환자에게. 성별 도뇨법. 자기에게 직접 하도록… 여자환자는 거울을 보면서 자기가 직접 하도록 교육을 하는 거예요. 환자가 할 수 없으면 보호자가 할 수 있도록 교육하는 거예요. 환자에게 직접. 물론 처음에는 모형에 연습하고 그 다음에. 왜냐하면 모형은 모형일 뿐이에요. 환자들이 하는 얘기가 "내가 이 모형한테 실수할까봐 겁나는 게 아니라 내 환자, 혹은 내 몸에 실수할까 봐 걱정"하는 거잖아요. 그러니까 먼저 모형에 연습을 해 보고, 다음 자신에게 직접 자기가 해 보는 거예요. 남자환자들이 여자가 교육을 시켜 줘서 내가 부끄러웠다 이러지 않게끔, 그 노하우를… 그래서 굉장히 참 훌륭한 간호사라고 생각이 들었고요.

설문조사하는 이유 설명과 쉬운 용어 사용

의사가 설문 협조를 요청하는 경우가 있어요. 배뇨장애를 가지고 있는 환자에게 어떤 문제가 있는지를 설문조사를 하게 한단 말이에요. 그거를 처음에는 자기도 바쁘고 대기하고 있는 환자도 많으니까 설문지를 주고 "이거 작성하세요." 그랬더니 눈이 어두운 사람, 말을 못 알아듣는 사람 또는 "이거 왜 내가 꼭 해야 돼요?" 이러면서 설문지 완성도가 떨어지는 거예요. 그래서 그 다음에는 방법을 바꿨대요. "설문지를 작성

해주시면, 제가 이것에 근거해서 교육을 해드리겠습니다." 그랬더니 완성도가 높아지고, 왜 완성도가 높아졌냐 그거를 그 자리에서 설문지를 가지고 설명을 해서. "여기서 이건 체크를 안했는데 체크 안하신 이유가 뭘까요?" 그러면 "이게 무슨 말인지 모르겠어요." 그러면은 '간헐적' 그런 말은 일반적으로 못 알아들을 수 있잖아요. "이거는 이런 이런 뜻이에요." 이렇게 쉽게 설명해주고. 그리고 그 다음에 설문지 내용을 바꾸는 거예요. 교수한테 이야기를 해서 "간헐적이란 말을 일반적으로 모른다."고 그래서 표현을 바꾸고 표현을 바꾸고 해서 환자가 혼자서도 설문에 응할 수 있도록….

그 설문지는 배뇨장애와 관련된 설문인데, 자기 꺼를. 내가 소변을 몇 번이나 보는지. 배뇨와 관련돼서… 내가 화장실을 얼마나 가는지 밤에 몇 번 깨는지 소변이 마려워서 깨는지 이런 거를 쓰게끔 하는… 그거를 하면서 거기에 대한 교육을 계속 해주니까 환자들이 아… 너무 좋아하는 거죠. 그러니까 간호도, 교육도 굉장히 다양한 방법으로 환자에게 맞춰서 할 수 있다.

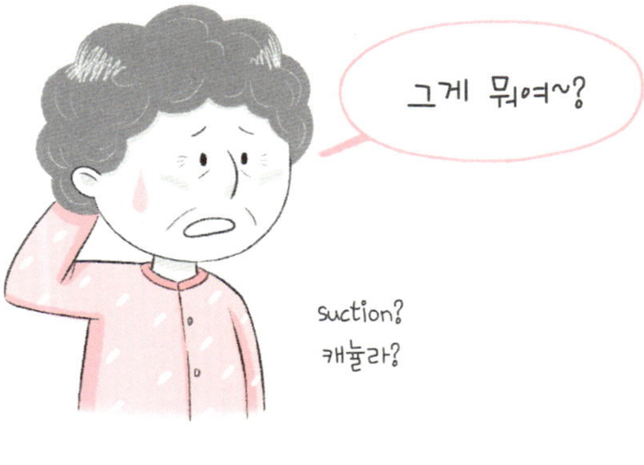

개별성에 맞추어 눈높이 교육: 나이, 이해 정도

저도 가정간호를 하면서 환자 표현대로 쓰자…. 우리가 환자 교육자료 만들어서 주는데 standard가 있지만 그 환자가 할머니면 글씨 크기를 크게 해서 출력해 드린다든지, 아니면 이분이 그 용어를 못 알아들으면 그거를 풀어서 쓴다든지. 예를 들어, "suction하세요." 이런 거라면 "가래를 잘 뽑아내세요." 이런 식으로 표현을 바꾼다든지 아니면 그분이 쓰는 용어가 있어요. 그러면 예를 들어서 '캐뉼라'가 일반적으로 쓰는 표현이라고 하는데, 그 사람이 '카뉼라'라고 한다면 '카뉼라'라고 써드리는 거예요. 발음이 꼭 '캐뉼라'라고 다른 분들이 보면 알기야 하지만… 이런 식으로 교육자료를 만들었고.

그리고 인공호흡기를 가지고 있는 환자들이 있거든요. 그런 환자들은 인공호흡기 회사에서 "이러 이러할 때는 인공호흡기 회사로 연락하세요." 하는데 그 이러 이러한 때가 다 영어인거에요. 영어… 그러니까 보호자는 영어를 읽을 수가 없으면 전화를 해도 설명할 길이 없어요. 그래서 저희가 거기에다가 한글로 "밧데리 소모" 이런 식으로 포스터를 만들어서 벽에 붙여 놔줘요. 그런 식으로 교육자료를 만들고 있어요.

처음에는 간호사들의 저항을 받더라고요. "너무 촌스럽지 않아요?" "이런 표현 너무 이상하지 않아요?" '접수'란 말을 못 알아듣는 사람이 있을까요?, 이렇게 얘기를 하는데 "아니다…. 어디선가 조사해봤더니 우리나라 보호자들의 의학용어 이해하는 수준 정도가 중2 수준"이라고… 했더라고요. 그래서 우리는 '중2보다 조금 낮게, 초등학교 6학년 정도가 이해할 수 있는 정도로 표현을 쓰자'고 했어요. 우리는 의학용어에 너무 익숙한데 환자들은 이 말이 무슨 말인가 싶어 하세요.

코칭형 상담으로 돌봄이 되는 설명

설명은 들었지만 그 내용을 이해하지 못하는 경우도 많아요. 예를 들어, "췌장암 말기입니다." 그러면 "아, 췌장암 말기래요."라는 건 알죠. 그러나 insight는 전혀 없어요, 단어를 들었을 뿐이죠. "그래서 췌장암 말기는 어떤 상황인가요?" "말기면… 나쁜 거 아닌가요?" "나쁜 것은…." 그래서 자꾸 꼬치꼬치 물어요. "나쁜 것은 어떤 어떤 증상이 나쁜 겁니까?" "음… 음. 음…." 이러면서 얘기를 하다보면 insight가 조금씩 생기죠. "너무… 급하면 의사들이 응급실에 오라고 했어요."라고 하면 "어떤 것이 급한 건가요?" 그러면 "뭐 숨 못 쉬면 급한 거 아닌가요?" "아프면 급한 거 아닌가요?" 이렇게 얘기를 하거든요. 그러면 "응급실에 오면 어떻게 해주기를 기대하나요?" "뭐, 살려주겠죠?" "그러면 그다음에는 어떤 일이 있을까요? 어떨까요?" 이렇게 예상… 자꾸 예측해 보고 상상해 보게 하면 insight가 생기더라고요.

그래서 어떤 때는 직면하지 않으려고 애쓰는 사람들한테는 조금 아프겠지만 직면하도록 날카롭게 질문을 하기도 해요. "죽음에 대해서 생각해봤습니까?" 아니면 어떤 분한테는 굉장히 depression에 빠진 사람한테는 "살고 싶으세요?" 이렇게도 질문을 해요. 그러면요, 막 울면서 얘기를 하시더라고요. 사람마다 다 다른데요, 어떤 분은 자기 얘기를 안 할 것처럼 눈 감고 있다가도 그냥 옆에 가만히 있기만 해도 이렇게 실눈을 뜨고 제가 있는 거 확인하면서 계속 한 시간이나 말씀하시는 거예요. 사람마다 방법은 달리 해야겠지만 그런 것들도 어떤 상담, 코칭적 상담 이런 것들…. 또 그런 상담하면서 교육이 같이 들어가요. 코칭하면서 교육이 같이 들어가는 것 이런 것들도 중요한 간호 중의 하나다.

좋은 간호사란?

지식과 관심에 근거한 관찰

간호사가 하는 제일 중요한 일 중에 하나가 '관찰'인 것 같아요. 잘 관찰하고 잘 assessment를 하려면 지식 없이 할 수가 없잖아요. 그래서 많이 알아야 된다는 생각도 들고요. 다방면으로 알고 또 이제 스페셜파트는 그 부분에 대해서 더 깊이 알고 그래야 제대로 된 관찰과 사정이 이루어진다고 생각이 돼서, 지식은 기본이지 간호에서 더 좋은 간호를 위한 factor라기보다는 간호의 기본이라는 생각이 들어요.

지식이 없으면 관찰을 못하더라고요, 경험을 해 보면…. 하다못해 병동에 있을 때 간호사랑 같이 라운딩을 갔어요. 제 눈에는 산소에 물이 거의 다 떨어진 게 보여요. 이게 보글보글 하고 있어야 되는데 안에 물이 떨어졌어요. 또는 수액에 그 gtt 방울이 너무 빨리 떨어지는 게 보여요. 근데 간호사는 못 보는 거예요. 이건 뭐 지식과 상관없는 걸 수도 있지만 그런 식으로 또는 저는 '어, 아까 저 환자 소변이 별로 없었는데 내가 두 시간 후에 왔는데도 소변이 없네?' 이런 게 눈에 보이거든요. '저건 뭔가 문제가 있다' 이게 보이는데 일반 간호사들 눈에 잘 안 보이는 경우가 있어요. "어, 저 O_2에 물 좀 채워놓고, gtt 맞는지 확인해 보고, 소변 왜 안 나오는지 확인해 보세요." "수간호사님 어떻게 그런 게 다 보이세요?" 이래요. 그래서 이게… 경험의 차이일 수도 있겠지만, 그 환자에게 뭐가 중요한지, 뭘 봐야 되는지 이거에 대한 개념이 없으니까 그냥 중구난방으로 일을 하게 되고….

제가 입원했을 때 경험을 예로 들면, 제가 얼굴을 찡그리고 있거나, 아니면 아무 말 안하고 누워 있으면 "오늘은 아무 말을 안하고 누워계시네요. 얼굴을 찡그리고 계시네요. 어디가 불편하세요? 뭐가 해결이 안 되고 있어서 힘드세요?"라고 그 관찰을 통해서. 관찰하지 않으면 질문이 안 나오잖아요. 그 알아봐주기를 원하는 거예요. 관찰해라. 나를, 그 고통을… 나를 관찰함으로써 이 사람이 편한지, 아픈지, 얼굴이 우울한지, 또 밥을 잘 먹고 있는지. 잠을 잘 자고 있는지. 운동하라는 대로 운동을 하고 있는지. 심호흡하라고 하면서 심호흡하고 있는지, 알아봐. 관찰을 통해서 사정을 통해서 알아봐 달라… 그래서 진짜로 한 시간에 열 번씩 이 환자에게 심호흡을 하라고 교육을 했는데 하고 있는지…. 못하고 있으면 왜 못하고 있는지, 아파서 못하고 있는지, 의지가 없어서 못하고 있는지, 방법을 몰라서 못하고 있는지….

그렇다면 내가 같이, 저 같으면 그랬거든요. "그럼 저하고 같이 해봐요. 자, 심호흡해 봅시다. 코로 들이마시고 입으로 후~~." 같이 열 번.

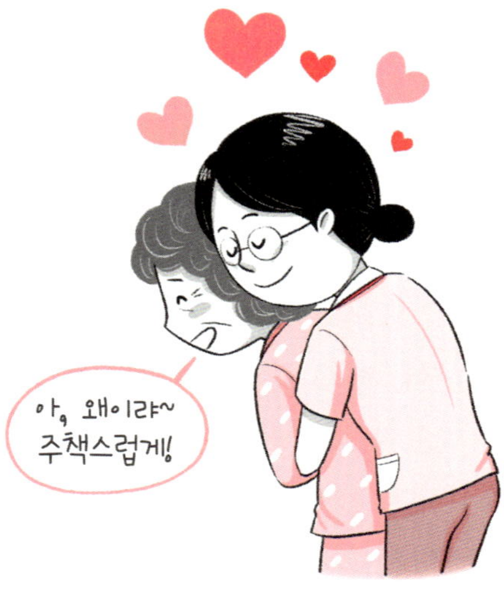

그렇게 했거든요. 그러면 "아~. 심호흡을 그렇게 하는 거구나."하고 환자들이 안단 말이에요. 근데 "심호흡하세요~." 말만 하고 가버리면 끝이죠. 근데 그거를 관찰을 하고 사정을 하고 알아봐주고 같이 해준다. 같이 하면서….

환자가 계속 운동을 안 해요. "왜 운동을 안 하십니까? 아프세요? 아프면 진통제를 줘서라도 그럼 진통제를 좀 드려서라도 운동하게끔 도와드릴까요? 아니면 방법을 모르세요? 아니면 혼자 있어서 못하시겠어요?" 혼자 있어서 못하시겠다고 하면 제가 같이 운동을 하는 거죠. "일어나 보시겠어요? 이렇게 일어나시면 배가 덜 아파요. 이렇게 우선 dangling하고 계시겠어요? 그래야 좀 어지럽지 않아요. 자, 이제 일어나 보시겠어요?" 이렇게 하거든요.

운동하고 있는 환자들. 특히 할머니 같은 경우 워커 끌고 이렇게 허리 굽히고 가잖아요. 그러면 뒤에서 이렇게 가만히 안아드려요. 그러면 이 할머니가 "아, 왜이랴~! 주책스럽게~." 이러면서 제 손을 뿌리치는 게 아니고 잡고 있어요. 이 할머니는 그러기를 원했던 거죠. 그럴 때 안아드리면서 "이렇게 운동하고 있는 모습이 너무 보기 좋아요. 힘들지만 이겨내고 있는 모습 보니까 빨리 회복될 것 같아요…. 허리 좀 펴보세요."라고 말하면 허리를 펴거든요. 근데 "할머니, 허리 그렇게 굽히고 운동하지 말고 허리 펴세요!"라고 말하면 "배아파 죽겄어~." 그러고 안 하시거든요.

신뢰와 감성적 지지

신뢰, 그게 가장 기본이라는 생각이 들어요. 사람이 인상을 봐드 '저 사람이 신뢰가 간다', '모르지만 어딘지 허술해 보여.' 이런 게 있는데. 그 허술해 보이는 모습으로 내가 있었더라도 내 행위로, 내 좋은 간호로 신뢰를 쌓아가면 그야말로 간호사가 하는 이야기는 '팥으로 메주를 쑨다고 해도 믿겠다.'라는 상황까지 가더라고요.

emotion이 잘 먹히려면 신뢰가 있어야 emotion이 먹히는 거예요. 제가 올해 입원을 잠깐 했었거든요. 그랬는데 딱 그, 극단적으로 표현하면 병동의 일과 서비스만 있지, 간호가 없어요. 서비스는 되게 잘해요. "아, 네, ○○○님, 제가 이거 주치의샘에게 알아보고 다시 오겠습니다." 뭐 이런 거는 잘해요. 막 뛰어갔다 와서 "아, 검사가 좀 늦어지고 있는데 조금만 더 기다려주세요.", 이건 서비스죠?

그 사람이 정말 간호를 하고 싶었다면, 예를 들어, "많이 배가 고프시죠? 검사가 좀 늦어지고 있네요."라고 말하면서 내 얘기를 들어봐야 될 거 아니에요. 자기 하고 싶은 얘기만 딱 하고나서 돌아서서 가는 거죠. 그리고 official한 터치 외에는 절대 informal한 터치 안 해요. "어우. 많이 아프시죠? 기침하느라고 어우. 배도 땡기시죠?" 이런 얘기 절대로 안 해요. 밥을 얼마나 먹는지, 제가 일주일 내내 흰죽만 먹었거든요, 반찬도 안 먹고. 이 사람이 SBD를 먹는지, NRD를 먹는지, 흰죽만 먹는지, 반찬도 먹는지, 아~무 관심이 없어요. 오로지 V/S 재고 "기침하세요?" "아~ 예, 밤에 좀 했어요." "네~." 끝이에요. 아~ 그때 간호가 또 무엇인가를 생각을 했는데… 신뢰 이외에 연민… 환자가 불쌍하지 않으면, 아무리 좋은 지식과 좋은 기술로 대해도요. 그 마음이 우리 영물이라고 하잖아요, heart to heart가 안 되는 것 같아요.

환자의 고통에 대한 연민

동정이 아니라 그 불쌍히 여기는 마음, '얼마나 아플까? 얼마나 힘들까? 얼마나 외로울까? 얼마나 괴로울까? 어떻게 하면 저 괴로움을 내가 좀 도와줄까? 어떻게 하면 덜 고통스러울까?' 이 마음이 있어야지 된다고. 그거는 자연스럽게 태도로 나타나죠. IV 이거를 뺄 때도 환자라고 생각하고 떼는 거 하고, 내 가족이라고 생각하고 떼는 거 하고 다를 거 아니에요? 반창고 하나를 뗄 때도….

중환자실에서 목욕을, 씻김을 당할 때는요, 내가 목욕을 해서 상쾌하지 않아요. 나는 마치 더러운 인형 같아요. 간호사는 나를 그냥 더러운 인형 닦듯이 닦아주는 거예요. 민망한 곳이든, 예민한 곳이든 상관없어요. 그냥 닦는 거에 초점을 둔거죠. 호스피스는 다르잖아요. 호스피스는 닦는 게 목적이 아니고 이 사람을 돌보는 게 목적이어서 하기 때문에 이게 다른 거예요. 그러니까 연민을 가지고 하느냐, 업무라고 생각하고 하느냐는 하늘과 땅 차이에요.

신체적 간호와 정서적 간호

제가 신규 때, 그때는 신경외과 중환자실이 없었어요. 그래서 개두술하고 병동으로 바로 와요. 한 환자분이 어느 대학병원에 수술실 간호사였어요. 30대 초반이었는데 애가 둘이 있고, 수술하고 올라왔을 때 제가 나이트였거든요.

그때만 해도 저는 이 physical care에만 포커싱을 둬가지고 제가 배운 모든 지식, 기술을 동원해서 intubation하고 올라오니까 완벽하게 suction하고 진짜 발바닥에 불나도록 가서 suction, 또 suction하고 lung sound 들어보고 '아, lung clear해.' 그럼 됐고, '의식 있어, 소변 잘 나와, V/S 괜찮아, oozing 없어.' 다~ 제가 볼 수 있는 건 다 보고 했는데….

어느 순간인지, 이 환자가 눈으로 뭔가 이렇게 말을 하려는 거 같았어요. 수술실에서 머리를 동여매고 오잖아요. 요즘은 그물망 같은 거 씌우고 오지만, 그때는 elastic bandage로 꽁꽁 매고 왔거든요. 그래서 눈이 많이 부어요. 그런데 그 눈을 뜨고 뭔가 이렇게 저한테 말을 하고 싶어 하는 거예요. 말을 하고 싶어 하는 것 같은데 말도 못하죠, 손으로 쓰지도 못하더라고요. 손을 거의. 저는 그때 뭐라고 생각했냐면 '아, 이 사람이 가족을 보고 싶어 하는구나.' 이 생각은 들었어요. 그래서 "아침이면 가족이 올 거예요. 아침에 올 거예요." 그러고서는 그 사람에게 그 얘기 한 마디만 하고 제가 해야 된다고 생각하는 걸 열심히 밤새도록….

그 다음날 근무 나왔더니 그 환자가 expire한 거예요… 하~. 근데 제가 그때 딱 그 소식을 듣자마자, 이 사람이 그때 '자기 아이들을 마지막으로 보고 싶었을 거'라는 생각이 퍼뜩 든 거예요. '나는 뭐였나…? 나는 뭐했나…? 나는 physical care만… lung sound가 clear한지 욕창이 안 생기는지 뭐 소변이 안 나오는지 뭐 V/S이 괜찮은지 이런 거만 봤지 이 사람이 진짜 하고 싶은 거를 나는 모르고 있었구나, 아니면 알았어도 내가 무시했구나.' 이 생각에 정말 가슴이 찢어지는 것 같더라고요.

그래서 제가 처음으로 영안실에 갔어요. 가서 그 뭐죠? 영정사진 앞에서 "내가 너무 미숙한 간호사여서 미안하다. 당신에게 미안하고, 또 여러 다른 환자들에게도 미안하다. 내가 지금까지 physical한 것만 봤다면 앞으로는 emotional한 것도 잊지 않도록 노력하겠다. 내가 지금 당신 앞에서 다짐하겠다." 그렇게 하고서 그다음부터는 physical도 중요하지만 emotional한 것도 중요하다고 생각하게 되었죠.

환자 중심의 관점

다른 부서와 업무를 할 때도 환자 중심의 대화를 해야죠. 내 업무 중심이 아니라 환자 중심으로… 어떤 검사를 빨리 해달라고 부탁할 때도 간호사인 나를 위해서가 아니고 의사가 얘기한 걸 빨리 보고 싶어서가 아니라 환자를 위해서 검사를 좀 빨리 해달라고 부탁하는 거죠. 예를 들면, “환자가 인슐린 주사를 맞았는데 금식을 하고 있어 저혈당이 올 수 있으니 조금 힘들어도 CT를 좀 빨리 해달라.” 이렇게 표현을 하면, 거기서도 환자가 그렇다니까 이해해 줄 수 있어요. 그런데 다짜고짜 “아, 지금 이 환자 세 시간째 굶고 있거든요.” 이러면 “그래서요?” 이렇게 나오게 되는 거죠.

어떤 환자가 경제적으로 어려운데 원무과에 진료비가 얼마 나오는지 확인하는 거 보통 일반간호사들 관심 없죠? 아무 관심 없어요. 수간호사도 관심 없어요, 대체로는. 근데 시간을 두고 보면 아~ 이 환자 보험은 보험인데, 보면 알잖아요. 경제상황이 어떤지. 그러면 원무과에 물어보죠. “이거 혹시 산정특례 같은 거 받을만한 뭐 근거가 있겠는가?” 그래도 안 되면 보호자한테 넌지시 “혹시 이렇게 이렇게 도움을 드리면 좋겠는가?” 물어봐서 “받고 싶다”고 그러면 사회사업실에 연결하면서 제가 중개 역할을 하는 거죠. 중개. 뭐 있죠(웃음)? 그래가지고 보호자가 자기 이야기를 충분히 못할 때, 이 사람이 얼마나 어려워서 경제적인 도움이 필요한지를 설명을 해주고, 원무과에는 최대한 이 사람이 적은 비용을 내고서라도 퇴원할 수 있게….

더 좋은 간호란?

환자도 만족하고 간호사도 만족하는 상호 만족하는 간호로 의식전환

더 좋은 간호라고 하면 "환자도 만족하고 간호사도 만족하는 상호 만족하는 간호가 더 좋은 간호다."라고 정의한다면 맞는 말 같아요. 사실 간호를 따로 떼어서 설명하기는 어려워요. 왜냐하면 간호에는 기능 면이 있고, 서비스 면이 있고, 역할 면이 있는데, 그거를 간호라는 이름으로 잘 이렇게 직조, 그러니까 직조를 짜듯이 이렇게 저 씨줄날줄 해가지고 무늬가 되듯이 하나의 간호가 완성이 되었을 때, 기능과 역할과 일들과 이 모든 것들을 다 이렇게 엮여지고 그 사이사이에 들어가 있는 것이지, 이거는 간호, 이거는 기능, 이거는 서비스 그건 아니라는 생각이에요.

중간에는 outcome이 안 보이잖아요. 집안일 치워도 치워도 끝이 없잖아요? 간호가 딱 그 엄마의 역할이라는 것을 저는 너무나 많이 느끼는데, 해도 해도 표시가 안 나, 근데 안 하면 표시가 나… 그게 간호에요. 그래서 인정을 못 받는 것도 많잖아요, 엄마의 역할이 인정을 못 받듯이 간호사의 역할도 인정을 못 받아. 근데 이 간호사가 없어지고 나면 '아이고 이것도 놓치고, 저것도 놓치고, 이것도 못했고, 저것도 안했네!' 의사들도 그래서 간호를 잘 아는 의사들은 좋은 간호사를 원하잖아요.

그러니까 조금 건방진 얘기인진 모르겠지만 제가 신규 때, 어느 교수님 한분은 제가 자기 환자를 보면 안심한대요. "○○○ 간호사가 나이트하는 때는 내가 발 뻗고 잘 수 있어."라고, 신경외과 환자니까 손이 엄청 많이 가죠. 보호자들도 1명, 2명 꼭 붙어 있어요. 근데 이 환자분들에게 mannitol을 4시간마다 줘야 되는 거예요. mannitol을 주고 나면 normal saline을 replace해야 돼요. 내가 돌보는 환자가 17~18명 중에 그런 환자가 나이트에 한 5명만 되면요, 진짜 발바닥에 불나는 거죠. 근데 보통은 대부분의 간호사들이 이건 blame하자고 그러는 게 아니고 "이거 다 떨어지면 알려주세요." 이러거든요. 근데 저는 데이 때는 어쩔 수 없더라도, 나이트 때는 '보호자도 자야 낮에 또 환자를 간호하지 않겠나.'라는 생각이 들어서 저 혼자 스스로에게 책임과 사명을 붙인 거예요. '내가 이 나이트 때는 보호자를 안 깨우고 내가 환자를 돌보리라.' 진짜 뛰어다녔어요. 막 쫙~ 가서 일하고. 그때는 normal saline이 150, 뭐 200cc짜리 없었어요. 1리터짜리 병에다 반창고로 이렇게 이렇게 눈금 그려 표시해서 붙이고… 하여튼 나이트 때 그렇게 일을 한 거예요. 환자들이, 아, 환자는 잘 몰랐죠, 보호자들이 고마워했죠. 밤에 자기를 안 깨우니까. 다른 때 같으면 벌써 몇 번을 깨어나서 간호사한테 일러줬어야 했는데 "밤에 잘 잤다. 고맙다." 이런 얘기를 들은 적도 있어요. 저는 저 스스로의 책임과 사명을 다 했단 만족감이 드는 거죠.

마음에서 우러난 진정성이 영적간호

개두술을 하고 "너무 너무 머리가 아프다."고 하는 20대 초반의 청년이 있었어요. 근데 개두술을 하면 머리에 에어가 들어가잖아요, 그래서 '머리가 아프다.'를 책으로는 알았죠. 근데 제가 당해보니까요, 그 두통이 진짜 뭐라고 말로 표현할 수 없이 아파요. 환자가 일어나서 움직여도 보고 밥도 먹어야 되는데, 머리가 아파서 못한다는 거예요. 진통제를 줘도 안 되고 mannitol을 줘도 안 되고… 뭘 해도 안 되는 거예요.

하루는 제가 그 옆에 가서 손을 가만히 잡고 있는데 저절로 기도가 나오더라고요. 너무 안됐으니까… 내가 해줄 수 있는 건 한계가 있고,

'하나님… 이 환자가 머리를 너무 아파해요. 우리가 약도 주고 뭐도 하고 다 했는데 안 듣네요. 얼마나 괴로울까요. 아휴, 저도 무력감을 느껴요. 어떻게 좀 머리 좀 안 아프게 해주세요.' 속으로 기도하며 가만히 손 잡고 있는데 환자가 가만히 있고, 보호자도 가만히 있는 거예요. 마치 제가 말로 기도할 때 가만히 있는 것처럼… 그 시간이 짧았을 텐데 그러고서는 내가 음… 손을 슬그머니 놓으면서 "아, 도와줄 방법이 없어서 미안해요~." 그랬거든요. 어떻게 이렇게 도와줘도 안 되고 저렇게도 해도 안 되고 그랬더니 "아니에요. 아까보다 머리가 좀 나아졌어요. 나한테 뭐했어요?"라고 묻더라고요. 그래서 "원적외선을 불어 넣었어요." 그랬죠. "기도했어요."라고 말하기는 좀 멋쩍기도 하고 영적간호에 대한 그런 게… 개념이 좀 없어서였는지 몰라도. 다인용 병실에서… 그랬더니 "밤에도 원적외선을 쬐어주세요." 그래서 그담에도 가서 머리부터 만지면서 '머리가 아파요, 누워 있어서 등도 아파요, 허리도 아파요.' 속으로…. 그렇게 했거든요. 근데 그럴 때마다 환자가 되게 좋아하는 거예요. 그래서 "다녀가면 마음이 편해지고 몸이 덜 아프다." 실제로 몸이 덜 아팠는지, 심리적이었는지 모르지만 그래서 참 놀라운 경험이었죠.

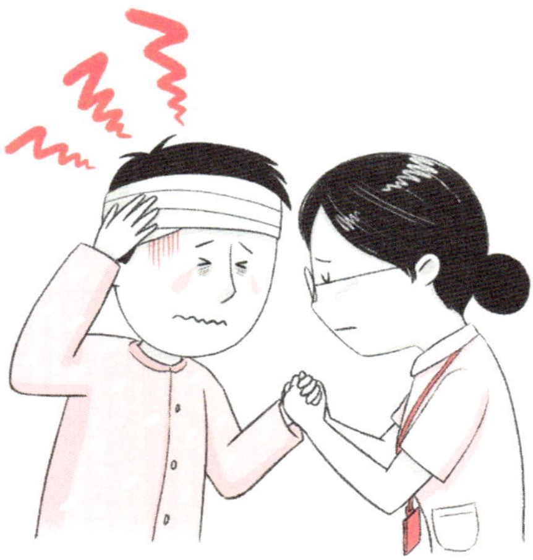

음… 내가 과연 이렇게 한 것이 잘한 것이었을까? 한편 저는 조금 저에게 엄격한 면이 있어요. 내가 이 사람을 속인 건 아니었을까… 솔직히 그때는 그 생각을 했어요. 지금은 아닌데 그때는 그 생각을 했어요. '내가 혹시 이 사람한테 원적외선 운운하면서, 이 사람한테 쓸데없는 기대나 과학적이지 않은, 그런 어떤 표현으로 이 사람을 속였나?' 이런… 내 마음은 나는 진정이었다고 생각했지만 그런 점은 없었나. 이런 반성은 조금 했어요. 지금에 와서는 '충분히 그때 내가 해줄 수 있는 것이 그거밖에 없었고 그 당시에는 내가 해줄 수 있는 최선의 간호였다.'라고 생각해서 이해하는데, 그 당시엔 저 혼자서는 저를 그렇게 생각을 했어요.

환자의 옹호자

신경외과 수간호사를 할 때였는데 brain tumor 환자가 있었어요. 막 지점장 발령받고 한 달인가 지났는데, brain tumor가 발견돼서 지방에서 서울로 올라와서 머리 수술을 받은 거예요. 안 좋은… 굉장히 악성 tumor였거든요. 근데 이 환자가 굉장히 깔끔한 사람이었더라고요. 나에게 2시간만 외출을 시켜 달래요. 그래서 "이유가 뭐냐? 내일이 수술인데 외출은 곤란하다." 그랬더니 "내가 이 얘기를 우리 집사람에겐 못했다. 그런데 내가 분명히 머리 수술하고 나면 오랜 시간 직장에 복귀를 못할 것 같다. 그래서 난 사표를 쓰고 와야 되겠다." 이러더라고요. 굉장히 갈등되더라고요. '이 사람의 이 얘기를 들어줘야겠다는 생각이 들면서, 또 지금 수술 전에 나갔다가 무슨 일 나면 책임은 또 누가 지며 어떻게 감당할 것인가…? 또 부인하고 상의하지 않은 일을 내가 중간에 해줘도 되나?' 이런 갈등이 이렇게 생기는 거예요. 그런데 왠지 이 사람을 도와줘야겠다는 생각이 들더라고요. 이야기를 잠깐하고 주치의한테 얘기를 했더니 주치의는 아무 생각 없이(웃음) "그러라고 그러세요~." 그래서 주치의 permission을 받고 다녀왔어요. 근데 갔다 와서 얼굴표정이 굉장히 복잡한 거죠. 한편 후련하고, 내가 내려놨다는… 한편 이렇게, 이렇게 했어야 했나? 이런 복잡한 심경이 얼굴에 막 느껴져요.

그리고서 수술 갔는데 ICU에 있고, 오랫동안 ICU에서 못 올라오고 있는데 하루는 부인이 저한테 와서 "내는 우째 사노…. 저 인간은 가면 그만이지만 나는 우째 사노." 그런데 그때 그야말로 저는 아직 삼십 초반이었으니까… 참 그렇더라고요. 제가 할 수 있는 건 들어주는 거밖에 없어서… 수간호사실로 좀 들어오시라고 해서 진짜 한 30분인지 1시간인지 울며불며 하는 그 하소연을 들어줬던 것 같아요. 들어주니까 한참 본인이 울며 이야기하더니, 보통 여자들은 자기가 쏟아놓고 자기가 정리하잖아요. "우야노. 그래도 살아야지." 이러고서 나가면서 "오늘 말씀 너무 고마웠습니다." 하는데 저는 한마디도 안하고 "네. 네… 네." 하고 들은 것뿐이었거든요. '들어준다는 게 이렇게 중요한 거구나. 자기 얘기를 할 수 있게 들어준다는 게 중요하구나.' 느꼈었고….

그 환자는 결국 그렇게 ICU에서 와서 의식 없는 채 있다가 곧 돌아가셨어요. 한편으로는 '내가 그때 그 얘기를 안 들어줬으면 내가 지금 어땠을까? 내가 그때 "어우, 안돼요!" 그러고 잘라버렸으면 어떻게 됐었을까' 이런 생각이 들 때마다 참 뭔가… '결정한다는 건 참 어려운 일이다, 그러나 나는 간호사로서 환자의 어떤 변호자, 옹호자, 대변인 이거를 내가 했어야 했구나….' 이 생각은 또 들고요.

몸과 마음으로 안아주기

제가 이렇게 변화하게 된 것은요, 행려자병동을 경험한 이후에요. 그 이후에 환자에게 hugging도 할 줄 알게 되고… 환자의 손을 잡고 같이 울어도 주게 되고… 환자의 마음을 더 이해하려고 그 마음에 입장에 서보려 노력하는 게 더 많아졌어요. 그전에는 저도 official한 터치 이외에는 가능한 안했어요. 환자 침대 옆에 앉는다든가, 이런 거 저는 절대로 안

했거든요. 물론 꼭 필요할 때 환자 손을 잡는 정도는 했지만 굉장히 제한적이었어요. 근데 행려자병동에 갔다 온 이후로는 그런 게 많이 변했어요. 그래서 환자가 이야기하고 싶어 하는 것 같으면 그냥 환자 침대 옆에 저도 같이 이렇게 앉아있다든지 또는 장의자에 앉아서 환자 손을 좀 잡고 있다든지 하게 됐고요. 필요하면 hugging도 해주고요. hugging하고 울기도 하고요. 이런 식으로 좀 많이 바뀌었어요.

지금도 환자들이 상담하러 오면 이렇게 보통 앉아서 하지만 갈 때. 갈 때 그냥 hugging 해주고 그러면 그때 환자들이 굉장히 많이 울어요. 많이 울고… 어떤 때는 마주보고 hugging하기 어려울 때는 제가 back hugging도 해줘요. 물론 남자는 안해요(웃음). 남자는 오해의 소지가 있기 때문에. 이렇게 back hugging 해주면 보호자들 그렇게 울어요. 그리고 그때는 울고 그냥 가지만, 나중에 다른 간호사들을 통해서 들으면 너무 너무 위로를 받았다고 해요.

여기 가정간호실까지 오는 사람은요, 환자가 오는 경우는 드물어요. 환자가 올 수 없는 경우가 많아요. 근데 보호자가 왔을 때 또는 암병원에서 의뢰가 오면 제가 암병원으로 가요. 환자를 오라고 하기가 그래서… 제가 암병원으로 가서 상담실로 들어오시게 해서 환자하고 상담하거든요. 거기서는 환자에게 제가 hugging을 해주기도 하고, 또는 손을 잡아주기도 하고, 또 어떤 사람은 저보고 기도해달라고 하더라고요. 그래서 이분이 내 종교는 알고 이러시나? 싶을 정도로 저한테 물어도 안 보고 그냥 "선생님, 저를 위해서 기도 좀 해주세요." "네, 하겠습니다." "아니, 지금 해주세요." 이런 경우도 있어요. 그러면 그냥 잡고 짧게 기도해주기도 하거든요. 예전에는 그렇게 못했어요.

그렇게 아까처럼 back hugging 해주기도 하고 그러면, 저는 말을 안 했는데, 저는 별로 말한 거 없고 본인이 얘기 많이 했는데 "오늘 너무 좋은 말씀 들었습니다." 이러고 가세요(웃음). 왜냐하면 제 얘기보다는 그

분들의 이야기를 듣는 게 많고, 교육을 해야 될 때는 제가 아까 말씀드린 것처럼 코칭식으로, 티칭할 때가 아니면 대부분은 듣거든요. 그럴 때 '아, 이분이 얼마나 어디다가 이런 얘기를 하고 싶었는데 못했을까?' 근데 가끔 환자들이, 우리도 그러잖아요. 친구들한테 병원 이야기하고 싶은데, 병원을 모르는 친구들한테 병원상황 얘기하다가 짜증나서 안 해버리잖아요. 환자들, 보호자들이 그래요. 환자의 상황을 다른 사람에게 이야기하고 싶지가 않대요. 공감도 안 되고… 설명하다가 지친대요. 근데 저한테는 말 안 해도 제가 다 이해하잖아요. 그러니까는 자기 얘기를 많이 하고… 그러니까. "내가 이런 얘기를 이렇게 할 수 있어서 너무 고마워요." 이렇게 말하기도 하고… "살 것 같아요." 이러기도 하고. 어떤 분은 "내가 또 와서 얘기해도 돼요?" 물으면 "언제든지 오세요!"라고 해요.

어떤 경우는 전화로 상담을, 저는 성도 모르고 이름도 모르고 진단도 몰라요. 먼저 얘기하지 않으면 잘 안 여쭤봐요. 근데 일산에 사는 환자 보호자가 일주일에 한 번씩 전화해요. 거의 한두 달 정도 전화상담했어요. 근데 그 이후로 전화 안 오는 거 보니까 환자가 expire했나 봐요. 그런 경우도 있고요. 전남 광주에서 전화하는 엄마도 있어요. 우리 애기가 위루를 갖고 있는데 위루해서 뭐가 어떻고. 그럴 때 얼마나 이분들이 하소연할 데가 없으면, 이분들이 얼마나 이거에 대해서 진지하게 이야기할 대상이 없으면… 생면부지인 나한테 이렇게까지 전화로 이야기를 할까…. 그러면 안쓰럽고 눈물 나고 마음이 아프죠.

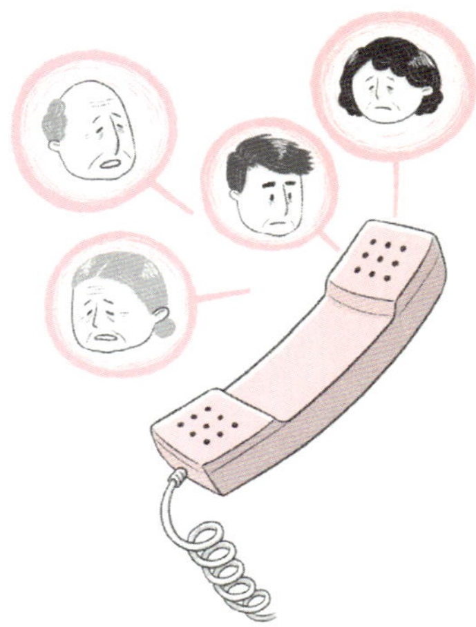

더 좋은 간호를 지속하기 위하여

자기이해를 통한 타인 이해 폭 넓히기

간호사들이 냉랭해지고 방어적이게 되는 건 자기가 그만큼 상처를 많이 받았다는 얘기인데, 그거를 자기 스스로는 잘 모르잖아요. 심리상담이라든지 그런 공부를 더 한다든지 날마다 자기 성찰을 해 보는 거죠. '내가 왜 이 상황에 화가 났을까…? 왜 내가 그 말에 그렇게 상처를 받았을까…? 어떤 경험 때문일까…?' 자기성찰을 통해서 자기를 좀 알아가고 이해하고 나를 알면 남도 이해하기가 좀 쉽잖아요.

다양한 경험을 통한 치료적 자기이용

저는 '치료적 자기이용'이라는 표현을 굉장히 좋게 여기는데요, 치료적인 자기이용. 정신과에서 많이 쓰잖아요. 내가 경험했던 모든 것, 내가 알고 있는 모든 것들을 치료적으로 환자에게 이용하는 거, 그러기 위해서는 내가 직 · 간접 경험을 많이 해야 되잖아요. 근데 직접 경험하라고 누구나 "수술 받으세요!" 할 수는 없으니까 간접적으로 책이라든지, 영화라든지 또는 간호사들이랑 case study를 한다든지 하거든요. 다른 환자들의 케이스를 이 간호사는 어떻게 접근했더니 어떤 결과를 가져왔는지 이런 거를 sharing하고….

제공자의 성과 중심에서 환자 만족 우선의 관점으로 전환

근데 어쨌든 끊임없이 자기발전을 위한 스스로의 노력이 제일 중요한 것 같고요. 이 조직 안에서 우리가 일을 하고 있기 때문에 병원에서는 시스템적으로 일을, 간호사들이 간호를 잘할 수 있도록 systemic한 support는 좀 필요할 것 같고요. 왜냐하면 지금 우리가 간호를 못하는 큰 이유 중에 하나가 눈에 보이는 어떤 성과에 자꾸 초점을 두기 때문일 수도 있어요. 쉽게 얘기하면 애 젖병 물려놓고 포대기로 두르고 나는 뛰어다닌 거예요. 애는 젖을 먹든 말든, 흘리든 말든 애가 뭐 출렁거리든 말든, 그렇게 돌아다니는 꼴이거든요. 그런데 내가 그렇게 다닌 것은 안 보이고, 애가 이 몇 cc를 먹었냐만 병원에서는 보잖아요. 한 통을 먹었냐 두 통을 먹었냐. 애는 어떻게 먹었든 쏟았든 얼굴에 발랐든, 지가 먹었든 뛰어다니면서 출렁거리면서 먹었든, '먹었다' 이거죠. 그게 너무 안타까운 거예요.

이런 시스템을 병원이 좀 이해하고 결국은 포괄간호라는 얘기로 또 가게 되는데, 가족이나 간병인이나 보조원에게 환자를 밀어 넣지 말고, 진짜 간호사가 제대로 관찰하고 제대로 assess하고, 거기서 나온 어떤 문제를 찾아내고 intervention하고 의사와 plan을 세우고 이런 과정을 한다면 정말 좋은 간호가 되는 거죠. 간호사가 손이 없어서 다 못해줬더라도 간호사가 자기가 care plan을 세우고 환자에게 그날 해주고 싶은 거를 해주고, 하고 갈 수 있는 거… 그런 거가 정말 필요하다는 생각이 들고, 그러기 위해서는 끊임없는 자기 발전을 위한 지식 공부, 그 다음에 그런 자기 이해를 위한 뭐 상담이나 이런 공부….

환자 중심의 의사소통 훈련

간호사들이 의사소통 skill이 의외로 없어요…. 같은 말이라도 예쁘게 하고 이해하기 쉽게 말하면 좋은데. 저는 제일 화가, 짜증나는 것 중에 하나가 환자 입원할 때 간호정보 조사지 작성하는 간호사의 모습이예요. "환자분~ 이리 와서 앉으세요." 이렇게 막 명령해요. 환자에게 명령하지 마라(웃음). 명령하고 앉으면 그 순서대로 하는 거예요. "종교 있으세요? 경제 상태는 어떠세요?" 이거하고 있어요. 근데 이 환자는 '지금 내가 위암수술을 하려고 왔는데 정말로 아플까? 어떨까? 수술은 언제 하나?' 이런게 궁금한데 간호사는 앉아서 "가족은 어떻게 되세요? 아들이…" 이런 거 물어보고 우리는 그 칸 채우느라고 바쁜 거죠.

거꾸로 해도 되거든요. 같은 내용에서 거꾸로 해도 된다고요. "어떻게 입원하시게 됐어요?" 환자는 그 얘기가 제일 하고 싶은 거잖아요. 환자가 하고 싶은 얘기를 제일 먼저 하게 하는 거야. "내가 이래서 저래서

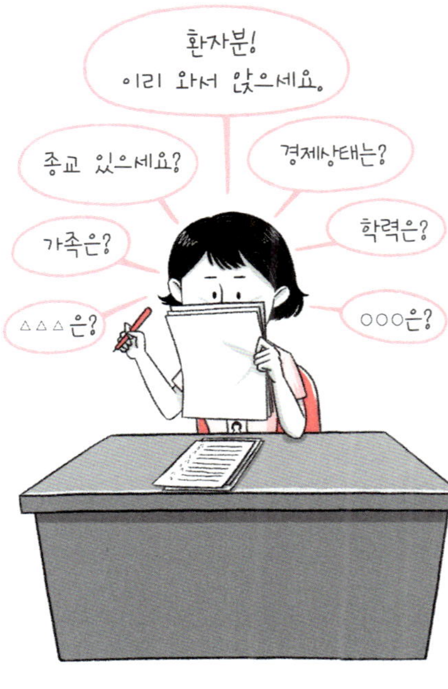

위암수술하러 왔고, 어쩌고 저쩌고 저쩌고….” “그러시군요. 그러면 그 전에 아픈 병은 있으셨어요? 어떠셨어요?” 히스토리를 자연스럽게 물어보고 기본적으로 그 얘기 다하고 나면 이 간호사한테는 ‘나 아픈 얘기 다했으니까 이 사람은 이제 내 간호사야.’ 싶겠죠. 그랬을 때 “환자분 병실 12호실인데 안내해 드릴게요.” 그러고 모시고 가면서 “형제는 있으세요? 자녀분들은 얼마나 되세요? 어느 동네에 사세요? 제가 이런 거 물어보는 이유는요.” 뭐 이렇게 얘기하면서 교육 정도는 어떤지 자연스럽게… 환자는 자기 하고 싶은 얘긴 다했으니까, 그 다음에는 자연스럽게 대답이 나온단 말이에요. 그런데 다짜고짜 “교육 정도는 중학교 나오셨어요? 대학 나오셨어요?” 체크, 이러면 답이 선뜻 나오겠어요? 제가 예전에 입원했을 때는 “내가 할게요.” 그러면서 내가 알아서 체크했거든요.

근데 이것도 어떻게 보면 skill이면서 간호죠. 그 사람이 가장 하고 싶은 얘기를 할 기회를 주는 거죠. 저는 병동에 있을 때 간호사들한테도 항상 강조한 게 pre-OP 교육할 때도 “금식하시고요.” 이렇게 시작하지 말라고 했어요. “궁금한 거 있으세요?” 이거부터 물어봐라. 자기 궁금한 게 해결돼야 내 얘기가 들어가지, 자기한테 궁금한 게 이만큼 차있는데 “금식하세요. 뭐하세요.” 그러면 “아까 무슨 얘기했어요?” 이러잖아요. 근데 “궁금한 거 물어보세요.” 그러면요 뭐 물어볼 것 같아요? 의외로 “정말 수술실은 하애요?” 이런 거 물어봐요. 너무 의외죠? “나 수술하기 전에 마취를 언제 해요?” 이런 거 물어봐요. 그런 거, 궁금한 거 해결하고 나면, 그렇다고 30분 안 하거든요. 한 2~3분? 3~4분? 그런 얘기는 뭐 그림 그려가면서 설명할 거 아니니까 그냥 간단히 끝난단 말이에요. 그럼 자기 궁금한 거 해결이 됐으니까, “이제 내 얘기할게요. 내 얘기 중요한 거니까 귀 기울여 들으세요.” 그럼 간호사 얘기가 귀에 들어오죠.

저는 그래서 거창하게는 커뮤니케이션 skill이고 더 넓게는 이것도 간호에 포함되는 것 아닐까? 제가 아까 말한 직조, 실로 짠다고 하듯이 간호가 그런 식으로 다 스며드는 거죠. 그래서 뭐가 나오는 거죠. 의사소통 기술이라든지 인문학적 어떤 교양… 강의라든지, 이런 코칭이라든지, 상담이라든지 이런 교육을 그 간호부면 간호부, 병원이면 병원에서 코스를 둬서 간호사들이 공부할 수 있게 해주어야죠.

간호사 중심의 교육보다 환자 중심의 코칭형으로

저는 NCLEX 공부를 따로 학원에 가서 했는데 굉장히 도움이 됐어요. NCLEX 공부한 그 자체가… 간호에 대해서도 다시 생각해 보게 됐고 우선순위가 무엇인지 다시 생각해 보게 됐는데, 그런 과정도 사실 자기가 근무 끝나고 학원에 가서 등록해서 듣는 거 쉽지 않거든요. 비용도 만만치 않고… 근데 병원 안에 학교와 연결해서 개설을 해주거나 혹은 학원과 연결을 해서 개설을 해준다면 의지만 있으면 가서 공부를 할 수 있잖아요. 그 '공부해서 다 남 준다.'고 하잖아요. 나도 쓰지만 남 다 주잖아요. 사실 상담공부 굉장히 중요하잖아요. 하고 나니까 내가 치유된다고 하잖아요. 코칭공부도 하다 보니까 환자에게 어떻게 좋은 질문을 해야 하는지를 알겠더라고요. 좋은 질문이 좋은 답을 유도하니까요.

근데 내 얘기 쏟아놓기 바빠서 환자 얼굴은 안 보고 "아~." 하면서 "그래서요." 쭉쭉쭉쭉~ "괜찮으시죠?" 이러고 지나가요. 환자는 눈 좀 마주치고 싶은데 "아, 예. 괜찮아요." "네. 괜찮으세요~?" 그러고 가버려요. 얼굴을 안 봐요. 제가 간호사들한테 맨날 얘기한 게 "환자 얼굴을 먼저 봐라." 얼굴표정이 말과 다른지 같은지, 정말 괜찮아서 웃고 있는지 "아, 괜찮아요. 괜찮아요."라고 하는 말이 짜증이 나서 하는 얘긴지 잘 봐라. 그게 간호, 그런 것들이 다 간호 아닐까요? 그게 더 좋은 간호 아닐까요. 기본적인 간호이면서 더 좋은 간호 아닐까요. 그런 것들을 할 수 있게끔 병원에서는 자락을 깔아 놔주는 거죠. 그런 걸 support를 해 주는 거죠.

심성과 화법 훈련

심성이 길러질까요? 바뀌어질까요? 글쎄요, 저는 노력에 따라 가능할 거라고 봐요. 뭐 자기 고유의 어떤 성질이 바뀌지는 않지만 대인관계에 있어서는 조금씩은 변하지 않을까 생각해요. 제가 실은 굉장히 독설가였어요. 못 참아요. 이렇게 남이 못하는 거, 또 어긋나는 거, 정직하지 않은 거 이런 거 보면 못 참아요. 꼭 그걸 지적질을 해야 됐고, 제가 빨간 펜 기질이 심해가지고 지적해야 했고, 고쳐줘야 했고, 그리고 좋은 말로 안하고 이렇게 딱 아프게(웃음). 콕콕 집어서 이렇게 말을 잘 했거든요. 그렇게 해야 제가 후련한 거예요. 내가 좀 똑똑한 것 같은 생각이 들었던 거예요.

간호학 공부하면서, 특히 정신간호 공부하면서 나를 성찰하는 시간을 많이 갖게 됐고 나의 잘잘못을 좀 알게 되고 나의 이런 안 좋은 습관들이 있다는 것을 깨닫고 정말 열심히 노력했어요. 같은 말을 해도 '어떻게 표현할까? 이 단어를 쓸까, 저 단어를 쓸까?' 어떤 때는 너무 많이 머릿속에서 생각해서 이미 이 사람에게 얘기한 것 같은(웃음). 그럴 정도로 많이 생각하고 그래서 단어도 이 단어를 썼을 때 어떤 느낌일까 저 단어를 썼을 때 어떤 느낌일까, 청유형을 쓰는 게 좋을까 '~습니다'를 쓰는 게 좋을까 아니면 반 존칭어를 쓰는 게 좋을까? 뭐 별 연습을 많이 하고. 의사소통에 대한 공부를 나름대로 많이 해 보려고 했고 그랬는데 그러면서 저도 많이 변했고요. 지금 저를 아는 사람들은 예전의 저를 아는 사람들하고는 달라요. 저도 그렇게 조금 느껴지고, 그런데 그 기질이 어디 가겠어요? 그렇지만 그 기질이 불쑥불쑥 나오더라도 그 기질이 많이 다져져 있는 거죠. 그래서 연습하기 나름이다… 성질은 안 바뀌지만 어떤 태도나 이런 것들은 바뀔 수 있다는 생각이 들어요.

간호전문성에 대한 사회적 홍보

우리 스스로도 간호를 엄마 역할처럼 생각해서 '당연히 그냥 이렇게 하는 것'이라 생각해서인지 홍보를 별로 안 해요. 공익광고 홍보를 해야 된다는 생각도 들어요. 저는 유명한 드라마 작가를 만나 호스피스를 주제로 드라마를 써보라고 그러고 싶을 정도로 그런 그 공익광고나 TV 모니터링도 하고. 간호협회에서 한동안 했잖아요. 그래서 간호사가 의사의 보조역할이 아니라 간호사로서의 전문간호를 얼마나 훌륭히 해내고 있는가를 보여줄 수 있는 어떤 방송매체, 홍보 이런 게 필요하고, 글 이런 것들이 필요하다는 생각이 들어요. 저는 뭐 인터뷰하겠다고 그러면 즉각 해요. 간호에 대해서 알려야겠고, 특히 가정간호에 대해서 알리고 싶은 마음이 들어서, 가정에서도 가정간호사 도움 받아 얼마든지 환자를 돌볼 수 있는데 병원에만 가려고 하는 분들이 많아서 안타까워 많이 인터뷰해주려고 하거든요.

간호에 대한 가치 인정을, 우리 스스로도 이거가 간호인지 아닌지 모르고, 우리 스스로도 인정 안하고 그러니까 드러내려고 하지 않고 드러내지 않으니까 당연히 모르죠. 엄마가 하는 일, 엄마가 그러시잖아요. 가끔, "내가 철로 만든 인간인 줄 아냐? 나도 속상해. 나도 슬퍼." 이 얘기를 해야만 '아, 우리 엄마는 생선 꼬랑지만 먹는 양반이 아니고 생선 가운데 토막을 좋아하는 분인데, 나 때문에 그것만 먹는구나.'라고 나중에 알게 되듯이… 아마 병원, 우리나라의 간호사라는 존재가 없어지고 나면 그때서야 간호가 얼마나 중요한가 알 것 같은 그런 느낌? 홍보를 많이 해야 되겠고, 정부를 대상으로 우리도 보이스를 자꾸 높여야 된다는 거죠.

간협에서 그런 역할을 해야 될 것 같아요. 간협에서는 간호사의 디테일에 대한 거에 매이는 게 아니고 대 정부 싸움인 거죠. 그런 간호의 역할에 대해서 이렇게 국민들에게 알리는 일을 주로 하고, 각 병원의 간호부에서는 병원의 미션과 비전에 맞게끔 간호를 잘 할 수 있게끔 시스템적으로 해야죠.

환자안전을 위한 적정인력

인력이 없으면 인력도 늘려야죠. 연구논문도 지금 많이 나와 있더구만요. 간호인력을 줄이거나 늘리면 의료사고와 어떤 관계가 있는지, 이런 것도 다 나와 있던데. 그런 거를 가지고 집행부하고 싸우는 거죠. 가정간호하면서도 그런 정책과 관련된 얘기 되게 많이 생각하게 됐어요.

인력, 정말 잘 훈련된 인력이 정말 필요해요. 정말로…. 저는 우리 간호사한테 "○○○는 천사가 아니야." 그래요. "천사가 아니야, ○○○는 전문직 간호사야." 그렇게 얘기하거든요. 천사라 그러면 굉장히 자기를 낮게 낮춘다는 게 겸손한 게 아니라 위축이 되고 자기 fasten해지는 거예요. 그리고 이렇게 스읍 방어하는 거죠. "천사가 되려고 하지 말고 assertive하게 네 표현 다하고, I-message를 통해서 네 표현 다하고 전문간호사로서 자부심을 가지고 일하는데, 거기에 책임도 져. 그런 마음으로 일을 해." 그래서 권한을 많이 위임을 해요. 그럼 어떨 때는 "그냥 결정 좀 해주세요(우는 소리)." 이래요(웃음). 훈련을 위해 혼자 하도록 가만 두거든요.

02

초심자는 용기로 더 좋은 간호를

- 지혜로운 순발력
- 초심자의 용기
- 간절한 마음으로
- 나는 남자간호사가 아니라 '간호사'다
- 힘들어도 의지력으로 버틴다
- 신입을 돌보는 교육간호사의 이야기

지혜로운 순발력

시간이 약이에요

CCU에서 근무하고 있어요. 이제 막 1년 됐어요. 제 부모님과 오빠가 모두 다 사회복지사거든요. 우리 가족은 모두 봉사하는 직종을 가지고 있어서, 아무래도 좀 영향이 있지 않을까 생각해요. '나만 힘든 게 아니다. 나만 이런 일을 하는 게 아니다.'라는 생각이 들게 해요. 아무래도 중환자실이면 무의식환자 기저귀도 갈아줘야 되고, 여러 신체적 간호를 하는 기본간호가 되게 많잖아요. 그런 거에 대해서 '내가 간호사가 돼서 이런 것까지 해야 돼?' 그런 생각은 안하는 것 같긴 해요. 부모님들은 더 심한 장애인들을 위해 일하시니까… 그리고 제가 뭐 말해도 이해를 못하시는 건 아니고, "우리도 그런 거 해~!" 뭐 이런 식으로 말씀하시거든요.

학생이었다가 바로 간호사 실무로 뛰어든 거라서… 아무래도 처음에는 조금 어렵긴 하거든요…. 시간이 약인 거 같아요. 기술은 진짜로… 처음에는 안티 수액 다는 것도 느려요. 쓰리웨이도 한 번 더 생각해야 되고 더 돌려야 되고, 근데 이제 손에 익으면 빨라지고… 바이탈 재면서 수액도 걸어버리고 멀티로 변하는 것 같아요. 처음에는 바이탈 체크를 다 하고 수액 걸어야지 하다가도 이게 시간이 조금 지나고 환자가 눈에 보이고 환자 파악이 되고 이러면 활력징후 체크하면서 수액 걸고 기술엔 시간이 조금 필요한 것 같아요. 기술은 다 느는 것 같아요. 능숙해지니까 저쪽 팀 선생님이 너무 바쁘셔서 도와드려야 되는 상황이 오더라도 그것까지 다 해도 제 일에 영향은 받지 않는, 시간 조절을 잘 할 수 있는 게 느껴져서, 저 스스로 '일이 많이 능숙해졌구나!' 하는 게 느껴져요. 시간이 조금 절약된다고 해야 되나?

또 선배 선생님이 "저 환자 소변이 얼마나 나왔지?"라는 말 한 마디를 하실 때도, '그전에 이뇨제가 들어갔거나, 아니면 원래 소변이 부족했다거나, 아니면 크레아틴이 높아서 소변양을 잘 봐야 한다든가' 등을 금방 파악하게 되는 거죠. 왜 이 질문을 했는지 어느 정도 이제 알아듣는구나 싶고 눈치가 생기게 된 거죠.

측은지심으로

일단 환자를 측은지심으로 봐야 할 것 같긴 해요. 당연히 환자는 아프니까 "이거 해 달라, 저거 해 달라." 하시는데, 바쁘다 보면 그게 조금 짜증날 때가 있긴 있거든요. 너무 바쁜데, 이 환자보다 더 중한 환자가 숨 넘어 가기 일보 직전인데. 입이 마르니까 "물거즈를 대달라."고 말씀하시면, "잠깐만요! 잠깐만요!" 이렇게 말만 하게 되거든요. 물론 바쁘지 않은 상황이면 "이거 해 달라, 저거 해 달라" 하실 때마다 얼른 갖다드리고 하는데. 조금 측은지심으로 봐야 할 것 같아요.

중환자실 환자는 항상 침상에서 완전부동이잖아요. 내려오지 못하고 화장실도 못 가니까 유치도뇨를 하고 있지 않은 환자에게 변기를 가져다 줘야 되는데, 얼른 갖다 줘야 되는데. 그거 갖다 주는데 얼마 안 걸리잖아요. 5초? 10초? 근데 그것도 해주기 힘든 상황이 있어요. 정말 3명이서 11명을 보는 게 다른 보호자나 환자 눈에는 '뭐, 11명밖에 안 되는데~.'라고 말씀하실 수도 있는데 아무래도 중환자실이고 중증도도 높다 보니까. 그 10초도 정말 아까운 시간이 있단 말이에요. 그러면 진짜 바쁠 때는 "잠시만요!" 하거나 실습학생이 있으면 "미안한데 좀 갖다 드리라."고 부탁할 수도 있어요. 그런데 아무도 없을 경우, 계속 "잠깐만요!"를 외치는 제가 너무 싫은 거예요. 진짜 싫은 거예요. 해주고 싶은데. 해주고 싶긴 한데. 저쪽 환자의 산소포화도가 뚝뚝 떨어지고 있고 그러면 아무래도 먼저 가봐야 되니까. 덜 바쁘면 환자가 말하기 전에 먼저 "소변 안 마려우시냐?"고 물어보기도 하고, 약 드실 때 미리미리 물 떠다 드리고, 해달라는 거를 바로바로 충족시켜드려야겠다는 생각으로 노력은 하는데….

보호자들에게도 잘 해드리려고 해요. 면회시간이 하루에 딱 두 번 30분 동안이거든요. 보호자들은 환자 곁에 항상 있을 수 없잖아요, 일반병동이랑 조금 다르니까. 그럼 그 30분 동안에 우리 부모님이 4시간, 8시간 동안 혼자 계셨다면 얼마나 궁금하겠어요? 보호자들은 그 시간 동안의 모든 걸 궁금해 하세요. 하루에 두 번이지만 전날 면회시간에 못 왔으면 전날의 일까지 모두 알고 싶어 하신단 말이에요. '잠을 잘 잤는지, 어디 힘들다고 하진 않았는지, 염증 수치부터, 폐렴이 있다는데 폐는 좀 좋아졌는지?' 가래 양도 물어 보시고. 그러면 일단은 인계할 때는 어느 정도 말씀드려요. 간호사가 보호자들의 특성까지 다 파악하니까. 잠을 잘 잤는지 이런거 저런거 다 물어보는 환자의 보호자인 경우, 그 환자를 인계할 때는 잠을 잘 잤는지까지 인계해 주시거든요. 그런 거 잘 듣고 기억해서 보호자가 물어보시면 "잠 잘 주무셨다."고 말씀해드리고. 염증 수치 같은 것도 물어보시면, 만약에 제가 잘 모르거나, 차트에 안 써있거나, 제 영역으로 제가 말씀드릴 수 없는 상황이면 차지 선생님께 말씀드려요. 환자의 전반적인 걸 물어보는데, 간호사 입장에서 말 할 수 있는 건 한계가 있잖아요. 알긴 알지만 괜히 얘기했는데 주치의가 얘기하는 거랑 제가 얘기하는 거랑 너무 상반되게 얘기하면 아무래도 법적으로도 문제가 될 수도 있고… 그래서 그런 건 말을 아껴서 주치의 선생님이랑 면담하시라고 따로 연결해드려요. 그런데 면담같은 것도 바로 될 수 있는 것도 아니잖아요. 선생님들이 너무 바쁘시다 보니까. 그러면 일단은 선생님이랑 연락을 해 보고 보호자 분한테 다시 연락을 드리겠다고…. 처음부터 확답을 드리면 안 되는 것 같아요. 그러면 기다리는 보호자도 기다리는 동안 지치고 그게 또 불평이 되고. '여기 병원은 즉각적으로 대처를 안 해준다.'고 생각하시거든요. 바빠서 그런다 생각 안하시고 아무래도 아쉬운게 더 많으시고 걱정되니까. 면담을 원하신다 그러면 먼저 연락을 해서 시간을 또 정해야 되니까. 선생님이 가능할 때. 그래서 그 시간이 정해지면 다시 연락드리고, 그렇게 말씀드리고. 보호자분들도 알았다고 연락달라고 핸드폰 번호 적어주고 가시고. 이렇게 원하는 걸 최대한 충족시켜드리려고 해요.

성실함과 지혜로 환자를 위기에서 구하다

완전 신규 때였는데요, 그때는 바이탈 재는 게 급선무였던 때였어요. 인계시간에 '이 사람 멘탈 체크 잘 해야 된다.'고 했던 환자였어요. 그 사람 바이탈할 때마다 그냥 "이름이 어떻게 되세요?"라고 여쭤보고 그랬거든요. 근데 갑자기, 인계 시간이었는데, 저는 마지막 바이탈을 하고 있었어요. 마지막 바이탈하려고 "환자분 이름이 어떻게 되세요?"했는데 대답을 안 하는 거예요. 흔들어도 눈을 안 떠요. 눈동자를 보니 벌써 눈이 뒤로 넘어가 있고… 멘탈이 완전 체인지된 거잖아요. 인계 중이라 '이걸 말해야 되나? 인계를 내가 끊어야 되나?' 그런 생각이 드는 거예요. 너무 신규다 보니까 그런 상황에서 어떻게 해야 되는지 몰랐던 거죠. 그래서 일부러 그냥 큰 소리로 "환자분 눈 떠 보시라구요!" 이렇게 계속 크게 말했어요. 제가 가서 선생님 환자가 이상하다고 말씀드리기가 조금 그래서. 그럴 용기는 없어서. 일단 환자분 계속 때리면서 "정신 차려 보세요! 눈 좀 떠보세요!"라고 큰 소리로 말한거죠. 그 소리를 듣고 아무래도 심상치 않으니까 선생님들이 다 오셨거든요. 인계 끊고 멘탈 체인지된 거 보시고 닥터 콜하여 심폐소생술해서 그 사람 익스파이어는 안하게 되었죠. 그 날 끝나고 가는데 선생님이 "네가 그 사람 의식 사정 잘 해서 환자 괜찮았던 거야. 잘했다. 오늘 그건 제일 잘했다."고 칭찬을 받았던 적이 있었거든요. 되게 힘들다가도 하나 칭찬받으면 되게 좋잖아요. 그래서 중환자실에서 갑자기 의식이 떨어질 수 있다는 걸, 그래서 환자들 멘탈 체크를 잘 해야 된다는 걸 그때 확실하게 배우게 되었어요.

전인간호를 할 수 있을 때 기분 좋다

하다 보면 뒤돌면 바이탈해야 할 시간이고 뒤돌면 또 바이탈해야 돼서 바이탈할 때만 환자한테 가는 것 같은 거예요. 그럴 때 아니고 알아서 스스로 능동적으로 환자한테 가서 '뭐 필요한 것 없으시냐?'고 물어봐주기도 하고 그래야 되는데 쉽지 않아요.

어느 날 우리 중환자실 환자가 쫙 빠진 날이 있었어요. 평소엔 3명이 환자 11명 정도나 보다가, 그날 간호사 1명이 환자 1명씩 보게 된 날이 있었어요. 진짜 환자가 뭐 해달라고 하면 바로바로 즉각적으로 처치해주고, 체위 변경에 백케어 같은 것도 해줄 수 있고. 그래서 '진짜 인력이 중요하구나!' 느꼈던 날이었어요. '간호사 수 대 환자 수 대비가 정말 필요하구나!' 느꼈던. '충분한 간호인력이 진짜 중요하구나!' 느꼈었어요. 완전 전인적인 간호가 되는 거잖아요. 하나부터 열까지… 기저귀 한 번 더 봐줘도 되고 기분 좋았죠.

초심자의 용기

용기내어 집도의에게 제언하다

졸업하고 수술실에 와서 이제 막 일 년이 되어 가는데요. 제가 수술 스크럽을 섰을 때 일이에요. 스크럽 간호사는 OP field랑, 복강경으로 할 경우에는 복강경 모니터도 같이 봐 줘야 되거든요. 근데 복강경으로 문합까지 하는 GIA기계였어요. 저희는 기구가 하도 많이 바뀌고 또 데모라고 해서 "이 기구를 한 번 써보시는 게 어떻겠냐?"면서 기구 회사에서 한 번 넣어주시고 하는데. 저희가 평소에 그런 교육을 많이 받아요. 근데 또 어시스트 서시는 의사들 중에는 그거에 대해서 잘 모르는 경우도 있기 때문에 저희가 주로 알려드리고 하는데요. 그날 제가 수술할 때 화면을 보니 아직 다음 단계 들어갈 준비가 안됐는데 집도의가 계속 하려고 하시는 거예요. 그래서 "아, 이거 지금 안 된거 같으니, 다시 확인을 해봐야 될 것 같다."고 말씀을 드렸어요. 저도 잘 모르지만 그래도 혹시라도 해서. 근데 진짜 준비가 안 되어 있었던 거예요. 기구에 불이 들어와야 되는데 그냥 끼우기만 하고 불을 확인을 안 해서. 단순충수돌기염 수술이 아니고 엄청 여러 유착이 심하게 된 경우라서 GIA를 쓰는 거였는데. 그때 "아! 너 아니었으면 오픈할 뻔 했다."고 그렇게 말씀 해주셔서. '아, 그래도 내가 이제 집중을 하고 있고, 수술에 참여하고 있다는 느낌을 의사선생님들도 받았구나!' 하는 생각이 들어 굉장히 뿌듯했어요, 그 날.

그 기구를 수술에 처음에 사용할 때 어려워서 저도 항상 두려움이 있었어요. 항상 제가 두렵고 제가 못미더우니까 항상 확인을 하는거죠. 항상 꼼꼼하게. 근데 말씀을 드릴까 말까 고민하다가 그래도 그 의사선생님이 평소에 친분이 있었고 저를 아주 많이 믿어주셨어요. "아, 교수님 제가 봤을 때는 이게 한 번 더 확인을 해봐야 될 것 같다."고 말할 수 있었고, 그래도 흔쾌히 "어, 그래?" 하셨고. "아, 이게 불량인 것 같다."고. 그래서 다시 꺼내서 다시 했던 것 같아요. 항상 확인하는 습관이 이게 직업병일 수도 있는데 항상 OP field 들어가기 전까지 확인을 해야 한다고 생각하거든요. 환자 몸에 들어가기 전까지는….

역할에 대한 책임감과 수용하는 태도가 있어야 배울 수 있다

수술실에서는 환자분들이랑 의사소통을 하는 건 별로 없어요. 왜냐하면 환자분들이 다 마취를 한 상태에서 들어오기 때문에. 그리고 또 깨어났을 때는 정신이 조금 들었을 때는 회복실 간호사가 보거든요. 저희는 의사랑 직접적으로 하는 관계가 많고, 동료 간호사, 선후배간호사 간 인간관계에서 커뮤니케이션이 잘 되고 서로 협력하는 것이 중요하다고 생각해요. 좋은 간호는 자신이 본인의 일을 잘 알고 자신의 역할에 대해서 책임감을 가지고 하되 그런 거를 위 선생님들이랑 같이 협력을 해서 할 수 있는 거라고 생각을 해요. 신규는 많이 안다고 할 수 있는 게 아니거든요. 왜냐하면 경험도 쌓이고 거시적인 안목이 생겨야 하는데 처음 들어갔을 때는 정말 모르고, 그리고 수술실은 특수 분야라서 학생 때 강의 시간에 배운 것을 적용하는 데 한계가 있더라고요. 기구도 생소하고, 정말 사소한 거는 기구 주는 것부터, 그런 하나부터 열까지… 좋은 간호는 기본적으로 자기의 역할에 책임감을 갖는 것이고, 또 선생님들이 막 알려주시잖아요. 그런 거에 대해서 수용할 수 있는 태도가 중요한 것 같아요. 이게 자존심이 너무 세거나, 일하는 데 있어서 자존심이 중요하지 않은데, 그런걸 수용하지 못하는 친구들은 '아니, 내가 지금 잘 하고 있고, 열심히 하고 있는데, 왜 당신이 뭐라고 하느냐?' 이런 식으로 받아들일 수가 있어요. 수용하는 태도가 정말 중요한 것 같아요. 배우는 단계에선. 그렇게 해서 좋은 간호가 완성될 수 있지 않을까요?

기초정보와 양심이 기본인 주인의식

먼저 가장 중요한 거는 자기가 들어가는 수술에 대해서, 진단명은 무엇이고 수술명은 무엇이고, 어떻게 수술이 진행되는지 프로시저는 알고 들어가야죠. 메이저 수술이 있고 마이너 수술이 있고, 또 어떻게 보면 제너럴 마취를 걸어서 하는 게 있고 로컬로 환자분 의식이 살아 있을 때 하는 수술이 있는데… 그런 정보를 알고 들어가느냐 모르고 들어가느냐의 차이가 엄청 크거든요. 만약 위기상황이 발생했을 때 임기응변으로 대처해야 하니까, 이렇게 첫 번째는 자기가 들어가는 수술이 뭔지 알고 들어가는 게 중요하다고 생각하고요. 해부학적인 부분은 의사들처럼은 자세하게는 아니라도 '아, 여기 아테리를 헤모락으로 잡는구나.' 그 정도 감은 있어야지, 지금 주는 기구가 수술의 어느 단계에 필요한 건지 알거든요.

두 번째로는 전반적으로 양심적으로 해야겠죠. 기구가 OP field에 있는 게 있고, 외부에 있는 게 있는데. 이게 어디에 닿아서 컨타미네이션되었는데도 바쁘다고 그냥 아닌 척 내놓는 게 아니라, "아, 이거 컨타됐으니까 다른 기구 주세요!" 뭐, 이런 식으로 해서 제 입장에서는 빨리 하는 게 좋고, 닥터 입장에서도, 환자 입장에서도 빨리 하는 게 좋지만 오염된 기구가 잘못 들어가면 그게 또 다시 인펙션의 원인이 되기 때문에, 그거는 양심적으로 하는 게 중요하다고 생각하고… 양심과 맞물리는 게 정직하게 내가 카운트가 맞지 않았을 때는 맞지 않았다고 말씀을 드리고… 수술이 조금 지연이 되더라도 잃어버린 메스와 니들 카운트는 맞춰서 최소한 OP field에서는 그래도 내가 주인의식을 가지고 내가 이 수술에 참여한다는 느낌으로 해야지. 달란다고 그냥 주고 안 맞는데 그냥 넘어가고, 이렇게 하면 그게 결국에는 저의 문제가 될 수도 있고 닥터의 문제도 될 수 있지만, 저희 병원을 믿고 온 환자한테 이미지가 안 좋게 되는 거죠. 다시 수술을 하게 됐을 때….

공부하는 롤모델

학생 때 인턴십했던 병원, CRC 실습을 갔었던 병원은 지금 제가 근무하는 병원하고는 달랐어요. 간호사가 공부할 수 있는 인프라가 더 많은 것 같았어요. 제가 인턴십했던 곳에서 본 간호사 선생님들이 같은 대학원을 다니셨나 봐요. 대학원 과제를 서로 얘기하시면서 "이게 실무에서는 이렇게 적용이 되네!" 이렇게 얘기하시는 걸 들었거든요. 그걸 들으면서 "아, 되게 멋지다. 공부를 하면서 같은 동료랑 얘기를 할 수 있고." 또 이런 부분을 이렇게 후배간호사한테 설명을 해주면서 "그래도 대학원 가는 게 나중에 도움이 된다." 이런 식으로 얘기를 해주는 게 되게 멋있었거든요. 좋은 선배들이 있어야 후배들도 그걸 보고 자라는데 그런 부분이 아쉽고. 나의 롤모델을 찾는 게 중요하잖아요. 사회생활을 하다 보면. 그런 부분이 조금 아쉬운 것 같아요. '학부에서 선후배 간에 번팅했던 것처럼 선후배간호사가 같이 맞춰서 하면 어떨까?' 생각했는데, 그것도 이제 개인적인 거잖아요. 개인끼리 안 맞으면 어쩔 수 없는 거니까. 그래서 그냥 생각만 하다 말았지만, 뭔가 좋은 기회가 있었으면 좋겠어요.

학생 때부터 키워야 할 협업능력

우선 다른 사람들이랑 교류하면서 협력할 수 있는 능력이 많이 필요한 것 같아요. 개인적으로 하는 일은 누구나 시간이 지나면 잘할 수 있는데,

조직에서 융화되지 못하면 결국에는 함께 갈 수 없는 것 같아요. 그래서 기본적인 간호 학문을 배우는 것도 중요하고 지식적으로 많이 알아야 하는 것도 중요하지만, 일단 병원에서 '버틴다.'는 표현이 맞는지는 모르겠지만, 오랜 기간 근무해야 습득하는 것도 있는 거고. 그래야 누군가에게 알려 줄 수 있는 기회가 되는 거잖아요. 처음부터 내가 많이 안다고 들어갔는데, 알고 있는 거랑 실제 현실에서 적용되는 거랑은 정말 많이 다르니까. 어떻게 보면 학생 때는 조별 과제나 아니면 조별 학습 이런 걸 통해서 서로 공감할 수 있고 융화될 수 있는 부분이 많이 필요한 것 같고.

두 번째로는 실습에서 여러 가지 다양하게 많이 해 보는 게 필요해요. 수술실에 오지 않을 친구는 수술실 실습을 엄청 겁내요. 저도 실습 때 수술실이 폐쇄적이기 때문에 많이 힘들어했는데, 만약에 오고 싶어 하는 친구들 같은 경우에는 기회가 되면 작은 수술이라도, '더블'이라고 하는 간호사 선배와 같이 스크럽을 서는 것까지만 해도 정말 많은 도움이 될 거 같거든요. 만약에 아예 올 생각이 있다면… 보통 학생실습복만 입고 가서 멀리 서서 관찰하기만 하는데, 의대생의 경우, 아예 정말 저희 스크럽 가운 입는 것처럼 가운 입고 같이 서있거든요. 솔직히 따지면 의사들도 외과 갈 거 아니고 내과 갈 사람들은 그렇게 안 해도 되는 거잖아요. 근데 의학과생은 같이 들어와서 참여한다는 느낌으로 하는데, 간호학과 실습생들은 그냥 이렇게 서있는… 그게 보면 참 안타깝더라고요. 정말 수술실에 오고 싶으면 학생 때 경험이 정말 중요한데 그렇게 한 번이라도 된다면, 스크럽 너스와 같이 서있기만 해도 그 느낌이 다르거든요. 정말 큰 수술일 경우에는 오히려 방해가 될 수가 있지만, 마이너파트이고 같이 이렇게 제가 이렇게 서면, 의학과생은 그 앞쪽에라도 서있거든요. 이렇게 같이 보는 거랑 멀리 서 있는 거랑은 정말 다른데 협조를 받아서 같이 서 있는 기회를 가지면 좋지 않을까요?

간절한 마음으로

기도도 공감의 표현

지금 1년 2개월째 병원에서 근무하고 있는데, 외과계 병동-비뇨기과랑 성형외과, 또 이비인후과가 함께 있는 병동에서 근무하고 있어요. 좋은 간호라고 하면 저희가 기본적으로 하게 되는 기본간호들 이외의 것으로 생각을 해야 될 것 같아요. 그래서 누구나 다 할 수 있는 투약이라든지 기본간호 수행이라든지 이런 부분 빼고, 특히나 요즘에 좀 많이 요구된다고 생각되는 건 환자들이나 보호자들한테 공감할 수 있는 것, 그런 부분을 얼마나 더 잘 해줄 수 있는가가 더 좋은 간호가 되는 방법이라고 생각합니다.

가장 기본적인 결로는 우선 태도도, 그 환자나 보호자들의 마음에는 내가 다 공감할 수는 없을지라도 기본적인 태도가 그 환자들의 마음에 공감할 수 있는 태도를 가져야 된다고 생각을 하고. 그리고 더 나아가서는 특히나 완전 터미널인, 말기환자들을 봤을 때는 그 사람들도 본인이 치료가 안 된다는 거는 알고 있기 때문에 그

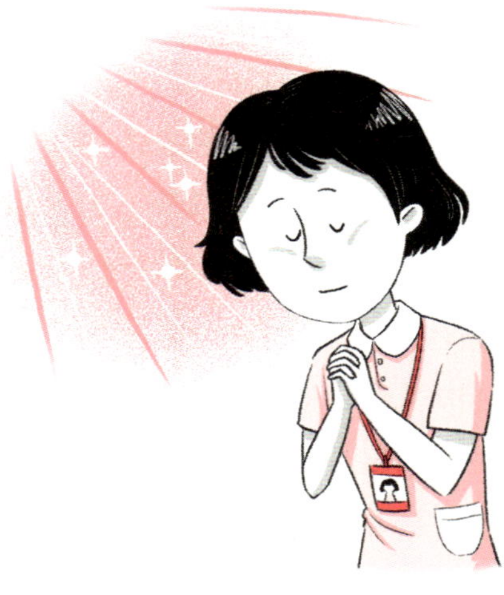

사람들의 마음이라든지, 그 사람들의 소망이라든지 그런 부분을 들어주고 공감해줄 수 있는 그 정도만 하더라도 좋을 거라고 생각합니다.

급성기인 환자들은 사실 수술을 하고 나면 바로바로 퇴원을 하시기 때문에 그렇게 뇌리에 박힌다던지 그렇게 깊게 박힌 환자들은 없었는데. 좀 재원일수가 긴, 장기 환자들 중에 한 분이 제 고향이랑 정말 가까운 곳에 사시는 분이 계셨어요. 환자 정보를 따로 연 건 아니지만, 그 환자가 제 환자여서 열었을 때 앞에 주소가 뜨는데 저희 동네인거예요. "아, 거기 사시냐?"고 물으니 "아, 그렇다."고 해서, "저 옆 동네 산다."고 했더니… 그런 걸로 얘기를 하면서 친해졌는데, 그 환자분이 아예 터미널이신 분이셔서… 사실 해줄 수 있는 게 아무것도 없는 거예요. 주치의들도 "더 이상 해줄게 없다. 우리는… 호스피스로 전과를 하셨으면 한다."했는데, 그 보호자라든지 환자분은 의지가 엄청 강했어요. 사실 제가 해줄 수 있는 건 그냥 손잡고 "힘내시라!"고 "할 수 있다!" 요정도까지만 했고. 주일에 미사 가서도 좀 기도를 많이 드리긴 드렸었거든요. 호스피스로는 보호자랑 환자가 너무 거부가 심하셔가지고 못하시고 있었다가. 갑자기 시술하러 가셨다가 CPR이 터지면서 expire하셨거든요. 나중에 보호자분들이 짐을 정리하려고 오셨는데. 그때 저랑 얘기를 많이 했었던 보호자분이 "아, 선생님! 그동안 너무 감사했다. 선생님 덕분에 너무 힘이 됐다. 그래서 우리 언니가 좋은 곳으로 간 것 같다." 이렇게 얘기를 했는데 너무 마음이 안 좋은 거예요. 그래서 울지 말아야지 울지 말아야지 그랬었는데(울음). 그랬었는데 이제. 어쨌든 저 때문에 또 힘이 됐다고 하시니까… 내가 그 사람에게 전문적으로 해준 게 많진 않지만. 이런 부분이 힘이 됐고. 또 간호라는 게 환자만 돌보는 게 아니라 환자의 가족들도 같이 돌봐야 된다고 생각을 하기 때문에. 그런 게 한 경험이었던 것 같아요.

반복되는 무의미한 질문에도 공감해주기

제가 얼마 전에 병원 영적돌봄프로그램에 참여했는데… 그곳에서 만난 선생님 이야기예요. 1인실에 DNR을 받은 환자분이 있었는데, 보호자분들은 "너무 갑작스러운 일이라서 도저히 받아들일 수가 없다."면서 했던 질문을 똑같이 반복하고, 반복하고, 반복하고… 본인들이 듣고 싶은 대답을 듣고 싶은데, 아무도 그런 대답을 안 해주니까 계속 같은 얘기만 반복하는데, 저처럼 신규인 사람들은 그 병실도 들어가기 싫고 저 보호자도 안 나왔으면 좋겠고 이런 마음이 들었을 것 같은데… 그 선생님은 15년차 선생님이셨거든요. 그 선생님이 자기도 한 5년 전이라면 그렇게 못했을 것 같은데, 영적돌봄프로그램 참여로 마음가짐이 달라진 것도 있어선지 그 환자랑 보호자, 특히 보호자들한테 엄청나게 공감을 많이 해주셨대요. 그래서 "나도 이런 경험이 있었고 나의 아버지도 이런 일이 있었고, 환자와 보호자분들이 원하시는 게 무슨 말인지도 알겠고, 하지만 나는 그 대답은 해줄 수가 없는게 사실이다. 이거를 천천히 좀 받아들이셨으면 좋겠다. 무슨 마음인지 알겠다. 나도 그런 마음이었다." 이런 식으로 계속 같은 얘기를 반복적으로 해드렸더니 점차 그런 무의미한 질문들이 줄어들면서 이 선생님한테 되게 감사하고 점차 점차 환자 상태에 대해서 받아들이게 되었던 경험이 있다고 하시더라고요. 또 그 선생님이 학생 때 집에서 아버지 CPR을 한 경험도 있다고 얘기하시더라고요. 좀 어려운 얘기까지 하시면서 그렇게 환자들이랑 보호자들한테 설명을 해주고 공감을 해주고 하는 모습에서 '아, 되게 대단하다. 나라면 저렇게 못할 것 같은데. 나 같으면 되게 짜증냈을 것 같은데.' 이런 생각이 많이 들었었어요.

특히나 정말 무의미한 질문을 하시는 보호자분들도 있고. 엄살처럼 느껴지는 환자들의 그런. 통증호소들도 있거든요… 그런 사람들한테 예전에는 사실 뒤돌아서면서 짜증을 냈었어요. 나도 모르게. '아, 또 아프대~.' 막 이러면서… 이렇게 짜증을 냈었는데, 영적돌봄프로그램에 참여한 다음부터 한 번 더 생각하게 되고 내 일처럼 생각을 하게 되고… 또 이제 화가 나거나 좀 짜증나거나 바빠서 좀 지쳐있을 때… 자신을 좀 다독이면서 차분하게 할 수 있는 방법을 좀 많이 배웠어요.

내적인 성장과 마음의 안정이 필요해요

본인이 개인적으로 정서가 안정되어 있고 마음에 여유가 있어야지 타인의 아픔도 돌볼 수 있을 것 같고 마음도 헤아릴 수 있을 거라고 생각이 들어요. 저는 상대방의 얘기를 듣는 것도 중요하지만 우선 가장 기본적으로는 자신의 내적인 성장, 또는 마음의 안정 이런 게 필요할 거라고 생각이 들어요. 그런데 사실 간호사들이 일하면서 그런 걸 하기는 쉽지는 않은 상황인 것 같아요. 지금은 업무의 양도 많고 업무에 치여서… 또 근무도 항상 수시로 바뀌기 때문에 본인이 스트레스를 해소할 수 있는 취미를 가질 수 있는 시간도 사실 뭐 마음먹으면 할 수 있지만, 보통은 갖기 힘든 것도 사실이고. 또 그러다 보니까 당연히 스트레스 쌓이고 그 스트레스 해소도 못하고….

요즘 제가 요가를 시작했어요. 처음에는 하고 나면 더 피곤할 것 같고 근무에도 지장을 줄 것 같아서 두려웠는데, 요가를 하니까 생각보다 마음이 여유로워졌어요. 작년 연말까지만 해도 출근하기 전날부터 지레 겁먹고 '아, 나 어떤 환자들 봐야 돼지?' 막 이렇게 겁먹었었는데, 이제 좀 내 마음의 여유가 생기고 나니까 환자들한테도 웃는 시간도 많아지고, 또 하나라도 더 가서 얘기하게 되고, "아, 어제 잘 지내셨냐? 잘 주무셨냐? 식사는 하셨냐?" 이런 식으로 대화도 많이 하게 되더라구요, 저도 모르게. 그러니 환자들도 저를 알아보고 "왔냐? 출근했냐? 밥먹었냐?"고 이렇게 막 물어봐주시는데 그런 게 생각보다 굉장히 뿌듯하더라고요. 그래서 다른 동기들도 이런가 물어봤더니 자기들은 그렇게 사적으로 얘기 잘 안 한다는 거예요. "왜? 왜 안해?" 이랬더니 "굳이 할 필요는 없다고 느낀다."고 하더라고요. 저는 뭐 하나라도 내가 가서 투약하는 것도 중요하고 가서, 뭐 이것저것 처치해주는 게 중요하기도 하지만, 그 사람들한테, 사실 병원에 오랫동안 있다 보면 심심하기도 하실 거 같아 일부러 말을 시켰거든요. "오늘 비 온대요. 눈 온대요." 뭐 이런 얘기도 하고, "누가 결혼했대요, 연예인 누가 결혼했대요." 이런 얘기도 해드리면 되게 좋아하시더라고요… 그런 부분을. 저는 나쁘다고는 생각 안 해요.

환자들한테 대화하는 방법이라든지, 환자들 대하는 방법이라든지, 이런 거에 대해서 조금 더 실제적인 교육을 해주면 좋겠단 생각이 들거든요. 친절, CS교육 있잖아요, 친절교육뿐만 아니라 환자에게 정서적으로 다가갈 수 있는 프로그램이 되게 중요하다고 생각해요. 사실 저는 처음에 좀 억지로 시작을 하긴 했지만 영적돌봄프로그램에 참여했더니 되게 좋더라고요. 아예 정규적으로 신규간호사나 경력 간호사들의 교육에 넣어서 모두가 다 참여할 수 있는 프로그램이 되면 좋지 않을까요? 간호사 자신도 정서적으로 안정이 되고, 또 종교가 없더라도 마음의 여유를 찾을 수 있는 방법을 그런 식으로 제공을 한다면 '좀 더 나은 간호가 되지 않을까…?'라는 생각이 들어요.

CS교육에서는 그냥 뭐, 웃는 연습, 인사하는 방법. 이런 기본. 딱 그냥 그 기본까지인 것 같아요. 뭐 웃는 방법? 잘 안하게 돼요. 실제로 근무에서는… 진짜로 해야지 하면서도 예를 들어, 퇴원하는 환자한테 일어나서 "조심히 가십시오! 건강하십시오!" 이렇게 인사해야 되는데 실제로는 "아~ 아버님 퇴원하세요? 조심히 가세요~." 이렇게 말하지, 그 교육받았던 것처럼 형식적으로 되지는 않더라고요.

환자와 간호사의 관계 위치 찾기

저는 환자들한테 친구처럼 대하거든요… 저도 모르게 사실 엄청 어르신인데, 이러면 안 되는데, 가끔 "아~ 식사하셨어? 식사하셨어?" 이렇게 막 반말도 나올 때가 있어요. 되게 오랫동안 봤던 환자분들은, 그러니까 그러면 안 되는 건 아는데, 저도 모르게 그렇게 나오고 그러면, 환자분들도 할아버지들은 되게 손녀딸처럼 대해주시기도 하고 그러거든요. 그러면서 "아, 보고 싶었다. 왜 이틀 동안 안 나왔냐?"고 이런 식으로 얘기를 해주시는 걸 보면, 이 방법이 옳은 방법은 아니지만 그렇다고 또 틀린 방법도 아닌가 싶기도 하거든요. 그래서 물론 저한테서는 이런 부분을 고치긴 고쳐야 되겠지만, 중간점을 찾는 게 중요한 것 같아요. 환자들한테 친구가 되면서도 간호사로서 그 위치를 찾는 게 중요할 것 같아요.

일을 하다 보면, 예전에는 나의 일만 하기에 바빠서 잘 안보였는데, 요즘은 고개를 들어서 이렇게 볼 수가 있게 되니까 주변에 올드선생님들이랑 아예 신규선생님들이랑 다르더라고요, 아예 하는 방법 자체가… 물론 아예 들어온지 얼마 안 된 신규선생님들은 자기 본인 일, 투약하는 것만으로도 버거워서 웃지도 못하고, 말도 못시키고 오로지 자기 일에만 집중을 하는데, 이제 어느 정도 조금 한 6개월, 7개월 지난 신규선생님들 보면 사람마다 다르긴 하지만 저처럼 이렇게 막 가서 대화도 하고, 말도 시키고, 가서 장난도 치고, 막 이런 신규샘이 있는 반면, 올드선생님들은 물론 오랜 시간 동안 일을 하셔서 무뎌진거일 수도 있겠지만, 되게 그냥 딱 사무적으로 느껴질 정도로 하시는 선생님들도 계시더라고요. 제가 봤을 때는 그 올드선생님들이 영적으로라든지 정서적으로 공감을 안해주는건 아니지만, 그걸 어느 정도 표현하는 방법을 좀 배워서 하면 좋지 않을까 하는 생각이 들어요.

나는 남자간호사가 아니라 '간호사'다

간호사에 대한 이미지와 남자간호사가 받는 질문들

저는 신경계 중환자실에서 근무하는 남자간호사고, 지금 근무한지는 만 1년 정도 됐습니다. 자기 자신과 간호사라는 직업에 대해서 자신감 있고 떳떳하고 긍정적인 이미지를 갖는 게 좋은 간호를 하는 데 있어서 긍정적인 역할을 한다고 생각해요. 간호사 이미지라는 게, 제가 남자이기 때문에 오히려 더 이런 생각을 많이 했을 수도 있을 것 같아요. "어, 남잔데 간호학과 왔어? 간호사야?" 아직까지 환자분들도 "어, 주치의야?"

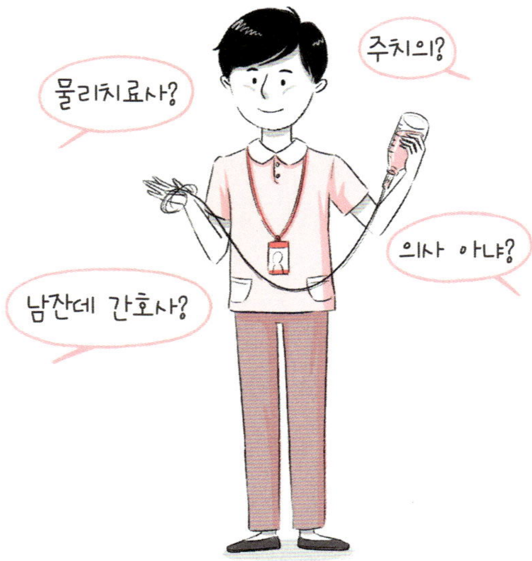

아니면 "뭐… 물리치료사야?" 이렇게 얘기하시는 분들이 아직까지도 많거든요.

간호사란 직업이 어떤 일을 하는지 조금 더 구체적으로 사람들이 안다면 지금 가지고 있는 간호사의 이미지보다는 훨씬 더 좋을 거라고 생각하거든요. 큰 병원에서 직접적으로 간호사를 겪어 본 사람하고 그렇지 않고 그냥 드라마나 이런 데서 보여지는 간호사의 이미지는 너무나도 다르니까요. 그런 걸 알아준다면 간호사들이 일할 때 스스로 자긍심을 가지고 일할 것 같고. 자기가 좋은 이미지로 생각되고 있다면 긍정적인 영향을 미칠 것 같아서 앞으로 우리 사회에서 간호사에 대한 이미지 자체가 좀 좋아졌으면 좋겠고….

아직까지도 남자간호사가 많지도 않고 우리 병원에도 남자간호사가 손에 꼽을 정도다 보니까 아직까지도 수술실이나 응급실, 중환자실에 그치지 말고 병동이라든지 다른 데서도 쉽게 남자간호사를 접하고, 그 사람들한테 간호를 받고 긍정적인 이미지를 얻어간다면, 그거 자체가 "간호사. 괜찮네! 남자도 괜찮네!"라는 말을 듣게 되겠죠.

저는 '남자간호사'라는 말이 없어지면 좋겠어요. 그냥 간호사는 간호사지, '남자간호사'란 말이 좀 없어졌으면 좋겠고… 그렇게 된다면… 지금 제가 느끼기에 간호사에 대한 이미지가 더 좋아질 것 같고, 전반적으로 간호사에 대한 이미지 자체도 지금은 어떻게 보면, 의사는 오더를 내고 오더를 수행하는 약간 그런 이미지가 있어요. 수직적인 관계가 아님에도 불구하고 아직까지도 그런 에피소드를 종종 들어서, 아니면 드라마 같은 데서 나오기 때문에 사람들 인식이 잘 바뀌지 않나 봐요. 아직도 제 친구들을 만나면 제 친구들도 그런 소리를 하긴 하더라고요. "의사가 오더를 내면 그거 하는 거야? 그러면 의사랑 싸우지는 않아? '네네~.' 하는 거야?" 약간 이런 궁금증을 저한테 물어보기도 하더라고요.

"실제로는 이러이러하고 그렇게 수직적인 관계가 아니다." 이렇게 얘기를 해줬는데. 그런 거를 사람들이 제대로 알고 '아, 간호사가 어떤 일을 하고 환자를 대함에 있어서 제일 중요한 사람이다. 직접적으로 환자에게 제일 큰, 어떻게 보면 영향을 미칠 수 있는 게 의사가 아닐 수도, 우리 간호사일 수도 있다.'는 걸 사람들이 알고 긍정적인 이미지를 가지고 간다면 간호사들이 더 힘내서 일을 더 잘 할 수 있지 않을까… 그러면서 더 좋은 간호를 발전시킬 수 있지 않을까 이런 생각을 해요.

"왜 간호사가 됐어요?"라는 질문에 저는 좀 솔직히 대답을 하는데, 그 질문을 너무 많이 받았기 때문에 어디가도 학생 때도 받고 지금도 많이 받고 있어서… 좀 긴 버전 짧은 버전을 갖고 있긴 한데(웃음), 대개는 짧게 짧게 대답해드려요. 사실 간호사란 게 어떻게 보면 직접적으로 좋은 일을… 선을 행하는 사람이 간호사잖아요. '일을 하면서 자기가 어차피 먹고 살 거면, 직접적으로 다른 사람한테 긍정적인 일을 할 수 있는 게 간호사의 매력'이라 생각해서 '아, 간호사 괜찮겠다!'라고 생각하고 오게 됐고, 이제 이 일을 하게 됐거든요. 그렇게 얘기하면 "어, 그래. 그럼 의사는?" 이렇게 물어보시는 분들이 계세요. 이게 또 어떻게 보면 간호사가 약간 주눅이 들 수밖에 없는 측면인 것 같아요. 항상 비교가 될 대상군이 의사다 보니까. 그래도 저는 '뭐 의사는 의사 나름대로의 일이 있는 거고, 간호사는 간호사 나름대로의 일이 있는 거지. 그걸 굳이 두 개를 비교할 필요는 없다.'고 생각하거든요. 그래서 그렇게 말씀을 드려요. 제가 그냥 회사에 들어가서 '내가 하는 일이 회사에 이익이 된다. 그래서 내가 이 일을 하고 내가 보수를 받는다.' 이것보다는 '내가 이 사람한테 지금 필요한 일을 해주고 그거에 따라서 내가 보수를 받는다.'고 하면 나도 기분 좋고 그렇게 기분 좋게 일하면서 내가 생계를 이어갈 수 있다는 거 자체가 긍정적으로 생각을 해서 이 일을 한 거죠.

일 잘하는 간호사와 좋은 간호사

처음에 간호사 일을 시작할 때 '환자가 느끼기에 편안하게 만들어주는 간호사가 좋은 간호사라고 생각하고 그 간호행위가 좋은 간호'라고 생각을 했는데 지금 막상 1년 정도 지나고 임상에서 일을 하다 보니까 '단순히 그것만 가지고는 안 되겠다.'라는 생각이 많이 들었고… 아무래도 중환자실에 있다 보니까 환자가 좋지 않은 sign을 보였을 때 빨리 빨리 캐치할 수 있는 사람, 그리고 그거를 적절하게 manage할 수 있는 사람이 능력있는 사람이라고 생각을 하고, 그게 제일 중요한 자질인 것 같아요. 그리고 또 일을 하다 보니까 단순히 그거만 가지고는 안 되고, 일을 하면 할수록 간호사가 어떤 간호만 제공하는 사람이 아니고 '병원에서 환자에게 제공되는 모든 procedure를 옆에서 중재해줄 수 있는 사람이라고 생각이 들어가지고, 의사들하고의 커뮤니케이션 그리고 다른 검사실이라든지 아니면 보호자라든지 이런 것들을 전반적으로 다 스케줄링도 해주고 연결시켜주고, 그렇게 해줄 수 있는 사람이라고 생각해서 그거를 탁월하게 해줄 수 있는 능력, 그러니까 의사소통 능력도 물론 필요하고, 어떻게 돌아가는지 병원 시스템도 잘 알고 있어야 되고. 그런 사람이 훌륭한 간호사라는 생각이 듭니다.

지금 제가 말씀드린 건… 제가 방금도 말씀 드렸지만 '좋은'이라는 표현이 조금 어색한 말인 것 같아요. '일 잘하는 간호사'라는 게 일단 제가 설명한 뜻에 제일 부합하는 것 같고, '좋은'이라고 한다고 하면… 글쎄요. 서로 간호사들끼리 아무래도 계속 3교대로 돌아가면서 인계를 해주면서 일을 하는 스타일이기 때문에 서로가 좀, 일 측면에서 본다면 서로를 믿을 수 있고, 신뢰할 수 있고, 깔끔하게 일처리해서 넘기는 간호사가 좋은 간호라고 생각을 하는데. 이것도 업무적인 측면인 것 같고… 어렵네요. '좋은'이라는 말 자체가….

외국인 환자에게 먼저 다가가기

수술이 끝나고 저희 쪽으로 오셔서 회복을 하시고 쭉 케어를 받다가 다시 병동으로 나가시는 이런 프로세스가 반복되는데… 보호자분들이 걱정하시는 측면이라든지 아니면 환자분도 불안하신 부분이 많은데요. 특히나 외국인 환자분들 같은 경우에는 보호자분들도 '의사소통이 안에서 잘 안 될텐데~.' 하면서 걱정하는 부분이 많고. 실제로 환자가 간호사에게 물어보고 싶은 말이 있어도 제대로 자기 의사표현을 잘 못하는 경우가 많고. 그걸 물어보더라도 의료진이 적당한 대답을 해줄 수 없는 경우가 있어서, 그런 게 조금 부족한 편이에요. 안 되는 영어(웃음)… 다 섞어 가면서 부족한 거, 물어보고 싶은 거, 아니면 준비해야 될 물품이라든지 이런 거 "잘 챙겨주고 얘기해줘서 되게 고맙다."고 말을 들은 적이 있어요. 미국 국적의 군인이셨는데, 보호자인 와이프는 한국사람이었고…. 여러 차례 계속 뇌종양이 재발하면서 여러 차례 계속 들어오신

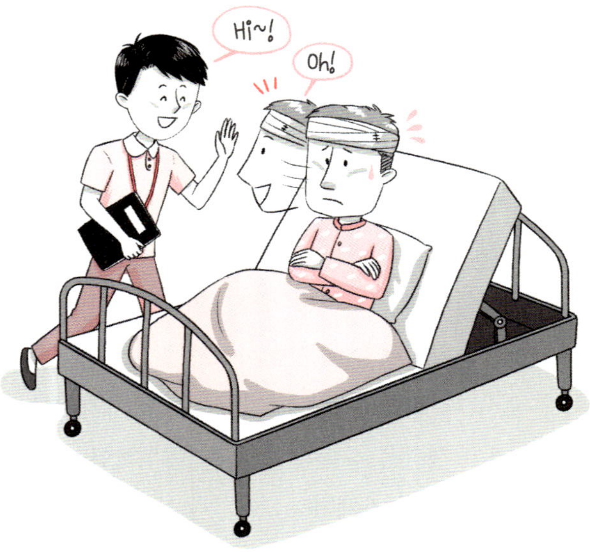

분이었어요. 그 날도 수술을 하고 저희 쪽에서 회복을 하고 계시는 상황이었어요. 환자가 와이프 불러서 이런저런 얘기도 해보고 싶은데, 그런 걸 간호사한테 얘기를 하려다 보니까 간호사가 영어를 못 알아들을 것 같아 말을 못한 채 참고 계셨었나봐요. 그런데 제가 봐드리면서 "하이!" 이러면서 말을 건네니까 말을 꺼내기 시작하시더라고요. 근데 말을 백프로 다 알아듣는 건 아니었지만. "어떤 어떤 거 필요하다." 이런 걸 캐치를 해서 보호자에게 전달해서 준비해주어 환자분이 원하시는 대로 다 해드릴 수 있었어요. 환자분이 고마워하면서 나중에 자기한테 전화하면 미군부대 안을 구경시켜주겠다고(웃음)까지 말씀하셨던 그런 환자분이 있었어요. 환자 상태 자체는 그렇게 severe한 케이스가 아니었지만. 아무래도 외국사람이라 '프라이버시가 더 중요할 것이다.'라고 생각을 해서도 커튼도 쳐주고 안정을 시켜주려다 보니 간호사가 말 건네기가 더 힘들어지고, 신경사정할 때나 가서 한두 마디 물어보고, 그거에 대한 대답만 받고, 이러다 보니까 환자는 말수가 더 없어지게 되었던 상황이었어요.

복잡한 상황을 조정하는 능력

신경과 같은 경우에는 처음에 입원하게 되면 여러 가지 검사를 한꺼번에 진행하는 경우가 많아서. 그거를 잘 arrange해야 되거든요. GBI해서 sono검사하는 것도 있었고, EEG를 진행하는 것도 있었고 tap도 했어야 되고, 여러 가지가 있었는데. 한꺼번에 다 전화가 와서 물어보는 상황이었고. ventilator를 달고 있었기 때문에 이분이 검사실에 내려가려면 인턴선생님이 계셨어야 되는데, 인턴선생님은 인턴선생님 나름대로의 일을 해야 되니까 이제 그 시간도 맞췄어야 됐고…. 그리고 tap을 할 때는 주치의선생님이 처음에 functure를 하고, 잡고 이제 검사를 진행하는 거는 인턴선생님이 또 하기 때문에 동시에 시간을 맞춰가지고 한 번에 와서 함께 해야 되는 건데, 주치의선생님이 인턴선생님을 데리고 오는 게 아니고 저희가 인턴선생님한테 연락을 하고 주치의선생님한테 연락을 해서 같이 검사를 진행해야 하는 상황이었어요. 그 상황에서 또 돌발상황까지 발생하여 내려갔는데 검사가 진행되지 않고, 그 밑에 검사하는 게 고장나서 다시 올라와야 되었죠. 다시 올라와서 다른 검사를 또 진행하고 다시 또 내려가고 이렇게 복잡했던 적이 있거든요. 그 복잡한 상황을 잘 해냈는데, 저 혼자 했던 건 아니고 "이러 이렇게 하는데, 어떻게 할까요?" 하면서 이제 차지선생님의 의견을 좀 구하고 물어보면서 "그래, 이 검사는 시간이 어느 정도 걸릴테니까 이거 다음에 이거 진행하고 이거 다음에 이거 진행하는 게 좋겠다." 이렇게 조언을 얻어서 그렇게 했던 적이 있거든요. 그때 차지선생님이 '오…. 역시 병원밥은 그냥 먹은 게 아니구나!' 하는 생각도 좀 들고… 좀 멋있었고. 검사의 경중도 따지고 걸리는 시간이라든지 사람들 조율도 해서 다… 잘 진행했던 경험이었습니다.

지금 일을 하다 보니까 그냥 단순히 환자한테 잘해주고 환자가 좋아한다고 그게 좋은 간호라고 생각하진 않고 그런 측면도 분명히 중요하고 간호라는 게 '전문성도 띠면서 서비스도 같이 띠는 직업'이라고 생각하기 때문에 '둘 다 필요하다.'고 생각해요. 전문성 개념에서 그런 검사를 arrange하는 것도 간호사의 큰 능력이고 좋은 간호라고 생각합니다. 환자 측면에서 봐도 좋았던 간호고 의사나 검사실에서 볼 때도 좋은 간호인거죠. 어쨌든 결과적으로는 환자가 빨리빨리 검사를 진행하고 그에 따라서 적절한 manage를 받을 수 있게 했기 때문에 그게 좋은 간호라고 생각합니다.

관찰과 해석 그리고 중재행위까지 해야 좋은 간호다

아무래도 신규다 보니까 환자 상태가 달라졌을 때 나타날 수 있는 거를 빨리빨리 캐치하지 못하는 경우가 많아요. 뭐가 달라졌는데, '이게 좋은 건지, 나쁜 건지, 그냥 봐야 되는 건지' 이걸 무조건 의사한테 "이게 이렇게 달라졌어요." 노티를 하면 좀 무책임한 노티가 아닌가 싶기 때문에 그걸 적절하게 캐치할 수 있어야 되는데 아직까지는 그게 좀 부족하다 보니 주변 선생님한테 많이 물어보는 편이거든요. 중환자실에서는 같은 환경에서 일하기 때문에 물어보기도 좀 쉽고 그런 걸 물어봤을 때 빨리 캐치를 해서 잘 도와주세요.

머릿속에 drain을 가지고 있었던 환자였는데, drain양이 그전에 쭉 진행되던 추이보다 많이 나온 경우가 있었어요. '이거는 그냥 나오라고 뽑는 draining이니까~.'라 생각하고 저는 아무 생각 없이 있었는데, 다른 선생님이 와서 보더니 "이 정도 나왔으면 이거는 한 번 얘기해야 되지 않을까?" 이렇게 말씀해주셔서 의사에게 얘기했더니 "아, 그러면 높이를 조정해서 좀 덜 나오게 하자."고 manage가 들어갔던 적이 있었거든요. 나중에 알게 되었어요. 그때 그런 manage가 안됐을 때 어떤 부작용이 생길 수 있는지를… 그래서 '그런 거 하나도 중요하구나~!'라는 걸 알게 되었죠.

능동적이고 적극적으로 일하려면 자신감이 있어야 한다

일단 자부심이 좀 있어야 될 것 같아요. 내가 일을 하는 데 있어서 자신감이 좀 결여되고 움츠러져 있으면 아무것도 못하고 좀 수동적으로 될 것 같아서. 그거보다는 능동적이고 좀 적극적으로 일을 할 수 있으려면 그런 자신감이 좀 있어야 된다고 생각해요.

자신에 대해서 '자기 스스로 어떻게 생각하느냐?'가 중요할 것 같은데. 그게 일적인 측면에서 얻어질 수 있을 수도 있을 것 같고…. 일을 하면서 '아, 내가 이만큼 성장했구나!' 이러면서 자기한테 긍정적인 피드백이 되면서 자신감이 붙을 수도 있을 것 같고. 그거 아니어도 다른 측면에서 자신감, 예를 들어서 일 말고 다른… 그냥 일반적으로 밖에서 다른 친구들을 만나거나 아니면 다른 사람들을 만났을 때 자기 자신에 대해서 긍정적인 이미지를 가지고 있다면 그것 역시 자신감이고 그게 일하는데 있어서도 도움이 되지 않을까 싶기도 하고요. 간호사라는 이미지 자체에 대해서도 자신감이 좀 떨어진다고 한다면, 다른 직업군을 대할 때 오히려 이 사람이 나한테 별 생각 없이 툭 던진 말에 혼자 상처받을 수도 있는 거고. 그러면 오히려 방어적으로 또 공격적으로 상대방한테 응대하면서 커뮤니케이션이 서로 격해질 수 있는 그런 상황도 충분히 만들어질 수 있는 것 같고요. 상대방이 뭐라고 했을 때 자기 자신감이 충분하다면 그냥 '이 사람은 이렇게 생각을 하나보다'라고 그렇게 받아들일 수도 있을 것 같고요. 이 사람이 나한테 얘기한 것 중에서 감정적인 부분은 빼고 informative한 부분만 받아들여서 그냥 넘길 수도 있을 것 같고요. 그래서 그 부분이 중요한 것 같아요.

힘들어도 의지력으로 버틴다

하루하루 잘 버티는 것도 목표

저는 흉부외과에 근무하는 2년차 간호사예요. 지금 제 목표는요, 그냥 좀 열심히 버텨보는 거… 학교 다닐 때는 중환자전문간호사도 꿈꿨는데, 지금은 병동에서 근무하게 되었고, 지금 일하는 것도 생각보다 너무 힘들어서 일단은 그냥 간호사로… 그냥… 하루하루 잘 버티면서 일하는 게, 체력도 힘든데 정신적으로도 너무 힘들더라구요. 흉부외과니까 EKG를 모니터하는데 진짜 멀쩡한 환자가 갑자기 막 heart rate가 뚝뚝 떨어지고 하니까, 저도 모르게 제 가슴도 막 쿵쾅쿵쾅 뛰고… 환자상태가 갑자기 나빠지면 저도 더 힘들어져요.

힘들 때 저는 그냥 일단 쭉 자고 쉬면 조금 그나마 나아지는데. 책도 좀 읽으려고 하고… 내가 리프레쉬가 돼야 멀쩡한 정신으로 일할텐데. 계속 연속근무하다 보면 지치고, 너무 병원에만 갇혀 있는 거 같고, 출근하기도 싫은 날도 있어요. 조금 쉬다 오면 그래도 좀 낫긴 한데. 그래서 이제 그런 마음이 있으면 또 이제 뭔가 다 잘 안 되고 환자들한테도 제 기분에 따라서 조금만 안 좋게 얘기해도 반응이 좀 더 커지고 그러니까 휴식이 좀 필요한 거 같아요.

짜증날 때도 웃으면서 말하려고 한다

저도 일하면서 환자들한테 웃으면서 이렇게 사근사근 얘기를 하지만, 환자가 절 귀찮게 하고 일도 바쁠 때는 말은 웃으면서 하지만 마음은 되게 '아, 너무 바쁜데 짜증난다.' 이럴 때가 가끔 있어요. 그렇지만 환자의 그런 상황을 공감하면서 그런 마음까지 다 이해해줄 수 있는 게 필요할 거 같아요. 그냥 저는 인사를 그냥 "안녕하세요?" 이렇게 하면서 바이탈을 하는데. 기분이 좀 안 좋아도 이제 그 앞에서 짜증내거나 그러진 않고, 웬만하면 저는 그냥 집에 가서 혼자 막 이렇게 혼자 푸는 편이거든요.

환자의 식사시간을 존중해준 선배

인계시간이 가까워 바쁘게 빨리 하고 퇴근하려고 환자가 식사를 하고 있었는데 처치를 막 했어요. 근데 인계 받으실 제 위 선생님이 "환자가 식사하고 있으니까 그런 거 하지 말라."고 하면서 "나중에 내가 하겠다."고 하셨어요. 한 팔 년차 정도 되신 선생님이셨는데, 저는 솔직히 그 선생님 연차 정도 되면 환자들한테 그렇게까지는 못할 거 같아요. 환자를 생각하는 마음과 인간적으로 생각하는 모습을 보고 '아, 정말 간호사인 것 같다. 간호사상이다.' 이렇게 생각했었어요.

의사와 농담도 하게 되면 일하기 편할 것 같다

저는 의사들과 환자에 관한 얘기만 하고 환자 상태 노티하고 이거밖에 없는데, 다른 선배 선생님들은 노티도 하면서 다른 말도 잘 하고. 그런 걸 보면서 조금 부럽기도 하고. '저렇게 하면 일이 있을 때 말하기가 편할 거 같다.'는 생각도 좀 했었어요. 그렇다고 이런 능력이 모아놓고 하는 교육, 이런 걸로는 사실 잘 안 될 거 같고. 이제 개인의 그런 성향 같은 게 다 있기 때문에. 저도 대화법 교육을 들어도 개인적으로 소극적인 면이 있어서 그런지 잘 안되더라구요. 경험이 많이 쌓이는 것도 중요하겠지만, 본인이 좀 의지가 있어야 될 거 같기도 하고.

신입을 돌보는 교육간호사의 이야기

"간호사여서 좋다!"

저는 2005년에 대학병원에 입사를 했구요, 10년이 넘었네요. 내과계 중환자실에서 한 5년 정도 있었고 지금 현재는 간호교육파트에서 간호사를 교육하고 기획하고 교육프로그램 운영하는 일을 하고 있습니다. 저는 간호사로서 매우 만족합니다.

사실 학생 때는 좀 막연했던 거 같구요. 저는 기본적으로 간호학과 왔던 게 고등학교 때까지도 약간 막연하긴 했지만 간호사는 기본적으로 아픈 사람, 뭔가 내가 도움을 줄 수 있는 사람한테 도움이 되는 일을 하면서 지내는 거잖아요? 그런 일을 하면 좋을 거 같단 생각을 했는데 어떻게 기회가 돼서 간호학과에 지원하게 됐고, 지원하고 나서 사실 학교 다닐 때는 조금 막연하게 그냥 배웠던 것 같아요. 근데 그렇다고 특별하게 '이 길이 내 길이 아니다.'라고 생각했던 적도 한 번도 없었고. 그래서 그냥 무난하게 왔는데… 제일 좋았던 건 사실 병원 와서 일을 하면서 '아, 간호사가 되게 좋다!'라고 생각이 들었던 것 같아요. 입사하고 나서 처음엔 일이 되게 힘들긴 했지만 운이 좋게 정말 주위에 좋은 사람들이 있어서 제가 제일 힘든 시기임에는 틀림없었는데 그걸 잘 적응할 수 있게 도와주는 주위 사람들이 있어서 그 1년을 잘 버티고 그러면서 조금 조금씩 더 재미있어지고 그랬던 것 같아요.

배우려는 태도

신규간호사가 배우려고 하는 적극적인 태도라든지, 궁금한 게 있으면 질문을 해서 해결하려고 하는 그런 간호사에게 믿음이 가고, '아, 괜찮은 사람이다!' 같이 일도 안 해 봤지만, 뭔가 그런 생각이 들었던 것 같아요. 수간호사님들 중에서도 저는 교육부서에 있으니까 가르치시는 상황을 많이 보잖아요. 열심히 준비를 해오셔서 가르쳐 주시려고 하고 많은 다양한 방법으로 학습자 위주로 이렇게 준비해오시는 강사분들이 있어요. '멋지다!'라는 생각을 했어요.

행복한 간호사를 위한 내외적 조건

어차피 사람이 하는 일이기 때문에, 자기 자신이 행복해야지 다른 사람과의 관계도 행복하다고 생각하거든요. 기본적으로 '자기를 잘 돌볼 수 있는 본인의 마음이나 환경이 형성이 되면 더 잘 되지 않을까? 조직에서 좋지 않을까?'하는 생각이 들거든요. 일을 하면서도 자기도 잘 케어할 수 있는 마인드도 필요하겠죠? 내가 뭘 좋아하는지 내가 뭘 할 때 제일 행복한지 이런 것들도 찾기도 하고.

워낙 일 자체가 힘든 직업이긴 하잖아요. 몸도 많이 지치고 자기를 잘 돌보려면 그렇게 환경적으로… 어느 정도 근무 시간이 일정하게 되고, 오버타임 안 하고. 어쩔 수 없는 경우는 있겠지만 기본적으로 간호사가 일하는 환경 자체가 스트레스 받지 않는, 번아웃되지 않는 그런 환경 자체가, 점점 좋아지고 있긴 하지만, 점점 더 좋아지면 더 보장이 되면 더 좋은 간호를 할 수 있겠죠. 일하는 환경이 힘들면 개인적으로 아무리 마음가짐이 있다고 해도 번아웃될 수도 있으니까….

스스로 자부심이 있어야 타인에 대한 존중과 배려의 마음가짐을 가질 수 있다

'좋은 간호'를 하려면 기본적으로 '자기가 하는 일에 대한 자부심과 가치관을 가지고 일을 해야 된다.'는 생각이 들긴 하고요. 기본적으로 자기가 탄탄해지는게 중요하잖아요. 간호는 아픈 사람을 대하는 직업이기 때문에 그런 마음을 가지고 대할 때 항상 환자 입장에서 생각할 수 있다고 생각해요. 다른 사람을 기본적으로 존중하고 배려하는 마음가짐을 가지면서 의사결정하는 일들이 많잖아요. 간호사들이 순간순간 그런 의사결정을 할 때 항상 본인이 가지고 있는 기본적인 가치관이나 환자의 입장에서 어떤 게 환자에게 최선인지 생각하게 되겠죠.

물론 지식 이런 것도 중요하긴 한데 저는 우선순위를 굳이 따진다고 하면, 프라이드를 느끼고, 사람을 많이 만나는 직업이기 때문에 기본적으로 상대방의 입장에서 생각해 줄 수 있는 태도? 마음가짐이 기본적으로 있어야 되지 않나. 기본적으로 그런 마인드가 있어야지 부족하면 공부도 더 할 수 있고 찾을 수 있을거라 생각해요. 기본적으로 그런 마인드가 강한 사람은 뭘 해도 다 흡수되고 재미있게 하고 다른 사람들과도 잘 지내는 것 같거든요.

자부심을 느끼게 해주는 나만의 역량개발

중환자실에 있을 때 기본 BLS provider 과정을 과장님이 가보라 해서 듣게 되었는데 너무 재밌는 거예요. 처음 알았어요. 내가 이걸 좋아한다는 걸 알게 된 거예요. 몰랐었을 수도 있는데요. 한 번 가서 좋아한다는 걸 알고 나서는, 제 돈 들여서 그 과정을 다 제가 찾아서 했거든요. 막 찾게 되는 거예요. 제가 배운 걸 학생, 간호사, 의사, 일반인들에게 가르칠 때 되게 기뻐요. 자부심이 생겨요. 내가 알고 있는 거를 누군가에게 도움이 되는 일이 된다는 게, 주말에도 교육연금에서 하는 교육과정이 있거든요. 그래서 그런 것도 계속 나가고 있고, 계속 찾아서 하고 있어요.

원하는 식사 메뉴를 환자에게 물어보다

중환자실엔 다들 중환이고 돌아가시는 분도 많긴 한데 좋아져 병동에 가기를 기다리고 계시는 환자분이 계셨었거든요. L-tube로 미음만 드시다가 회복되어 입으로 식사를 하시게 된 할아버지가 계셨어요. 식사 주문을 넣을 때 그냥 일반식을 드릴 수 있었는데, 할아버지한테 여쭤봤어요. 갈비탕도 있고 뭐 요구르트랑 종류가 많거든요. 중환자실에서는 너무 바쁘기도 하고 워낙에 중환자실 환자들은 다 미음 먹으니까 별로 대화까지 하면서 처방할 일이 없었거든요. 그런데 제가 "건강해지셔서 말씀도 하시니까 저도 기분이 좋은데요, 식사로 뭘 드시고 싶으세요?" 점심 때 이걸 여쭤봤거든요. 갈비탕이랑 그런 것들을 말씀을 드렸죠. 환자는 그런 게 있는지도 모르셨죠. 설렁탕, 이런 것도 있더라구요. 목록을 보며 "아, 뭐 있구요. 뭐 있구요." 이렇게 말씀을 드렸더니, 지금은 설렁탕인가 갈비탕인가 정확히 기억은 안나는데, 그걸 드시겠다고 하셨

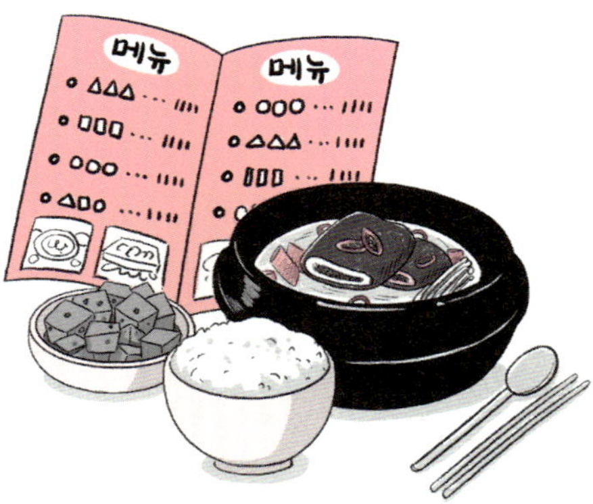

어요. "너무 맛있다!"고 하시며 아주 잘 드시는 거예요. 별거 아닐 수도 있긴 한데, 그 분이 계시는 동안에 도움이 되어드렸고, 기뻐하시는 모습을 보니까. "되게 맛있다. 고맙다!"고 말씀하시니까 저도 기분이 좋았어요. 지금도 기억에 남을 정도로….

보호자가 걱정하고 있을 만한 것을 미리 알아서 해주니 편안해 한다

중환자실에선 환자와 대화를 할 일이 별로 없고 주로 보호자와 면회시간에 만나게 돼요. 오랫동안 입원하시는 환자 보호자와는 계속 보게 되는데, 특별히 저를 찾는 보호자 분들도 있어요. 오래 만난 보호자의 경우 뭐를 걱정하고 있는지를 알게 되기 때문에 아침 면회시간에 오시면 깨끗한 환자 얼굴을 보시게 미리 닦아 드려요. 환자가 말 못하는 분들도 깨끗한 모습으로 누워계시고 이튜브 같은 것도 지저분하지 않게 신경을 많이 썼어요. 특히 보호자 면회 올 시간에는… 그리고 궁금해 할만한 환자 상태도 미리 알아두었다 묻기도 전에 설명해드리고. 경력간호사가 되면 보호자가 뭐를 걱정하고 뭘 궁금해 하시는지 알고 보호자가 말하지 않아도 미리 알아서 해주면 안도하거나 좋아하시는 게 딱 보이거든요. 리액션이 바로 오거든요. 그런 게 조금조금 쌓이면 '아, 이렇게 했을 때 상대방이 좋아하고, 그 다음에 편안해 한다.'는 게 느껴지니까.

조직이 간호사의 존재를 인정하고 믿어주기를

저는 기본적으로 병원에서 조직에서 저를 믿어줬으면 좋겠어요. 인정해주는 거죠. 존재 자체를 알아주는 거죠. '내가 도움이 되는 존재고, 이 조직에서 뭔가 필요한 사람이다.' 이런 거. 필요한 사람이라는 게 느껴지는 환경. 그런 게 많이 있어야지. 되게 힘든 환경이잖아요, 병원이라는 환경이. 그런데 '좋은 간호사들이 떠나는 이유가 뭘까?' 그런 생각을 가끔 하거든요. "저 친구 일하면서 되게 좋은 친구였는데 병원 그만 뒀다."는 말을 들으면 속상하거든요. 저는 병원이 좋아서 다니고 있는데 뭔가 그렇게 해서 떠나는 사람들을 보면….

사실 사람마다 성향이 다른 것 같긴 한데요. 물론 어떤 사람은 환자만 봤으면 좋겠는데, 병동 일을 시킨다거나 그러면 되게 싫어하는 사람도 있긴 해요. 그런데 일을 맡겨주는 거가 '네가 되게 필요한 존재다.'라는 걸 알려줄 수 있는 하나의 장이 되지 않을까 생각이 들거든요. 논문 같은 거… 개별적으로 책임을 지워준다던지, 되게 별거 아닌 일에도 관리자가 의미를 많이 부여해주시면 좋지 않을까라는 생각을 가끔 하긴 했었어요. 감염관리 활동을 한다거나 안전지킴이를 한다거나… 워낙에 저희가 많은 일들을 하고 있으니까. 그러면 더 좋지 않을까 하는 생각이 들었어요. 그럼 힘들어도 아주 기쁘게 다닐 거 같아요.

관리자나 높은 분이 나를 인정해준다는 느낌을 한 번 느끼면 '아, 내가 필요한 존재구나! 아, 내가 좋아하는 일을 하고 있는데 나는 지금 여기서 필요한 존재야!' 이런 걸 느끼면 더 행복할 것 같아요. 더 발전할 수 있는, 내가 찾아서 막 이렇게 하게 되는 거죠. 다른 거를 찾지 않고 '아, 여기 이 조직에서 열심히 뭐를 해야지.' 이렇게 생각을 하게 되는데. 인정해주지 않으면 다른 데를 가게 되는 그런 마음을 가지게 되는 것 같아요. 계속 그런 욕구가 채워지지 않으니까….

인문학 소양도 필요

요즘 저는 사는 게 재밌거든요. 즐겁기도 하고, 나이가 들면 들수록… 근데 학교 다닐 때는 그런 생각을 할 기회가 없었어요. 학교 다닐 때 전공 수업 외에 커리큘럼이 교양이나 인문학 쪽 수업을 많이 들을 수 있게 되었으면 얼마나 재밌었을까? 너무 좋을 것 같아요. 지금 돌이켜보면 저는 책 읽는 걸 좋아하거든요. 재밌더라구요. 그리고 또 저의 상황에 맞게 적용하고 하는 게… 근데 간호학이라는 거 자체가 사람을 대하는 직업이라서, 물론 지식 배우는 것도 중요하긴 한데, 기본적으로 학교에서는 그런 마인드나 내가 어떤 사람인지 알고 아, 어릴 때 사람들과의 관계라든가 이런 거에 대해서 가르쳐주는 수업이 없는 거죠. 들을 수 있는 기회가 별로 없어요. 학생 때 그런 기회가 많으면 방황하지 않을지도 몰라요. 사실 간호학과 온 친구들이 많이 방황하긴 하잖아요. 정체성을 혼란스러워하기도 하고, 그런걸 학교에서 좀 잘 잡아주시면 더 좋은 간호사로 계속 있지 않을까, 떠나지 않고….

돌봄가치가 떨어진 사회에서 간호사가 된다는 것

저는 간호라는 간호사라는 직업이 되게 좋은 직업이라고 생각하거든요. 누군가를 돌볼 수 있다는 게 굉장히 중요한데. 어떻게 보면 사회에서 요즘은 돈이나 부나 명예 이런 게 일반적으로는 중요하게 여기는데. 돌봄가치가 떨어지는 사회에서 살고 있고 거기서 간호를 해야 하는 상황들이 되게 힘든 것 같아요. 돌봄가치가 인정받을 수 있는 사회시스템이 되면 너무 좋을 것 같아요. 간호사의 존재와 가치가 인정받을 수 있는 사회가 되면….

03

환자의 고통을 그대로 느끼다

- 눈높이 공감
- 편안한 맞춤간호
- 응급실에서도 공감간호
- 환자는 고통을 안고 살아가는 생활인이다
- 퇴원 후 일상생활 적응까지 도와준다

눈높이 공감

대학병원 산부인과병동에서 8년째 근무하고 있고요, 그 이전에 다른 병원에서 소아과병동에서 3년 정도 근무하여 지금까지 총 11년째 간호사 생활을 하고 있어요.

따뜻한 손

저는 '좋은 간호사는 행위의 손길이랑 표정, 그리고 눈이 많이 다르다.'고 생각하거든요. 제가 가장 많이 느끼는 거는 손길인 것 같아요. 저희가 간호행위를 할 때, 투약할 때, 주사 넣거나 그러는데 손이 거칠면 환자가 불편하게 느끼거든요. 간호사가 와서 "주사 놓을게요." 툭툭 하고 가는 것보다는, 자기 손도 좀 비벼서 따뜻하게 하는 게 필요하지 않나… 산부인과에서는 산모 배를 만질 일이 많으니까, 특히 겨울에는 비비기는 하는데. 비비고 나서는 "차가워요?"라고 물으며 만지거든요.

4, 5년 전 어느 메디컬 드라마에서 청진기를 따뜻하게 데워가지고 환자를 보던 의사가 있었는데. 그때 '아, 내 손이 환자들한테 그렇게 느낄 수 있겠구나!' 생각했죠. 그때 내 손도 '차갑겠구나!' 생각했었거든요. 청진기가 차갑지 말라고 데운 거였으니까. 근데 막상 제가 환자들한테 "손이 차가워요?"라고 얘기했던 거는 3년 정도 밖에 안 된 거 같아요.

눈높이를 맞추어

저는 다른 거는 모르겠고 공감이 가장 좋은 거 같아요. 처음에는 스킬과 전문적 지식이 중요하다고 생각을 했었고. 그리고 우리가 알고 있는 의학 약어나 의학용어 쓰면서 그 병에 대해서 잘 알고 있는게 전문적인 거라고 알고 있었어요. 그런데 요즘에는 환자들이 자기 병에 대해선 저희보다 더 많이 알고 있더라고요. 그래서 그런 지식은 환자를 케어함에 있어서 필요한 만큼 알면 된다고 생각하고요. 그것보다도 그 지식과 함께 환자 상태를 공감해 줄 수 있는 게 전문적인 거라고 생각해요.

저는 환자들이랑 얘기할 때 쭈그려 앉아서 눈높이를 맞춰서 얘기를 하는 편이거든요. 그래서 할머니들이랑 얘기를 할 때 병실 한 복판에서라도 쭈그려 앉는 편이에요. 맞춰보려고, 아니면 옆에 앉을자리가 있으면 침대나 보호자침대에 앉아서 이렇게 얘기를 하거나….

얼마 전에 암진단을 받고 오리진이 어딘지를 찾으려고 전과가 된 환자가 눈이 좀 부은거 같아서 환자분한테 "많이 힘들어요?"했더니 얘기를 하시더라고요. 평소에는 그냥 지나가면서 "괜찮으세요? 오늘 불편한 거 없으세요? 식사 잘 하고 계시죠?" 이렇게 끝났을 텐데. 그날은 이상하게 말을 걸고 싶더라고요. 보호자 침대에 보호자분이 계셔서 그냥 쪼그려 앉아서 얘기를 했는데, 환자분이 그렇게 얘기를 하시더라고요. "나보다 먼저 들어온 다른 사람들은 다 수술 받고 치료계획 잡는데, 나는 아직도 '검사할 게 남았다.' 하고. 5월엔 근로자의 날, 어린이날처럼 휴일도 많아서 검사도 못하고. 너무 답답하다."고 얘기하면서 우시더라고요. 40~50대 여자분들은 자기 병뿐만 아니라 아이들 때문에, 대개 아이들이 중고등학생이거나 아니면 초등학생이니까. "애들 때문에도 더 많이 걱정되어서 심란하시겠어요?" 그랬더니. "네, 여자애 하고 남자애가 한 명씩 있는데, 한 명은 고2고 고3인데, 나 때문에 공부도 못하고 병원에 왔다갔다 한다." 이런 얘기를 하시더라고요. 그래서 그런 거 보면서 '환자의 나이라든지 환자의 병명이라든지… 그런 거에 따라서 환자를 공감해주는 게 필요하지 않나~.' 이런 생각을 좀 더 많이 했어요.

60대 정도인 또 다른 환자분 이야긴데요. 제가 그냥 환자 옆에 털썩 앉았어요. "어머님! 요즘 어때요? 힘들어요? 많이 힘드세요? 식사는 잘 하세요? 집에서 좀 쉬다가 오셨어요?" 그랬더니 환자가 "집에선 나 환자 취급 당하기 싫다. 식구들이 '밥해 달라!'고 하고 빨래 쌓아 놓고… 그렇게 한다. 집에서 나 환자로 안 본다."고. "어떻게 보면 좋은 거죠. 엄마 위치에 그대로 지키고 계신 거잖아요." 그렇게 얘기했는데 "근데 난 너무 몸이 힘들다."고 얘기하시드라구요. 이런 얘기 나누다 보니 '아, 어머님이구나! 한 집의 엄마구나!' 이런 생각 들었었거든요. 그래도 "일 때문에 몸이 아픈 데 아픈 티 내지 못한다."고 하시더라구요. "아마 약 맞고 나면 다리도 저리고 손끝도 저릴 텐데…." 부작용 다시 한 번 설명 드리거든요. "저릴텐데 설거지하다가 깨면 어떻게 하냐? 손 다치면 안 되니까 가끔 힘들 땐 '힘들다.'라고 얘기하시고 분담 좀 하시라."고 그렇게 얘기도 좀 하고… 그러니까 나중에 환자가, 환자분이 저를 보는데 전 진짜 그걸 느꼈어요. 눈빛이 달라졌어요. 지금도 입원과 퇴원을 반복하시는 분인데, 그 대화하기 전에는 저랑 눈도 거의 안 마주치셨던 분이거든요. 근데 지금은 웃어도 주세요. 그건 확실히 달라졌어요. 저를 신뢰하는 느낌인 것 같아요. 제가 '반갑다!'라는 느낌이 항상 들었거든요. '아무래도 병원이 참 싫어할 곳인데, 그래도 저 환자분은 나를 좀 반가워하는구나!' 그런 느낌이 들어요.

20년째 투병 중이신 분도 계신데요, 1989년에 진단받고 지금도 계속 생존해 계시는 환자예요. 난소암인데 처음 진단받을 때 6개월, 1년 선고받으셨다는 데 지금도 살고 계세요. 그 분은 처음에 저를, 저랑 라포가 전혀 안 됐었어요. 왜냐면은 제가 여기 왔을 때는 경력직이긴 했지만 처음 보는 얼굴이잖아요. 그런데 여러 번 입원하면서 얼굴이 익으니까, 어느 날 남편이 불의의 사고로 갑자기 돌아가신 얘기를 저한테 털어놓더라구요. 처음부터 자세하게 얘기하면서 "나 정신과 진료 받아보고 싶다. 우울증 때문에." 누구한테도 그런 얘기를 안 했는데 그런 어려운 걸 털어 논거죠. 그동안 한 6, 7년 동안 조금씩 쌓였던 라포가 '아, 그래서 지금 나를 이렇게 편하게 대하는구나!'란 생각이 들었어요. 덕분에 환자의 우울증에 대해서 주치의에게 말했죠. "이 분이 잠을 잘 못 자고, 좀 많이 힘들어하시는 거 같다."고 말하여 협진이 들어간 적 있었거든요. 그 후엔 병원 오시면 "나 또 왔어!" 하며 "나, 많이 아팠어!" 이렇게 얘기를 하세요. 근데 그 분 입원하실 때 제가 안 보이면, "어디 갔다 왔어? 왜 이렇게 며칠 동안 안 보였냐?"고 해요. 그래서 '환자분들이 어느새 환자가 아니라 내 생활의 일부분이 된 분들도 있구나!' 이런 생각도 좀 했어요. 오래 투병하신 분들은 제가 그만큼 봐온 기간이 길잖아요.

경계선은 지켜야

연세가 있으신 분들은 말을 너무 막 하시는 거예요. "야~! ○○야! 너 이리로 와! 아, 저 꼴통!" 막 이렇게. 그래서 '아, 이건 아닌 것 같은데~.' 이러면서 제가 조금씩 물러서기 시작했거든요. 또 어떤 분은 사적으로 '전화번호 좀 알려 달라. 궁금한 것 좀 물어보려 한다.'는데 알려드릴 수는 있는 데 괜히 그게 부담스러운 거예요. 내 말을 다 전적으로 믿을까봐. 그런 상황이 저를 뒷걸음질치게 만들더라구요. 어떻게 보면 책임감을 지고 싶지 않은 그런 것과 또 하나는 '아, 나를 너무 가볍게 생각하시는 건가? 아, 이렇게 관계가 되면, 내가 저 환자분한테 강하게 말해야 될 때가 있을 텐데, 말도 못하고 마음이 약해질 게 뻔한데. 아, 그리고 후배들도 보는데 저 까불이….' 근데 그땐 몰랐어요. 그분들이 기댈 곳이나 없어서 그럴 수도 있었을테고, 또 어떻게 보면 환자가 되어 마음 약해져서 그런 걸 수도 있는데… 근데 지금은 그게 없어진 것 같아요. 어느샌가….

제가 보호자로 있을 때 아빠와 같은 병실에 있는 환자 보호자들과 번호를 교환한 경우도 있구요. 간호사로서는 아직 딱 한 명밖에 없어요. 전화번호를 알려달라고 하신 분들이 그렇게 많지는 않더라고요. 그래서 한 명 있어요. 딱 한 명, 그래서 그 사람 아버지 아플 때 전화하드라구요. "엄마는 돌아가셨고 아빠 아픈데, 이건 어떻게 해야 되냐? 엄마 그렇게 돌아가시고 1, 2년됐다. 아빠가 또 아프게 됐다."고. 엄마는 자궁암으로 돌아가시고 2, 3년 있다가 아빠가 직장암 진단받으시게 되었대요. 그런 전화받고, 저 그때 "어디어디 가라. 아빠 큰 병원 안 가신다고 하면은 어디어디 병원으로 가봐라. 안 되면 우리 병원으로 와라. 애초에 소견서 써서 우리 병원 오면 좋겠지만, 아빠가 싫다고 하지 않느냐. 그럼 아빠 의견도 존중해야 되는 거는 어쩔 수가 없다."

이제는 만약에 환자나 보호자가 전화번호를 좀 알려달라고 하시면 그냥 흔쾌히 줄 거 같아요. 지금은… "뭐 이럴 때 어떻게 해야 하냐?"고 물어보면, "그건 나한테 물어볼 게 아니라, 일단 그 병동에 먼저 전화해 보거나, 외래로 먼저 물어보는 게 우선일 거 같다." 이렇게 얘기할 수 있을 거 같아요. 사리분별을 할 수 있도록 도와줄 수 있을 거 같아요. 예전엔 내가 바보 같았어요. 내가 다 해결할 필요가 없었는데 그런 책임감으로 부담감을 가졌으니까요. 근데 지금은 그 중간 입장이잖아요. 어떻게 어떻게 해주라고 해줄 수가 있으니까. 제가 다 전부 책임지고 해결해주는 게 아니라 팁만 주어도 되는데, 그걸 몰랐던 것 같아요. 그냥 마냥 부담, '왜 나한테 내 번호 알려 달라고 그래~?' 그랬는데요. 시간이 흘러서 경력이 쌓이면서 그렇게 된 거 같아요. 그래도 예전보다는 경력이 많아지니까… 알고 봤더니 주변에 간호사들 다 연락하는 환자들 있다고. '저도 누구랑 연락, 어떻게 하다 연락이 왔는데 아빠가 이렇다.'더라. '어, 나 누구랑 연락을 했는데 아니 오늘 모시고 오신다.'더라. 그래서 우연히 알게 됐어요. 다들 얘기를 안 한 것뿐이예요.

끝까지 경청하며 응대

우리 병동의 선생님 한 명은 환자가 아무리 얼토당토않게 부탁을 하거나 얘기를 해도 끝까지 응대해 주시는 분이 계시거든요. 한 번도 화 안 내고, 환자분 말에 끝까지 경청을 해주세요. 보호자 한 분이 화가 많이 나서 왔었는데, 입원해서 의사 한 번 못보고, 수술한 상태에서 또 의사 한 번 못보고… 설명도 못 듣고… 그게 주말이 겹쳐 있었던 경우거든요.

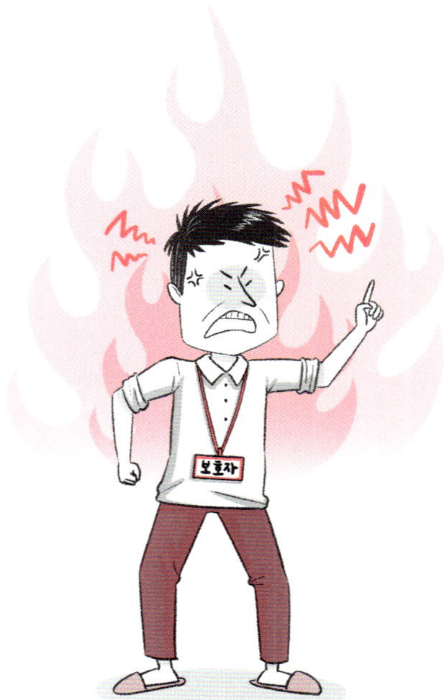

"이게 지금 말이 되냐?"고 했는데. 그 선생님이 그냥 계속 들어만 주셨어요. 계속 들어만 주시고. "저희가 어떻게 해결해 드릴 수 있는 방법은 없지만 일단은 주치의한테 연락을 해보겠다." "주치의는 벌써 만나봤다. 나는 교수를 만나고 싶은 거지 주치의를 만나고 싶은 게 아니다. 다른 데는 수술하고 나면 보여주면서 '이런 거를 제거했다' 하는데 여기는 이런 것도 없냐?" 이렇게 얘기해서 솔직히 저는 '내 잘못도 아닌데, 왜 나한테 와서 따지지?' 이렇게 생각했었거든요. 근데 선생님은 끝까지 다 듣고. 중간에 회진이 있긴 있었는데, 그때 아마 보호자분이 부재중이었나 봐요. "그때 저희가 보호자분께 연락해서 중간에 연결을 했어야 했는데, 저희가 그런 부분에서 미흡했던 거 같다. 지금 화가 많이 나신 건 알지만 내일 오전되면 교수님 뵐 수 있으니까 조금 기다려주시면 안 될까요? 지금 제가 해드릴 수 있는 건 레지던트 선생님 만날 수 있는 거 밖에 없다. 더 이상 해줄 수가 없다." 뭐 그렇게 얘기하고 보호자분이 얘기하시는 것을 다 들었어요. 보호자가 화가 나서 막 퍼붓는데, 그냥 듣고, 일단 들어주시고. 그러고 나서 보호자가 병실로 들어갔어요.

그 다음에 보호자가 몇 시간 뒤에 나와서 가면서 "아깐 미안했어요!" 이러는 거예요 선생님한테… 그 선생님이 "미안하긴 뭐가 미안하시냐?"고 "중간에 저희가 연결 못 해드린 것도 잘못인데 괜찮다."고 했더니, "아깐 너무 화가 나서 그랬다. 주말이라고 와서 환자 얼굴 봤는데, 계속 '아프다'하고, 병실은 좁고, 사람은 바글거려서, 순간 짜증나서 그랬다."고 "미안하다."고 하고 가시더라고요. 그땐 전 그랬거든요. '저걸 왜 우리한테 따져가지고 우리 일도 못하게… 지금 이런 식으로~.' '레지던트 중간에 연결해주겠다는데 그것도 싫다는데, 우리가 보호자한테 뭐라 해야 되나…?' 하는데.

그 선생님은 일단 자세를 낮추시더라고요. "일단 사람이 화가 났을 때는 그냥 그 자리에서 다 들어주는 수밖에 없다."고 얘기를 하시더라고요. "그 다음에 저 사람이 화가 누그러질 때까지 기다려줘야지 중간에 말 한마디 잘못 던지면 거기에 불을 붙이는 거밖에 안 되기 때문에 저 보호자는 더 화가 나서 나갈 수도 있다."고 얘기하더라고요. "그러면 환자는 기분이 좋겠냐?"고 하더라고요. 그래서 그냥 그러려니 해라 이러고 마셨거든요. 그게 저는 그때 되게 이해가 안됐었는데, 제가 주임간호사가 되어 그런 보호자를 만나요. 만나게 되더라고요. 그래서 한 번 중간에 말을 잘랐다가 호되게 당한 적이 있고….

"그게 지금, 내 잘못도 아니고, 그걸 지금 저희한테 얘기해도 소용이 없다. 그때 그 입장 그대로 레지던트 선생님 만나게 해준다했더니 싫다고 하지 않으셨냐? 그럼 저희가 어떻게 해드려야 되냐?"했더니 그 아저씨는 할 말은 없는데 열은 올라가고 울그락불그락하고 난리가 나서 아저씨가 "그냥 어린 것이~." 이러면서 들어가시더라고요. 그래서 그 뒤로는 화나신 분들한테는 저도 그냥 '깨갱'하는데 근데 반반인거 같아요. 반은 나중에 "아까 미안했어요!" 하고 가시는 보호자분들도 있고요, 반은 그냥 '휙' 하고 가시더라고요. 근데 엘리베이터 앞에서 말하는 소리는 들려요. "뭐~ 이딴 병원이 다있냐?"고. 그래도 간호사실에 와서 더는 안하시더라고요.

보호자 경험으로 임종간호를 더 적극적으로 하게 되다

개인적으로 저희 아버지가 아프셨던 거 때문에 그때부터 환자의 입장에 대해서 더 많이 생각했던 거 같아요. 얼마전 간호사 한 명이 머리가 아파서 입원을 했는데 자기도 "돌겠다!"라는 표현을 하더라고요. 그게 정말 아플 때는 미친듯이 아픈데, 아파서 "아프다!"고 얘기하고서 가만히 누워 있으면 증상이 호전이 되니까, 의사가 오면 그땐 또 괜찮은 거에요. 그러니까 자긴 너무 답답하대요. 그래서 "somatic이란 진단받거나 그러면 환자들 심정이 똑같을 거다. 지금 환자 입장을 대신 느낀다고 생각하면 더 많이 배울 거다."라고 얘기해줬거든요. 환자 입장이 되어 보거나 보호자의 입장이 되어 보는 것도 어떻게 보면 필요한 것 같아요.

아빠 임종을 경험하고 나서 임종간호에 더 적극적이 되었어요. 말기 암환자가 몇 시간, 오늘 내일 하는 상황일 때, 환자는 이미 그때는 멘탈이 없으니까, 보호자분들한테 제가 얘기를 해요. 문 밖에 나와서 "마지막까지 남아 있는 거는 청각이라고 하니까 좋은 말 많이 해주시고. 지금 후회 안 남게 사랑한단 말 하고 싶으시면, 닭살 돋고 그런 거 떠나서 하고 싶은 말하시라."고….

한 보호자가 되게 예민해져 있었어요. 해외에서 온 아들이더라고요. 나중에 사망 진단서를 영문으로 해가지고 미국으로 가시더라고요. 그 보호자한테 말하려고 하니까, "나가서 얘기해요. 여기서 이러지 말아요." 딱 잘라 얘기를 하시더라고요. 나중에 다른 보호자가 왔을 때, "저도 올 초에 아빠 그렇게 보냈는데, 손잡아 드리면서 따뜻하게 보낼 수 있게, 후회 없이 보낼 수 있게 해 보세요. 지금 환자분이 의식이 없어서 그렇게 있다고 하지만 지금 진통제가 들어가고 있는 상태고, 산소라든지 그런 인위적으로 들어가고 있어서 아픔을 보통 못 느끼시는 분도 있다. 어떻게 보면 대화 못 하는 게 원망스러울 수 있겠지만, 환자는 통증이 없는 게 편하지 않겠느냐?" 그렇게 말씀드리면서 "좋은 말 많이 해주고. 그래도 환자 가시는데 우는 모습 보이는 것보다는 씩씩한 모습이 낫지 않겠느냐? 이렇게 아무것도 먹지 않은 채 옆에 있지 말고 다른 보호자분께 교대하고 인사도 하고 오셔라. 나중에 기운 빠져서 정말 중요할 때 제대로 못 하게 될 수 있다."고 말씀 드렸는데, 그날 밤에 돌아가셨어요. 돌아가시고 나가면서 보호자가 저한테 "선생님도 많이 힘드셨겠네요." 이러더라구요. "다 똑같죠. 저라고 안 힘들었겠어요." 그랬더니 "아까 그 말씀 너무 감사했다."고 하면서 인사하고 가시더라고요.

보호자가 환자에게 말한 거 같기도 하고… 한 거 같아요. 왜냐하면 1인실이 침대하고 보호자 침대하고 이렇게 있으면 중간에 저희가 환자 간호 기구 놓고, 폴대 같은 걸 막 이렇게 놓거든요. 처음에 거기가 비어 있었는데, 제가 중간에 환자 모니터를 보러 들어갔을 때 보니, 보호자 침대가 환자 침대 가까이에 가 붙어 있고 이게 모니터가 밑으로 빠져 있더라구요. 그래서 위치가 조금 변한 거 보고 저는 '이게 아까 여기 없었는데, 이게 왜 저기에?' 했는데, 나중에 생각해 보니까 '아, 그래서 위치가 좀 바뀌었나?' 이런 생각을 했어요. 저는 '힘든 건 되게 당연하다.'라고 생각을 하거든요. 그래서 보호자분들한테 일부러 더 잘 먹으라는 얘기도 잘해요.

또 다른 환자 얘긴데요. 스물 다섯 살 정도 된 여자 환자였어요. 고등학교 때 치질을 앓은 적이 있어서 그때랑 증상이 똑같고 속이 너무 쓰려서 병원을 갔더니 이미 전신에 메타가 다 된 상황이 되었대요. 그 언니가 계속 우는 거예요. 환자 앞에서도 울고, 복도 나가서도 울고. 그때 저희 아빠 진단받은지 반 년 정도 됐었거든요. 그래서 혼냈어요. "울면 어떡해? 동생은 얼마나 더 힘들겠니? 지금 이렇게 우는 게 답이라고 생

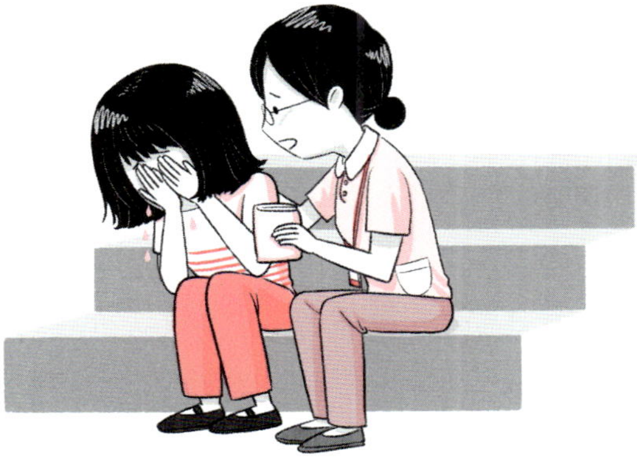

각해?"라면서 되게 혼냈었거든요. 물론 혼낸 것만은 아니예요. 그 언니가 계단에 쪼그려 앉아서 울고 있길래, 나도 그 옆에 쪼그려 앉아, 휴지도 주고 다독여 주며, "조금 이따 들어갈 때는, 눈 부은 건 어쩔 수 없지만, 눈 빨간 건 없어지게 하고 들어가."라고 했는데. 그때는 그 보호자랑 환자한테 좋은 말만 한 건 아니었어요. 저희 밑에 간호사가 "저 언니한테 정말 무슨 말을 해줘야 한다고 생각을 했는데~." 그 간호사도 엄마가 암으로 그때 투병 중이셨어요. 그래서 그 간호사가 저한테 얘기하더라고요. 가서 진짜 무슨 말을 해야 되는 상황이긴 한데, 자기는 정말 아무 것도 못 하고 있었대요. "근데 선생님이 정말 말 잘한 거 같다."고 얘기를 해 주더라고요. 그랬을 때 동료들한테 칭찬, 후배한테 칭찬 듣는 것도 괜찮더라구요.

우는 게 복도에서는 되게 소리가 크게 울리면서 들리거든요. 병실에 들리니까, 그것 땜에 제가 뭐라고 한 거였어요. 그 뒤로도 우는 모습은 계속 보이긴 하는데 동생 앞에서는 이렇게 휴지 들고 울고 있는 거는 없었죠.

'정말 아빠 입원 경험이 아니었으면 저는 정말 지금 환자들에게 그렇게 말 할 수 있을까?' 이런 생각도 들어요. 아버지는 폐암이랑 대장암이랑 이렇게 있었어요. 처음에 발견됐을 때 대장암만 발견됐다가 검사하다 보니까 폐에도 하나가 있는데 위치가 전이라고 하기엔 너무 위쪽에가 있다고 하시더라구요, 교수님이. 아버지께서 이제 돌아가신 거는 폐암 때문에… 제가 맏이고, 아버지와 관계가 워낙 좋았어요. 아빠한테 항상 제가… 엄마는 일을 해야 되니까, 제가 항상 아빠한테, 입원해 계실 때 항상 제가 아빠한테 가서 보고. 그런 제 경험이 그 이후에 환자 보는 데, 또 환자 보호자들이 어떻게 해야 되는지~ 이런 거를 도와줄 수 있었죠. 경험을 통해서… 안 겪었으면 사실 환자를 더 많이 이해 못 했을 거예요. 이해하는 정도에 더 공감을 잘 하게 됐죠. 지금은….

신입간호사에 대한 주임간호사의 책임감도 공감을 바탕으로

요즘에 여러 가지 일 겪으면서 선생님들하고 얘기했는데, 후배들은 점점 끈기가 없고 빨리빨리 그냥 병원을 나가고. 우리는 그냥 유지를 하고 있고. "그럼 우리는 어떻게 버텼으며, 지금 버틴 애들은 어떻게 버텼냐? 정말 이게 부모 교육이 잘못된 거냐?" 저희가 이제 이런 얘기까지도 했었거든요. 근데 '간호사를 이해 못하는 게 간호사'란 생각이 들어요. '나도 그런 시절이 있었는데… 나는 힘들어도 겪었는데… 쟤는, 왜 저 선생님은 그런 거 못 겪어? 왜 저 선생님은 저거 밖에 못해? 지금 이만큼 위로 올라왔는데….' 이렇게 생각을 하는데. 어떻게 생각하면 처음에 1년차로 들어왔을 때 처음에 중압감이라든지. 그리고 어쩌면 집에서는 "어우~ 우리 딸 어디 대학병원 간호사다." 이런 거에 대한 부담감을 안고 시작하는 후배들도 분명 있을 텐데… 그런 내면을 전혀 볼려고 하지 않고 그냥 "일 다 했냐? 시간 내에 다 했냐?" 이런 것만 보면서 못했음 못했다 혼내고. 간호사간의 소통이 안 돼서. 간호사끼리 이 병동에서 저 병동 무시하고… 결국은 자기들끼리 자기 사람 헐뜯는 건데. 그런 걸 제가 볼 때마다 '아, 진짜 간호사를 이해 못하는 게 간호사인 거 같다. 아, 진짜 우물 안 개구리 같이 우물 속에서 그렇게 자기들끼리 티격태격하는구나! 나도 그 중 하나구나!' 이런 생각 많이 하거든요.

저는 일단은 그런 신규들을 기다려줘야 될 거 같아요. "왜 못했어?" 이런 말 안 할 순 없겠죠. 근데 좀 기다려 볼려구요. 그 친구들마다 1년 있다가 확 좋아지는 친구들이 있고. 아니면 포지션이 올라가면 좋아지는 친구들이 있더라구요. 그래서 그냥 힘들어도 1년이든, 2년이 됐든 일단은 끌어당기는 데까지 끌어 주어, 올라오는 거 기다려 볼려구요. 기다려 보면서 되면 다독여 주고, 안 되면 진짜 혼내야 되는, 근데 혼내기보다는 좀 이해하려고 노력해 볼려구요. 일단 혼내기보다는….

얘기 들어봤더니 손이 빠른 후배가 있는 반면에, 똑똑한 후배가 있고 설명을 잘 하는 후배가 있더라구요. 그래서 그런 걸 잘 파악을 해야 되고. 이 친구는 많이 알고 있지만 행동이 좀 굼뜨니까, 좀 더 기다려야겠구나… 후배들이 들어오면 6개월 정도 지나면 파악이 되는 것 같아요. 이 친구는 대나무 같은 애여서 잰 한 번 부러지면 안 될 것 같다. 그런 친구는 이제 막 화내기보다는 좀 이렇게 다독여주고 긴장을 해야 실수를 안 하는 친구는 좀 혼을 내야 하는 경우도 있어요. 반면에 시작부터 혼을 내면 혼이 빠져서 계속 실수를 하는 친구가 있었는데, 그 친구는 계속 지켜봐주면서 일을 하거든요. 그렇게 파악했던 것처럼 후배 선생님들을 객관적으로 볼 수 있도록. 저도 그렇게 안 변하면 정말 간호사 오래 할 수 있을까요? 그렇게 조금씩 변하면 언젠간 다 변하지 않을까요?

'저희 병동이 되게 밝은 병동이라고 예전에 소문이 났었는데 어쩌다 이렇게 어두워졌고 칙칙해졌다는 말을 보호자들한테 듣게 되었을까?' 이런 생각 때문에 뒤를 좀 짚어보다가, 우연히 '아! 예전에 나도 참 그랬었지… 그러고 보니 눈도 못 마주치고 그랬었지…. 내가 너무 애들을 다그치는 것은 아닐까…?'해서. 수간호사 선생님이랑 면담을 했었거든요. "제가 부서 이동을 하는 게, 아마 저를 위해서 좋을 거 같은데… 제가 신규선생님들하고 눈도 안 마주치고 제가 좀 심각해진 거 같다. 저도 병동분위기를 어둡게 몰고 간 간호사 중 한 명이라는 생각이 든다. 제가 자리를 바꾸는 것도 병동의 순환이 되지 않을까요?"라고 했더니, 수간호사 선생님이 "우선 생각을 좀 해 보자."고 하셨어요. 그러면서 "네가 너의 태도를 알았으니까, 이제는 채찍보다 당근을 줘보도록 노력을 해 보자." 이렇게 얘기를 하시더라고요.

나도 먼저 병원에서 처음 근무하던 1~2년차 때 힘들었고, 위에 선생님한테 그렇게 혼나면서도 제가 환자한테는 잘 해서 '친절직원' 선발에서 제가 1등은 못했지만 매번 2등은 했었어요. 친절간호사를 분기별로 뽑는데. 제가 항상 두 번인가 세 번인가 2등만 했었거든요. 환자들 추천을 받아서. 그래서 '아, 나도 그때는 그랬는데.' 생각해 보니까 '내 밑에 후배가 없을 때, 선배들이랑 잘 지냈었는데. 나도 내 밑에 후배가 들어오면 선배들처럼 후배들이랑 잘 지내려고 했는데~ 왜 관계가 이렇게 되었나?' 이런 생각도 많이 하는 계기가 되었던 거 같아요. 많이 뒤돌아 봤었어요.

뛰어다니며 일하고 버거워하는 거 보면 '대체 지금 우리가 서로 윈윈하며 잘하고 있는가?' 이런 생각도 들고요. 제가 생각하는 당근은 저는 잘할 때 칭찬을 할 때 제대로 칭찬을 해주는거요. 오늘, 예를 들면, 어떤 보호자가 제가 지나가는데 얘기를 하더라고요. 환자가 돌아가셨는데, 그 보호자가 "○○○ 간호사가 정말 친절하고. 정말 처음 하는 거라고 얘기하면서도 자기가 떠는데도 그래도 끝까지 하려고 하고. 너무 고맙더라." 얘기를 하더라고요. 그래서 그 얘기해주며, "너 그랬다고 얘기하더라. 지금처럼 조금만 더 노력해 보자." 이렇게 얘기하고. 위에 선생님들한테도 그 얘기를 해주는 거죠. 그걸 저만 알기보다는 위에 선생님들도 알면 그래도 더 좋으니까, 그런식으로 얘기를 하는데. 그렇게 얘기하거나 아니면, 요즘은 일 끝나고 "밥 먹으러 가자. 술 마시러 가자." 이런 얘기를 잘 안 해요. 하고는 싶은데 일 끝나면 애들이 지쳐 있는 상태이고, 또 약속이 있는지 없는지 모르니까 강요를 하는 게 되잖아요. 예전이랑 다르니까. 그래서 섣불리 "뭐 먹으러 가자." 그런 얘기를 안 하는데… 또 회식자리나 그런 자리 있을 때 그 자리에서 조금씩 얘기하고. 제가 말을 걸거나… 제가 그 친구에 대해서 전혀 모르잖아요. 그래서 그 친구에 대해서 개인적인 얘기를 일부러 물어보기도 하고….

편안한 맞춤간호

저는 2009년도에 병원에 입사했구요. 그리고 4년 동안 NICU로 발령받아서 일하고, 잠깐 건강상의 이유로 휴직했다가 다시 지금 병동으로… subICU에서 ICU 인원이 필요하다 해서 2014년 4월에 발령받아서 지금까지 근무하고 있어요.

불안한 환자를 옆에서 안심시켜주고 지지해주니 좋아지더라

delirium이 굉장히 심한 환자였어요. 환자가 subICU에 와서도 계속 투석기를 돌리고 있었는데, 보호자가 와도 알아보지 못하고 "나가! 나가!" 이러는 상태였어요. 보호자 나간 이후에도 정신이 이상해서 계속 불러대고 그래서 '이럴 때는 어떻게 하면 좋을까?' 생각을 하다 보니까, '이 사람이 뭔가 불안해서 이랬겠구나.' 싶어서 가능한 한 저한테 있는 시간을 내어 안정감을 주려고 노력을 했어요. 처음에는 그런 게 너무 부담스럽고 무섭고 이러기만 했었는데. 몇 년 그런 환자들을 보니까 '저 사람이 힘들어서 저렇구나.'라는 걸 이해하게 된거죠. "○○님! 저 옆에 있어요, 걱정하지 마세요." 하고. 아예 카트를 그분 침대에 붙여 근무시간 내내 거의 그 환자 옆에 붙어서 계속 지지를 해줬어요. 말 그대로… 그래서 "괜찮아요?" 이렇게 부르며 "여기 ○○병원이죠. 저 ○○ 간호사고. 여기 옆에 계속 있을 테니까 힘들면 얘기하시면 돼요. 걱정하지 마세요." 이렇게 똑같은 말을 자주 반복했어요. 그날 근무 끝날 때쯤에 환자가 조금 좋아지는 거에요, delirium이. 그래서 병동에 올라갔어요. 저는 그날 '아, 약이 아니더라도 delirium이 지지를 잘 해주면 나아질 수 있구나!' 이런 생각이 들었고. 제가 봤을 때 증상이 굉장히 심했는데, 심각한 수준이었는데, 그게 변화되는 모습에 스스로가 뿌듯한 거죠.

환자 개별성과 느낌에 맞추어

환자가 편안함을 느끼게 하는 간호, 그 환자의 니드가 뭔지를 파악해서 거기에 맞춰주는 간호가 좋은 간호라고 생각해요. 사람마다 수준과 특성이 다 다르잖아요. 지식 수준뿐만 아니라 살아온 배경도 그렇고, 여러 가지로 다 다른데. 그 사람들을 일괄적으로 끼워 맞추는 게 아니라, 그 사람들이 느끼고 있는 것을 잘 파악해서 거기 맞춰 줄 수 있는 간호가 좋은 간호라고 생각해요.

예를 들어, 젊은 사람들 같은 경우에는 자아상에 대해 민감하게 느끼니까, 그런 거를 해치지 않으려고 하는 그런 쪽으로 많이 맞추고. 또 노인들의 경우에는 못 알아듣는 사람들이 있잖아요. 예전엔 귀찮게 느꼈거든요. 근데 공부하다 보니까 '귀찮은 존재, 귀찮은 대상, 귀찮은 꺼리로 여기면 안되겠구나.'라는 생각이 들었죠. 간호는 원래 그 사람의 독특성을 인정해주는 건데 내가 그거를, '다른 사람들은 다 잘 알아듣는데 왜 이 사람은 못 알아들어?' 이렇게 생각을 했던 거에요. 이제는 '아, 이게 귀찮아할 게 아니라 그 사람한테 맞춰주는게 나의 할 일이구나.'라는 걸 알게 되었죠.

칭찬간호사로 추천받다

저랑 나이가 비슷한 여자 환자가 폐렴 때문에 ICU로 왔어요. 처음엔 '거의 죽겠다.'라는 생각이 들 정도로 심각했는데, 조금씩 조금씩 좋아져 병동으로 가게 된 여자 환자였어요. 그때 당시 스물여섯 살 정도였어요.

아침에 목욕하는 시간 있잖아요. 신경써서 커튼도 쳐주고, 차갑지 않은 물로, 따뜻한 물로 해서 좀 식으면 다시 데우고, 이런 식으로 신경도 더 써주고 “힘들지 않아요?” 이렇게 물어보면서, 너무 의식도 뚜렷하고 그렇다 보니까 애기 다루듯이 살살 다루며 신경을 많이 써줬어요. 그 사람이 많이 좋아졌고, 회복되어 병실에 간 거예요. 저는 한 번도 병실에 올라간 환자 찾아가 본적이 없었는데, 그 사람은 좀 찾아보고 싶더라고요. 제가 교회를 다니는데 그런 책을 가지고 한 번 찾아갔어요. 그런데 그러기 전에 그 부모님이 고마워서 저랑 다른 간호사랑 둘을 칭찬간호사로 추천하신 거예요. 거기 적힌 말이 그거였어요. “목욕할 때 이렇게 잘해줬다.”

그 사람 입장에서 너무 무서울 것 같더라고요. 그 상황이… 그래서 감정 이입이 많이 되어서 그랬던 것 같은데요. 책을 가지고 찾아갔는데 기계도 떼고 그냥 룸웨어로 있더라고요. 그때 “좋아진 모습 봐서 너무 좋다. 보람이 참 된다.” 하고 책도 선물하고. 그때 가져간 책 주고 그러고 나서 돌아올 때 “아, 이래서 간호사 하는구나! 이 맛에 하는구나!” 이런 생각 들었어요.

해외봉사활동으로 깨닫게 된 것들

휴직 기간 중에 한 8개월간 에디오피아에 봉사활동을 다녀왔어요. 병원인데, 거의 80%는 현지인이 직원이거든요. 이전에는 잠깐 의료봉사활동 가서 고쳐주고 오는 방식이었다면, 거기는 아예 의대도 세우고 병원에 현지인들을 고용해주고 그 사람들을 키워주고 나오는 게 목적이라서 저희가 가서 간호사들 교육시키고, quality management로 QA팀 같은 활동도 하고. 거긴 부족한 것이 많은 곳이라 제가 4년간의 중환자실 경험이 있었기 때문에 거기에서 뭔가 줄 것이 있었거든요. 거기에선 사람들이 종이 한 장도 못 버리더라구요. 엘리베이터도 안 되요. 약통도 안 버리는 거예요. 종이박스도 다 잘라서 투약카드로 쓰고 절대로 A4 용지는 이면지로 항상 두 세 번씩 쓰고….

다시 한국에 오니까 다 버리고, 시린지가 넘쳐나는 게… 너무 이게 막 신기하고… '우리나라는 이렇게 잘 사는구나!' 좀 다른 얘기긴 하지만… 그랬었는데요. 거기서 지식적인 부분을 채워주는 것을 많이 했었거든요. EKG도 가르쳐 주고. L-tube 삽입방법… 뭐 이런 되게 기초적인 것부터 강의를 많이 해주었어요. 이게 여기서는 기본적인 건데, 거기서는 너무 몰라가지고… 어떤 뭐 규칙, 기본 그런 거를 수립해가는 단계였어요. 거기는 여기처럼 빡빡하게 돌아가진 않았고 여유롭게 하다 보니까 일단은 그 사람들의 여유로움? 이런 걸 느끼고 왔는데, 8개월 지나고 나니까 더 해주려면 조금 한계가 있다는 느낌이 들었어요. 저도 간호가 뭔가에 대해서 제대로 뭔가 배워야지 할 수 있을 것 같았고… 그래서 '앞으로는 내가 일을 하고 더 공부를 해서 누군가에게 다시 좀 줘야겠구나….' 생각했어요. 그 사람들에게 다시 또 베풀어줄 수 있을 만큼의 자원이 된다고 생각하니까. 그렇게 생각하면서 돌아왔고. 그 사람들도 "꼭 다시 왔으면…"했고. 서로 되게 아쉬운 작별을 하고 왔거든요. 더 많이 준비해서 먼 미래에 또 갈 수도 있어요. 이전엔 단기로 갔기 때문에 그 정도면 충분했지만. 이제는 그 사람들의 문화도 알았고. 어떤 거에 많이 부딪히는지도 알았기 때문에 마음의 준비를 더 많이 해서 가야겠구나 하는 생각이 들더라구요. 그래서 완전히 준비되었을 때 나중에 먼 미래에 갈 것 같아요.

응급실에서도 공감간호

저는 응급실에서 4년 정도 근무를 하고 있는 간호사이구요. 사실 응급실이 막 긴박하게 돌아가니까 좋은 간호사가 되기 위해서 이 직업을 택했는데, 그러지 못해 아쉬움을 갖고 있는 간호사입니다.

사후까지 완벽하게 돌보는 프리셉터에게서 배운 것

응급실에는 사실 CPR하다가 사망하는 경우도 많고, 약물중독(DOA)으로 오는 경우도 많고. 사후조치가 처음에야 좀 그렇지, 계속 하니까 이젠 정말 아무렇지 않거든요. 보호자 입장에서는 당연히 너무 슬프죠. 근데 우리는 빨리 끝내고, 사후조치 빨리 끝내고, 이제 나는 저 밀린 오더들을 하러 가야 되니까. 보호자분들은 슬픈데, 기계처럼, "보호자는 나가 계세요. 정리 끝나면 만나 뵙게 해드릴게요. 나가 계세요." 이렇게만 되죠. 나는 이것도 일이니까 어쨌든 그렇게 되는데….

제 위에 선생님은 "사후조치할 때 시트를 덮어버리면 그만이고 위에만 옷을 입혀버리면 그만일 수도 있지만, 보호자분들은 손을 잡아볼 수도 있고 발도 만져볼 수 있다."고 말씀하세요. 교통사고 환자라던가 CPR할 때 옷을 다 찢고 이렇게 하잖아요. 그 선생님은 "우리가 옷을 갈아입혔더라도 보호자분들이 봤을 때 몸에 피가 묻어 있으면 얼마나 마음이 그렇겠니?" 옷 다 갈아입히고. 저희는 보이는 얼굴 쪽만 닦고 마는 경우가 많은데, 그 선생님은 바빠도 항상 몸도 다 닦아주고. 보호자분들에게도 똑같이 나가라고 얘기하지만 "보호자분들 마음은 이해하지만 이런 모습 보고 계시면 더 안 좋을 수도 있다. 나가 계시면 저희가 정리해서 보여 드리겠다."하면서 보호자의 손도 잡아주라고 저한테 그렇게 알려주셨거든요. 제 프리셉터 선생님이셨는데. "보호자가 봤을 때 이렇게 돌아가신 것도 마음이 그런데 피 묻어 있고 이러걸 보면 얼마나 그렇겠냐? 맨날 보는 우리야 그렇지만 그런 게 아니다." 하면서 몸에 묻은 피나, 개방골절 부위나 벌어진 상처까지…. 사실 탄력붕대를 감는다거나 이런 일은 저희 일이 아니거든요. 인턴 선생님이 심하게 벌어진 상처는 어느 정도 suture도 하고 이렇게 하는데, 뭐 바쁘면 이런 거 다 놓치게 되잖아요. 그럼 사실 저희는 그냥 옷을 입혀버리고 '안 보이게 해버리면 땡!'이라고 생각하고 그렇게 해버리는데 선생님은 항상 다 갖고 와서 자기가 다 감아주고, 그렇게 옷을 입혀버리면 안 보이는데도, 다 이렇게 해주고, 보호자가 어떻게 볼지 모른다면서 다해주고 했을 때, '아! 대단하다!' 이런 생각을 했어요. 대단하고 되게 뭔가 좀 소름 돋으면서 '감동적이다!' 생각하고. 그래서 '아! 이 선생님은 되게 대단하다.'는 생각을 했어요.

저도 그 다음부턴 옷은 항상 갈아입히고, 그리고 사실 뭐 bone fracture 이런 건 그렇게까지 못했는데, 그 선생님 말씀 듣고 나서는 깨끗한 환의로 싹 갈아입히고 피도 닦을 수 있는 거는 다 닦아주고… 그 전에는 사실 약간 기계처럼 일했거든요. 내가 아직 그땐 신규였고 손이 느리기 때문에, 나는 빨리빨리하고 빨리빨리 가야되기 때문에 기계처럼 얘길했었는데 보호자들은 사실 얼마나 마음이 그렇겠어요. 이제 그런 멘트가 앞에 붙는 거죠. "보호자분! 보호자분 마음은 알겠는데, 뭐 많이 힘드신 거 아는데 이런 거 보면 오히려 더 힘드실 수도 있다. 안 좋으실 수도 있다. 맘이 안 좋을 수도 있다." 이런 멘트가 앞에 붙게 된 거죠. 그냥 "정리하게 나가 계세요. 나중에 만나 뵙게 해드릴게요. 나가 계세요."라고 말하는게 아니라 앞에 공감해주려는 멘트를 하는 거죠.

라포 형성이 응급실에선 더 중요하다

응급실에선 손이 빨라야 돼요. 응급실 자체가 막 CPR이 터진다든가 했을 때 빨리빨리 대처하지 못하면, 응급실이라 할 수 없으니 다른 병동, 다른 파트랑 비교를 하자면 있는 지식을 빨리빨리 행하는 그런 기술이 필요하니 좀 다르다고 생각합니다. 게다가 응급실엔 여러 진료파트 의사가 와서 환자를 보게 되기 때문에 라포 형성능력이 굉장히 중요하다고 생각해요. 왜냐하면 같은 인투베이션을 해도 과마다 원하는 스타일이 다 다르기 때문에 그런 거를 다 습득을 해서 제가 알고 있어야 응급으로 빨리빨리 할 수 있거든요. 그런데 그런 과별 특성을 제대로 맞춰주지 못하면, 또 응급상황이다 보니까 "왜 이렇게 하냐?"면서 큰 소리가 오가는 경우가 있는데, 라포가 형성되고 관계가 좋으면 좋게 좋게 얘기가 될 수 있거든요.

저희는 우선순위를 매겨서 일을 하지만 환자나 보호자 입장에서는 "내가 일순위고, 나도 아파서 응급실에 왔는데 왜 이렇게 하냐? 왜 빨리 안해주냐?"고 다그치는 경우가 실제로 많거든요. 그래서 환자나 보호자에게 설명하는 순간이 굉장히 중요한 것 같아요. 우리가 환자의 상황을 공감해주면서 설명하는 게 필요하죠. 만약에 환자가 많아서 딜레이되면 저희가 설명을 하거든요. "환자분들이 워낙 많고 지금 응급으로 심폐소생술하는 환자가 있어서 어느 정도 지연될 수 있다."는 걸 설명을 하는데 그게 차이가 있어요. 그냥 기계처럼, 사실 막 바쁘면 기계처럼 말이 나오잖아요. 그렇게 말할 수 있는데, 환자 입장에서 정말 환자의 표정

같은 것도 다 보며 공감을 하면서 "환자분도 많이 힘들고 아파서 응급실 오신 건 아는데 지금 더 급한 응급상황인 환자 심폐소생술 중이고, 응급실은 응급순위대로 이루어지기 때문에 그런 면에서 지연되고 있다."는 거를 이해하기 쉽게 말하면서 공감도 표현하면서, 그러니까 뭐 꼭 표정이나 제스처 아니면 뭐 "어머~! 그렇겠어요!" 하면서 공감해주는 그런 라포 형성이 환자, 보호자한테도 중요한 것 같아요.

홀로 밤새우는 응급환자에겐 더 세심한 공감간호가 필요해요!

응급실에는 보호자 없이 119를 타고 오는 환자분들도 많은데 거동이 힘들다거나 기저귀를 차고 계신 분이 오시면, 정말 바쁘면 변을 보거나 소변을 봤다고 계속 표현은 하지만 갈아주지 못하고 막 이럴 때가 많거든요. 근데 '그 얼마나 찝찝하고 이러겠어!'라는 생각에 내가 갈아드려요. 그게 간호사의 일일수도 있고 아닐 수도 있는 거잖아요 솔직히. 기저귀를 갈아준다는 게. 그런 걸 할 때는 '아, 뭐 이렇게까지?' 내가 사실 뭐 이런 표현은 좀 그렇지만 '내가 똥 기저귀 갈려고 여기 온 건 아닌데~.' 하면서도, 그래도 보호자도 없고 얼마나 찝찝하겠어요. 다~ 느끼는데. 그런 걸 해줄 때도 내가 아, 그래도 이런 것도 내가 간호사 우리가 생각하는 간호사 일 외에도 '내가 잘하고 있다!'고 느꼈어요.

보호자 없는 환자들을 꼭 기저귀 그런 게 아니라도, 입원 대기를 하게 되면, 금식을 하지 않아도 되는데, 외출은 안 되고 응급실이라 밥은 안 나오고 사다줄 사람은 없고. 이럴 때 그냥 우리 먹는 거 초콜릿이나 과자 있는 거… 별거 아닐 수 있는데 보호자 없는 환자들 케어해줄 때 좀 그런 걸 신경써요. 보통 그렇게 안하는 사람들이 많잖아요? 뭐 바쁘고 응급실인데… 그래서 오래 일하다 보면 정말 기계처럼, 저도 기계처럼 막 이렇게 되니까. 근데 그런 거 별거 아닐 수 있는데, 보고 챙겨주고 이런 거 할 때 '내가 잘하고 있는 거구나!' 이렇게 생각할 때가 있어요. 환자분들이 되게 고마워하시죠. "아이고! 고맙다. 초콜릿, 이렇게 맛있는 초콜릿은 뭐 처음 먹어본다."고, 할머니들은 "아이고! 고맙다! 아가씨 고마워요!" 이렇게 막 고맙다고 표현하시고… 그러면 좋죠. 저는… 뭐 "이쁘다!"는 소리해주고 막 "아유! 고맙다! 이쁜 아가씨가 착하기도 하네!" 뭐 이런 얘기 해주시잖아요. 어르신들은… 그러면 그런 거 들을 때마다 사실 할 때는 뭐 기저귀 갈아줄 때는 기분이 안 좋다가도 그렇게 해주고 나면 기분 좋아지구….

응급실에선 정확하고 빨라야 한다

저는 응급실에선 정확하되 빠르게 하는 게 중요한 것 같아요. 빨리만 하면 실수를 할 수도 있고 이러니까 정확하게 하되 사실 빨리 하는 것도 중요한 것 같아요. 사고 같은 게 일어날 수 있으니까 조금 늦어도 되니까 정확히 하라고는 하거든요. 사고 같은 게 일어나면 사실 사고가 일어나면 안 되니까. 제 생각에는 물론 정확하게 하는 게 제일 중요하긴 한데 정확하게 하면서 신속하게 해야 하는 부분이 있는 것 같아요. 저도 신규 때 위 선배 선생님들이 정말 잘하는데 빨리빨리 하는 선생님들이 되게 멋있어 보였거든요. 그러니까 응급실은 병동이랑 비교해 보자면 정확하게 하는 건 당연히 중요한데 신속할 필요가 있다고 생각해요. 그냥 고열이나 배 아파서 온 사람은 '응급상황이 아니야!' 이렇게 생각하고 느리게 할 수도 있고, 사실 그게 큰 문제가 되진 않을 수 있지만, 환자와 보호자들은 그 시간에 컴플레인이 생기고 이렇게 하니까 꼭 응급실에서는 정말 응급상황이든 아니든 정확하되 빨리 하는 게 필요한 것 같아요. 중요한 것 같아요.

불평을 듣지 않으려면 끝까지 참고 더 잘 해주는 게 전략이다

흉통으로 심근경색이 의심되는 노인 환자였어요. 환자도 예민하시고 보호자분들이 막 화내고 그랬어요. 처음에는 뭐 하나 해도 라인도 한 번에 안 되고 두세 번에 하니 처음에는 엄청 화를 내고 막 그랬거든요. "간호사가 주사도 한 번에 못 놓냐?" 저도 그런 소리를 들으면 안 좋으니까 사실 막 표정도 드러날 수 있고 한데. 그냥 '아, 그래도 뭐 내가 한 번에 못했으니까.' 이렇게 생각하면서 참고 계속 설명 잘 해드리고, 주사줄 때 보통 그냥 "진통제예요." 이렇게 하고 줄 때가 저도 많은데, 그 날은 설명도 더 자세하게 잘해주고, 환자 한 번 더 봐주고 정각에 바이탈하고, 스페셜 바이탈할 때도 가서 이불 덮어주면서 설명 계속 설명해드리고. 그렇게 애썼는데, 병동에 입원하신 후 나중에 보호자가 빵을 사들고 내려오셨더라고요. 그럴 때 내가 사실 마음속으로는 너무 싫었죠. 그래서 오히려 컴플레인을 더 듣기 싫어서 나는 더 잘해준 거였을 수도 있는데. 그게 2년차 때였는데, 그런 식으로 컴플레인을 심하게 당해 본 적도 처음이었어요. 나는 '아, 이 사람들한테는 이렇게 하지 않으면 컴플레인

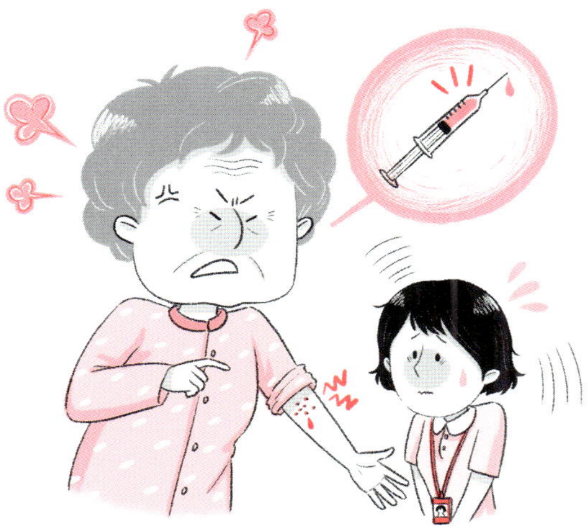

을 더 당할 수도 있겠구나.' 하는 마음에서 더 애썼던 것 같아요. 꼭 좋은 간호를 해주려고 사실 그랬던 건 아니었을 수도 있고, 내가 컴플레인을 듣기 싫어서 그랬던 거 일수도 있는데, 그렇게 하고 나서 기분이 좋으니깐 그 다음부터는 그 별 거 아닐 수 있잖아요. 사실… 설명하는 거 얼마 안 걸리니까 설명도 더 하고, 바빠도 막 기계처럼 말이 나올지언정 설명 다 해주려고 해요. 그걸 계기로 그런 일이 있어서 기분이 되게 좋았던 것 같아요.

제가 프리셉터를 했었거든요. 저는 프리셉티에게 항상 강조했던 게 설명하는 거 그러니까 "꼭 친절이나 공감 형성, 이런 거까지는 아닐지언정, 나중에 네가 안 힘들려면, 할 때 제대로 하는게 좋다. 환자나 보호자들이 같은 걸 자꾸 물어보면 넌 또 가야되잖아. 그러니까 네가 여러 번 왔다갔다 하지 않고, 컴플레인 듣지 않게 되는 거다. 위 연차 선생님이 봤을 때 환자, 보호자가 계속 앞에 나와 물어본다는 거는, 환자나 보호자 입장에서 봤을 때 뭔가 설명이 부족했기 때문에 나오는 거다. 그러니까 환자, 보호자를 위해서도 그렇고, 네가 일을 편하게 자신을 위해서도 그렇고. 위 연차 선생님들에게 너가 잘한다는 모습을 보이고 인정받기 위해서라도 그렇고. 한 번 갔을 때, 양쪽을 다 위해서 설명을 정확히 하고, 이렇게 이렇게 공감해 주는 말도 하고… 위로, 그러니까 환자 성격 같은 거, 캐릭터를 파악하면, 네 느낌에 '아, 이 사람은 컴플레인을 많이 할 것 같다.'고 생각되면 거기에 맞춰서 설명하는게 좋다." 이렇게 '충분한 설명의 중요성'을 많이 강조한 것 같아요.

환자는 고통을 안고 살아가는 생활인이다

간호사는 심장만이 아닌 사람을 보기 때문에 생명을 구할 수 있다

저는 내과외래에서 심장초음파한지 지금 거의 10년째고 그 전에 병동에서 9년 근무했어요. 에코를 하면서 제가 널스라서 정말 뿌듯했던 경험이 있어요. 제가 전공이 심장이지만, 간호사는 그 사람의 심장만 보는 게 아니잖아요. 에코를 하다가 응급상황을 캐치한 적이 있어요. 원래 좀 안 좋은 환자였어요. 제 기억에는 70대 할머니였는데, 그 환자가 천식과 만성폐쇄성 폐질환으로 호흡이 어려운 환자였어요. 심장도 아니나 다를까 많이 안 좋았었고, 우심장이 많이 커져 있고 또 거의 우심장이 움직이지 않는 정도였어요. 집에서도 재택 산소를 하고 계시던 분이셨어요.

에코를 할 때 불을 끄기 때문에 환자의 얼굴은 희미하게만 보이고 자세하게 보이진 않아요. 근데 환자가 자꾸 몸을 이렇게 꿈지럭 꿈지럭거리고 좀 힘들어하는, 원래도 힘들어했지만, 좀 더 안 좋은 그런 느낌을 제가 받았거든요. 그리고 심장도 안 좋았기 때문에 처음에 시작할 때도 산소와 응급키트를 미리 준비하긴 했죠. 저희 에코 방에는 기도흡인기나 이런 것들이 모두 다 갖춰져 있는 곳은 아니에요. 왜냐하면 외래 베이스이기 때문에 환자가 왔다가 가는 곳이라서… 그래도 그날 저는 최대한 제가 할 수 있는 거를 미리 챙겼어요. 병동에서 환자가 그냥 내려 왔길래, 산소흡입 마스크도 미리 갖다달라고 했고, 제가 심장초음파를 하는데, 아니나 다를까 심장마비 징후가 나타난 거예요. 그런 상황인데, 만약에 제가 간호사의 눈이 아니고 임상병리사나 다른 분이 봤다면 그렇게 했을까요? 그들은 산소 이런 거 미리 준비할 생각까진 안 했을 거예요. 그런데, 저는 산소가 있는 방으로 왔었고, 모든 것을 미리 준비했죠. 저희는 모니터링 기계가 없어요. 병동에서 갖고 와야 되는데, 그런데 특별한 상황 아니면 그런 걸 요청할 일도 없죠. 저는 미리 환자기록을 보니까 환자가 안 좋았기 때문에, 언제 어디서 어떻게 될지 모르는 거잖아요. 하트도 제가 알기 때문에 하트 에코를 여러 번 했었어요. 이에프도 안 좋았고. 그래서 미리 준비를 했던 건데 아니나 다를까 환자가 어레스트(arrest)가 난거예요. 그래서 급하게 방송으로 심폐소생술팀을 불러 소생에 성공했어요. 중환자실을 거치긴 했지만, 그래도 미리 응급상황에 대비한 덕분에 목숨을 건지게 되었죠.

저는 처음에 심장초음파를 하면서 '아, 나는 간호산데 간호는 하나도 안하고 뭘 하고 있나?'는 생각을 한 적이 있어요. 제가 박사과정 다닐 때 "그럼 너는 간호는 언제 하는데? 의사들의 임상결정을 위한 검사만 해주고 간호는 언제 하는데?"라는 질문을 들은 적이 있는데, 그 말이 지금도 꽂혀 있어요.

이전에 저는 메디컬만 했거든요. 그래서 제 정체성이 정말 많이 흔들렸던 적이 있어요. '아, 내가 이렇게 할 거면 그냥 의학대학원을 가지 내가 왜 이러고 있지?' 그런 생각 되게 많이 했거든요. 근데 대학원 박사공부를 하고, 제가 결혼과 출산으로 상황이 달라졌다고 할까 그런 게 오버랩되면서 이렇게 환자를 보는 눈이 조금 달라진 거 같아요. 그리고 내가 초음파를 하는데 의사가 초음파를 하는 거랑, 간호사가 초음파를 하는 거, 그리고 임상병리사가 초음파를 하는 것은 다르다고 생각하거든요. 그래서 항상 제 밑에 후배들이 오면 그걸 되게 저는 강조를 해요.

"간호사가 보는 초음파는 다르다."고, 다른 사람들은 심장만 봐요. 대개 심장에만 포커스를 두고 그 외에는 제외시켜버려요. 근데 저는, 간호사는 그게 아니라고 생각해요. 예를 들어, 쇼그레인(Sjogren's Syndrome) 환자인 경우, 저는 이제 심장만이 아니라 '아, 이 사람이 지금 이 심장을 가지고 가정에서는 어떻게 뭘 하고 있는지, 직장생활은 잘 하고 있는지.' 저는 그런 게 되게 궁금하더라고요. 그래서 한마디씩 제가 좀 던져 보게 되요. "요즘 제일 힘든 건 뭐예요? 그리고 요즘 컨디션은 어떠세요?" 저는 항상 그게 첫 번째 질문이거든요. 다른 환자들에게도 "컨디션이 어떠세요?" 그냥 저는 그렇게 물어요. 그리고 할머니, 할아버지들한테는 "할머니, 요즘 마실은 나가세요? 얼마만큼 가세요?" 이런 식으로 좀 묻게 돼요.

결혼과 출산 후 환자를 생활인으로 보게 되다

제가 결혼하기 전과 결혼한 후, 그 다음에 아기를 낳기 전과 낳은 후가 많이 달라요. 그러니까 제 생활의 변화가 많이 작용을 하는 것 같아요. 저는 이전에 소아과에 있을 때 애들이 싫었어요. 환자잖아요. 아픈 환자죠. 간호사가 해야 할 행위는 다 하지만. '애기들은 너무 시끄러워!' 뭐 이런 생각이었죠. 그런데 결혼을 하고 애기를 낳으니까 그게 다른 거예요. 애들한테도 마찬가지고 다른 환자들한테도. 제가 결혼을 해서 애를 키우는 경험을 해 보니까 또 환자 대하는 게 조금씩 달라지더라구요.

결혼하기 전에는 그냥 '환자니까 누워 있는 거고, 제가 케어를 해야 되니까 하는 거고' 이런 식으로 생각했는데, 결혼하고 애기를 낳고 나니까, '아, 이 환자들의 가족들은 얼마나 이런 환자를 두고 슬퍼하실까? 이 환자분은 얼마나 힘들까?' 이런 생각들이 더 많이 들더라고요. 저는 예전엔 질환 중심이었어요. 이제 저는 병 자체보다는 그 환자에 대한,

그 환자를 둘러싸고 있는 가족들이나, 환자가 지금 속해 있는 직장과 역할 등. 네, 뭐 그런 것도 좀 생각을 하게 되더라고요. 결혼으로 인한 변화가 컸고, 임신과 출산을 겪으면서 또 달라졌어요. 그리고 대학원 공부를 하니까 조금 더 많이 그런 쪽으로 변하게 된거죠.

제가 이제 심장 초음파를 보는 건 똑같아요. 똑같은데 그전에는 딱딱했죠. 그냥 초음파 하고 "결과는 어때요?"라고 환자가 물으면 "결과는 당연히 교수님한테 들으셔야죠."라고 무미건조하게 답하고. 그런데 이제는 '이 심근경색을 안고 살아가는 사람'이라는 생각이 들면서 "어떤 일을 하세요?" 이런 사회생활에 대한 질문을 하게 되었어요. 일용직 노동자가 되게 많아요. 저희 심근경색 환자 중에게 "일 하실 때 무거운 거, 어느 정도의 무거운 걸 드세요?" 이런 식으로 제가 말을 걸게 되더라구요. 그러면 환자도 자기 얘기를 하죠. "아~ 무거운 거 들 때, 예전에는 잘 들었는데, 요샌 못 들겠어요." "아~~ 그러세요! 근데 제가 심장을 보니 좀 그러실 것 같으세요. 그러니까 무거운 거 들 때는 조금 더 조심을 하시고, 미리 워밍업 한 번 하세요." 이렇게 되더라고요.

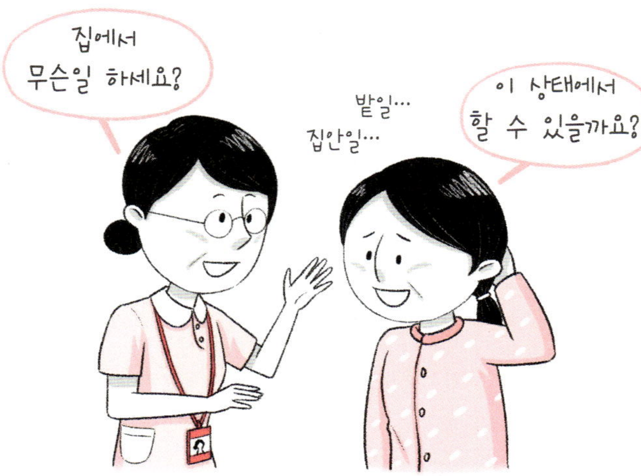
집에서
무슨일 하세요?
밭일…
집안일…
이 상태에서
할 수 있을까요?

다시 말해, 예전에 신경과병동에 있을 땐 제가 꼼꼼한 편이라 뇌졸중 환자들의 동공이나 운동 같은 걸 꼼꼼하게 체크하고 변화된 거 잘 노티하고, 급박한 상황에서 잘 대처하고. 이게 단 줄 알았거든요. 물론 그것도 중요하지만, 이제는 지금 보고 있는 심장환자들이 어느 정도의 재활? 재활을 잘 해서 궁극적으로는 이분이 바깥에 나가서 생활을 잘 하셔야 되는 거잖아요. 한 사람으로써… 잘 생활해야 하는데, 어떤 보이는 그런 신체적인 것도 중요하지만 '바디이미지가 이런데 나가서 어떻게 다닐까?' 뭐 그런 것도 생각해 주게 돼요. 제가 달라지면서… 신체적인 것뿐만 아니라 보이지 않는 것들도 제가 생각을 더 하게 되었죠.

장애가 그레이드 제로여서 꼼짝도 못하다가 어큐트 시기를 지나고 한 쓰리정도 되는 환자를 예로 들면, 예전의 저였다면, "어휴! 치료가 잘되셨어요. 정말 잘 하신거예요." 하고 끝이었어요. 근데 그레이드 쓰리 포도 불편해요. 환자는 완벽하기를 바랄 텐데 그래도 아직 모자라는 거잖아요. 그런 몸을 안고 본인이 평소에 생활하던 그 속으로 들어가셔야 되는 거잖아요. 직장이나 집안일 뭐 이런 거 다 하셔야 되니까… 이제 저는 "집에서 무슨 일을 하세요?"라고 묻게 되니까 환자도 "저는 집안 살림도 하고, 밭일도 해야 되는데 이 상태에서 할 수 있을까요?" 뭐 이렇게 대화도 하게 되었어요.

스피드와 전문지식이 있어야 상황대처를 제대로 할 수 있어요

심장은 특히 환자가 한순간에 운명을 달리 하는 곳이라서 그런지, 저는 좋은 간호사에 대한 자질을 얘기한다면 스피드와 전문지식이라고 생각해요. 심장은 갑자기 멈춰버리니까 그렇고 뇌도 만성인 경우라 언어장애, 연하곤란 등으로 우리한테 어떤 실마리도 주지 않아요. 그러니까 어떤 실마리도 주지 않고 자다가 그냥 갑자기 사망하는 경우가 많았거든요. 물론 감이라는 것도 있지만 그 감은 너무 무모하잖아요. 그렇기 때문에 저는 평소에 전문지식이 뒷받침이 되어야지 그런 찰나에 판단을 잘 할 수 있을 거란 생각이 들어요.

바로 며칠 전 얘기인데요. 뇌졸중으로 말도 못하고 이해능력도 없으면서 심근경색까지 있는 환자가 초음파 중에 전신 경련을 일으키는 듯하더니 갑자기 사망한 분이 있었어요. 저는 다른 방에서 환자보고 있을 때였는데요. 티이라고 경식도식 초음파를 하다가 환자분이 사망하셨어요. 위험한 환자셨는데, 사람이 죽으면 '악!'하고 소리를 지르잖아요. 그 순간이 그분은 '악!'하고 소리 지르셔야 했을 텐데, 언어장애가 있으셔서 지르지도 못하시고. '그 상황에 나라면 어땠을까?' 하는 생각을 며칠 동안 했거든요. 제가 그 상황을 보지는 못했기 때문에 그려지진 않았지만, 예전에 병동에서도 마찬가지로 그런 위험한 응급상황이 터지면, 그런 찰나에 사람 목숨이 왔다 갔다 하는 정점에 저희 간호사가 있는 거예요. 뭐 의사들도 마찬가지고… 특히 의료인은 그렇다고 생각을 하거든요. 그래서 저는 전문지식이 뒷받침되어야 한다고 생각해요. 침착한 상황에서도 그런 지식이 좀 필요하겠지만, 응급상황에서 정말 찰나의 판단을 잘 하기 위해서는 튼튼한 뭔가가 뒷받침을 해야 되는데, 물론 경력도 중요하고 감도 중요하지만, 그래도 그건(감이나 경력) 너무 뜬구름 잡는 거잖아요. 그래서 저는 좀 탄탄한 지식이 뒷받침되어야 한다는 그런 생각을 해요.

환자 개인의 정보도 중요한 근거 자료

제가 신경과병동에 있을 때 간질 환자가 있었어요. 이십대 초반이었는데, 어릴 때부터 열성경련으로 인해서 거의 그냥 만성적인 간질 환자였어요. 제가 소아과에 있을 때부터 입원했었는데, 소아에서 이제 청년이 된 거죠. 지금은 사망한 사람이에요. 밤 근무할 때 "친구야 와라!" 해서 라면도 같이 먹었던 친군데, 한 번 경련을 하면 정말 몇 시간씩 했어요. 뇌가 많이 다 망가져 약간 지적능력도 떨어져 있는 그런 친구였는데. 착하죠. 저는 그 친구뿐만 아니라 그 가족들하고 유달리 친했어요.

그때 제가 석사 공부를 할 즈음이었는데, 레포트를 쓰는 게 있었어요. 케이스 스터디였는데요. 그걸 하느라 가족 얘기나 이런 걸 물어보게 돼서 조금 더 깊게 물어보게 되었죠. 가족들이 술술 얘기해 주시더라구요. 제가 만약에 공부를 안 하고 그 친구랑 그냥 그렇게 라면이나 같이 먹고 그랬더라면, 그 환자나 가족들하고 그렇게 다양한 얘기를 할 기회는 갖지 못했을 거예요. 병동에서는 그런 기회도 없을 뿐더러 시도도 하지 않았을 거 같아요. 속속들이 그 집에 대해서 어떤 환경에서 자라 왔고 왜 간질을 하게 됐고 그런 것들을 제가 끌어내게 되었죠. 그 순간이 저한테는 '아, 내가 간호사니까! 그렇지 간호사니까 이렇게 접근하는 거지.' 그런 생각을 했었어요. 한 인간인 환자잖아요. 그런 요소들이 그 사람한테 되게 중요할 거라는 생각을 공부하면서 많이 해요. 다른 간호사들보다는 제가 대화한 시간도 많고 부모님들도 저랑 얘기를 많이 했었고. 그러니까 행위가 달라지더라고요. 내 가족은 아니지만 그래도 '아, 이 친구를 살리고 싶다.' 그런 생각. 그리고 나중에 기도삽관까지 하게 되었을 때 기도흡인을 해도 기계적으로 하는 게 아니라 더 마음을 기울이게 되고. 저희는 현실이 전인적 간호 이런 건 잘 안되잖아요. 나는 요 부분만 하면 되지만, 조금 더 시야가 넓어져서 백케어도 한 번 더 해주게 되고, 교대하기 전에 인계받는 간호사한테 더 자세하게 말하게 되는 거예요. 예를 들어 "이 친구가 오전에 어떤 이벤트가 있었는데 오후에 그 이벤트가 있는지 좀 잘 살펴봐 달라." 차팅에도 중요한 건 쓰지만 차팅에 못 쓰는 것들이 훨씬 많거든요. 그런 것들을 좀 더 세세하게 챙겨주게 되었어요.

그 이후에 제가 다른 환자도 그렇게 접근하니까 몸이 많이 힘들더라고요. 왜냐하면 밤근무할 때 원래는 차트를 현재 것만 보게 되요. 나이트근무는 바쁘니까 더 그렇게 되는데, 저는 입원하기까지의 생활이라든가 또 옛날에 어떤 질환을 갖고 있었는지 이런 게 다 궁금해서 옛날 차트까지 다 보게 되는 거예요. 그게 저의 업무에서는 많이 달라진 점이 그거예요.

공부하니 간호가 더 재미있다

저도 처음 한 육년? 육, 칠년 열심히 놀았거든요. 근데 밑에서 치고 올라오는 후배들, 후배들이 저보다 더 지식적으로는 많이 아니까 그거에도 좀 위압감이 들었지만 이거는 환자 목숨하고 직결되는 일이고, 제가 이렇게 선불리 그냥 경제적인 거 바라고 다른 그런 직장들, 회사들하고는 다르다는 생각이 들더라구요. 그래서 최대한 이제 내가 뭐 돈을 버는 것도 중요하지만 저는 크게 막 돈을 벌어서 우리 가족을 먹여 살리고 그런 생각은 안 했던 것 같아요. 그냥 좀 재미가 있을려면, 내 일 하는 데 있어서… 저는 평생직장을 가지고 싶거든요. 그런 생각이 있었고, 근데 직장을 집, 직장 이렇게 하면은 재미가 없을 거 같고, 그 다음 직장생활할 때도 이렇게 동료들이랑 있으면 좋을 때만 있는 건 아니잖아요. 트러블도 있고 또 간호사라서 의사들에게 무시를 당하는 경우도 있고… 그러니까 그러지 않기 위해서? 또는 그것을 잊어버리기 위해서, 또 그렇게 한 게 저는 공부였던 것 같아요. 근데 공부를 하니까 그냥 이게 실무에서 내가 하는 행위와 직결이 되는 거예요. 전문간호사 과정 때문에 엑스레이 판독하는 거 이런 것들, 그런 거를 배우게 되니까 더 재미있고, 메디컬에 저는 도움닫기를 한 것 같아요. 의학에 도움닫기를 한 번 하고, 간호학으로 좀 몰입할 수 있는 그런 계기가….

기록지를 보면 검사기록지에 대한 걸 해석하는 능력이 없으니 잘 모르겠더라구요. 보통 검사결과가 나오려면 한 삼, 사일이 걸리니까. 그 전에 환자는 퇴원하고 없어요. 근데 이 환자가 지금 어느 만큼 가고 있는지를 간호사들은 항상 뒤에 늦게나 알잖아요. 때로는 모르고 그냥 퇴원시켜버리고. 무슨 일이 일어났는지 모르고 아무도 얘기해주지도 않고, 의사들도 그냥 무시하는 발언으로 "그냥, 그냥 그렇게 해주세요." 그냥 그러고 마는 게 대다수에요. RN-BSN과정을 하니까 그걸 알 수 있는 능력을 길러주더라구요. 그래서 그 능력이 도움닫기를 한 것 같아요. 그래서 '아, 이 사람이 가지고 있는 폐, 심장이 이 정도, 아, 이 사람이 가지고 있는 머리는 이 정도니까, 이 사람은 이런 머리와 이런 폐와 이런 심장을 가지고 이 정도의 일을 하고 이 정도의 생활을 하고 있을 거다.'라는게 이제 그려지는 거죠. 그래서 환자한테 접근을 할 때도, 내가 말을 할 때도 방향이 달라지는 거 같았어요.

전담간호사도 법률적으로 보호받고 싶어요

지금 전담간호사라는 이름으로 일하고 있는데, 저 또한 마찬가지로 심장 초음파 일만 하고 있고, 다른 전담간호사들도 뭐 인턴이나 레지던트 일 년차 업무를 하고 있어요. 오더 내고 기본적인 수술 컨설트 같은 페이퍼나 쓰고 그런 식의 일을 하고 있거든요. 점점 의사들 수는 부족해요. 그러고 정말 그 옛날에 각광받던 그런 흉부외과나 이런 데는 안와요. 의사들이 지원을 안 해서 대체된 인력들이 전담이에요. 저희 내과도 이번에 1년차 레지던트가 두 명밖에 안 왔어요. 내과는 과도 많은데… 그래서 내과 과장님이 저한테도 새삼스럽게 "무슨 일을 하느냐?"고 묻고, 지금 왠지 자기들끼리 이제 이걸 어떻게 해야 되나 방안을 세우는

데, 전담을 늘리려나봐요. 우리 간호사들이 어디든지 가면 일을 척척 잘 해요. 보험과든, 원무과든, 다양한 데서 일을 하는데 정말 그런 배치 인력들을 좀 트레이닝을 잘 시키면 좋겠어요.

저 같은 경우는 지금 초음파를 하는데, 우리 의료법에는 간호사가 초음파를 할 수 없잖아요. 저는 현재 법적으로 인정을 못 받아요. 제가 그것 때문에 '아, 제가 초음파를 했을 때, 제 사인이 들어가는데 만약에 무슨 일이 났을 때, 누가 절 방어해 주나요?' 저는 처음에 그 생각을 했거든요. 그래서 제가 뭐라도 할 게 있나 법적으로 내가 보호받을 게 있나 막 찾아봤어요. 국내법엔 없는 거예요. 근데 미국초음파 간호사, 초음파사 라이센스가 있더라구요. 그래서 제가 먼저 딴 게 그거예요. 네, 뭐라도 해야 되겠더라고요.

심장내과 외래에서 연구간호사 일하는 선생님도, 병원 자체 내에서도 그 역할에 대해서 인정을 안 해주세요. 왜냐하면 연구간호사는 보통 대형병원들은 개인 교수가 계약직으로 쓰잖아요. 근데 저희 병원은 이제 병원 마인드가 있으니까. '아, 교수가 니네 심장내과 교수가 사다가 계약직을 써야지, 왜 우리 병원 직원을 그렇게 쓰면 안 되지.' 하고 선생님이 일을 정말 열심히 하시는데 인정을 안 하시는 거예요. 총무과든, 병원에서든, 인정을 안하시는 거예요.

저는 '너 잘 한다. 너 훌륭하다! 너 없으면 우리 조직 안 돼!' 이런 걸 바라는게 아니예요. 그게 아니라 내가 하는 일에 대해서 법적인 테두리 안에서 일하고, 그 다음에 내가 하는 일에 대해서 사람들이 내 하는 일 '어, 그래! 너 하는 일, 너의 역할이야!' 이렇게 인정해주면 그것만으로도 충분한 것 같은데, 그게 제대로 안 된 경우도 있고, 저희 전담이 지금 좀 그런 시기고, 눈에 보이지 않죠. 사람인데….

퇴원 후 일상생활 적응까지 도와준다

퇴원 후 필요한 환경변화방법까지 도와주는 설명

저는 두 아이의 엄마이고요. 그 역할이 가장 큰 것 같고, 그리고 병원에서는 믿음직스러운 동료, 믿음직스러운, 누군가가 자기 얘기를 충분히 들어줄 수 있을 만한 사람으로서 17년 3개월 정도 되었고, 지금은 정형외과 전담간호사입니다.

현재 제가 정형외과에 근무하고 있기 때문에 정형외과에 관련된 지식, 환자들이 궁금해 하는 지식적인 면을 제가 명확하게 알고 있지 않으면 환자에게 부정확하게 설명을 할 수도 있는 문제죠. 환자들은 수술에 대한 것도 궁금해하시고 수술의 예후에 대해서도 궁금해하시고, 수술 후 재활 간호에 대해서도 궁금해하시고, 그리고 수술 후 재활과 관련된 교육적인 측면도 궁금해하시고…. 수술 후 또 정형외과의 경우에는 사지에 손상을 받아서 수술하는 경우가 많기 때문에 그 이후의 환경변화는 어떻게 해야 하는지 생활 패턴은 어떻게 해야 하는지 그런 것도 궁금해하시고… 집안구조를 어떻게 해야 하는지….

한 10년 가까이 고관절 인공관절 환자하고… 인공관절 환자를 주로 많이 봤었는데. 고관절 인공관절 환자 같은 경우는 자세 주의를 요하는 것도 그렇고 생활패턴도 바뀌어야 되고 그리고 주거환경도 바뀌어야 되는 부분들이거든요, 그런 것들에 대한 것을 수술 전에도 한 번 설명을 하고 수술 후, 그리고 수술 후 엑스레이를 보면서 설명을 하고 또 퇴원하기 전에 설명하고 중간중간에 다른 보호자가 오실 경우에는, 그런 부분에 대해서 미리 준비를 하실 수 하게 되실 수 있도록 반복해서 설명을 하죠.

측은지심에 기초한 공감

몇 년 전에 본 꼬마 애 같은 경우에도 아토피를 많이 갖고 있었던 아이가 있었거든요. 그것 때문에 애가 많이 위축이 되어 있고, 주보호자인 환자 어머니 또한 그것 때문에 많이 힘들어 했었고 그거로 인해서 어떤 면역학적 능력이 떨어지니까 골수염까지 생겼었고 이렇게 만성화되다 보니, 굉장히 의료진에 대한 신뢰가 떨어지고 이랬던 환아였는데, 그때 마침 월드컵 축구경기가 한창 때였어요. 제가 갈 때마다 아이가 스마트폰으로 축구중계만 보고 있었어요. "축구를 좋아하니?"라고 물으니 아이 눈빛이 달라지면서, 그렇대요. 그 다음 날 초등학생으로 그 또래인 제 아들이 보던 축구에 관한 책을 가져다 줬더니, 그 아이하고, 그 다음에 엄마하고도 관계가 좋아지게 되었죠. 그 이전에는 아이가 스마트폰

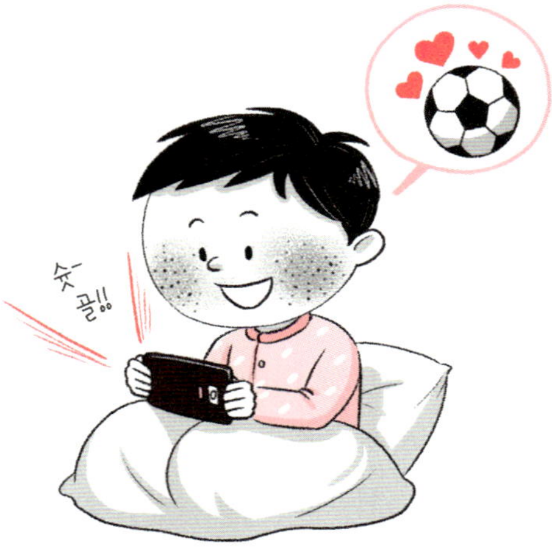

만 들여다보고, 의료진이 들어가도 얼굴조차 들지 않았는데. 그 이후엔 저뿐만 아니라 다른 의료진하고도 잘 지내게 되었어요. 제 아들과 같은 나이라서 더 측은지심이 들었나봐요.

핑거 에네마도 마다하지 않는 진짜 간호사

제가 정형외과 병동에 근무할 때 선배 선생님께서는 제가 생각하는 정말 간호사의 가장 기본적인 원칙과 철학들을 가지고 계셨던 분이었던 것 같거든요. 정형외과 병동에 노인환자들이 많아요. 노년층은 단순히 골절만이 아니라 중복되는 다른 만성질환도 많은데다 계속해서 부동으로 있어야 하는 경우도 많다 보니까, 대표적인 게 변비가 심한 환자분들이 많았어요. 근데 환자분들이 변비가 걸리면, 저희도 이제 변을 하루라도 날마다 보던 사람들이 못 보면 굉장히 힘들잖아요. 환자분들은 누워 계신 상태에서 아무리 enema를 해도 배변을 쉽게 보지 못하여 힘들어 했던 경우가 많았거든요.

그 선생님이랑 나이트를 하면 항상 육체는 힘들었던 것 같아요. 근데 마음은 참 따사하게 느껴져서 지금도 많이 존경하고 따르는 선생님이신데, 그 선생님은 나이트 시간에 그렇게 힘들게 하면서도 환자분들이 배 아프다고 하시면 finger enema 다 하시고… 그리고 변도 깔끔하게 보시는 게 아니라 정말 엉덩이에 다 묻히시거나, 아니면 부목에 다 묻거나 이런 경우가 많았거든요. 그러면 아래 연차 간호사들에게 "그 환자 변 좀 치워주라." 이렇게 말할 듯도 한데, 그 선생님은 항상 선생님께서 직접 하셨어요. 연차가 굉장히 높은 연차이셨음에도 불구하고, 항상 직접 가서 먼저 환자가 불편해하기 전에 자세변경 해주시고, 변도 치워주시고, 괜찮으신지 확인하시고, 많이 불편하시면 어떻게 해야지 환자를 도와줄 수 있을까에 대해서 항상 생각을 하셨던 분이셔서, 그분에 대한 어떤 존경이나, 그분이 보여줬던 게 '진짜 간호사가 있어야 되는 이유 중 하나구나! 간호사는 저런 모습을 가지고 있어야 하는구나!' 라고 생각했던 모습이었고….

환자의 대변인이 되어

외국인 환자였습니다. 20대 초반의 외국인 환자였는데 산업재해로 팔이 crushing injury되어, 결국 오른손을 쓸 수 없는 장애를 갖게 된 환자인데, 처음에 초기접근이 잘 안 되었는지 결국 그나마 남아 있던 기능조차도 안 되게 된 케이스였거든요. 근데 계속해서 반복적으로 입원치료를 하고 또 다시 입원을 하게 되면 수술을 굉장히 크게 해야 되는 케이스였어요. 근데 환자가 치료를 받을만한 충분한 경제적 능력이 안 되는 거예요. '우리가 저 부분에 있어서는 좀 도와주어야 되지 않을까?' 하는 생각이 들어서 제가 사회사업실에 연락해서 "혹시 경제적으로 도움이 가능한지? 외국인 근로자인데…." 그런 부분에 대해서 더 도우려고 했어요. 환자분하고 소통을 더 많이 하려고 더 가까이 다가가려고 했죠. 제가 그 환자의 한국인 여자친구에게도 관심을 보이고 개인적인 면에 가까이 다가가다 보니까, 환자가 장애를 가진 것 때문에 어떤 부정적인 면을 갖기보다는 '한국 사람이 마냥 나쁘지만은 않구나.'라는 거는 조금 느끼지 않으셨을까 하는 생각이 들어요.

환자의 마음을 읽고 긍정의 힘을 발휘하게

일단 이론적인 기반이 항상 밑바탕이 돼야 할 것 같고. 그 이론적인 지식에 항상 '인문학, 인문학' 그러잖아요. 사람 생각하는 마음이 붙여져 있으면 당연히 스킬도 충분히 늘 수 있고 그럴 수 있다고 생각을 합니다. 환자들, 또 동료들 후배들의 마음을 조금 읽을 수 있는 마음인 것 같습니다. 그러니까 환자들의 상태, 오늘의 기분상태, 오늘의 얼굴표정을 한 번 보면 딱 보이거든요. "어, 오늘은 뭔가 많이 힘드신가 봐요. 어젯밤 잘 못 주무셨어요?"라고 하면 보이는 표정과 똑같으시거든요. 그 표정만 봐도 좀 캐치할 수 있는 그런 것, 그 사람의 마음을 읽어주고 가까이 다가가는데 가까이 다가가서 사소한 거라도 몇 마디 주고받고 대화를 좀 더 이렇게 넓게 해나갈 수 있는 것 같아요. 넓게라는 게 보통은 시작이 가볍게 시작할 때는 환자분 상담할 때 외적으로 보이는 것들, 긍정적이고 그런 부분에 대한 거를 하면서 가볍게 나가는 것 같고. 그러면서 환자가 평소에 느끼고 있는 증상이라든가, 지금 힘들어하고 있는 것들… 그런 걸 얘기를 하다 보면 환자가 "앞으로 계획은 어떻게 되는가?" 그런 걸 물어보시고 그러거든요. 그러면 내가 알고 있는 지식 내에서 정확하게 환자분에게 "앞으로 이러이러해서 이러이렇게 진행이 될 것 같습니다."라고 하고. 그렇지만 긍정적인 부분을 마지막에 강조해서 환자분이 자신의 치료가 굉장히 오랜 시간동안 걸리다 보면 어느 순간 좌절하게 되거든요. 그럼에도 불구하고 그분한테 어떤 긍정적인 면을 많이 부각을 시켜줘야 되기 때문에, "지금까지 잘 버텨오셨다. 잘하셨다."고 하고. "그만큼만 이제 지나시면 된다."고 하고 긍정적인 면을 부각을 시켜주는 게, 저는….

04

능동적인 간호, 창의적인 간호

- 적극적으로 생각하고 행동하는 간호사
- 임팩트 강한 1분 간호
- 변화를 이끄는 강한 부드러움

적극적으로 생각하고 행동하는 간호사

능동적인 간호사

저는 외과계 중환자실에서 5년차가 된 간호사입니다. 신경외과, 흉부외과 수술 받으신 분들을 주로 돌보고 있습니다. 신경외과 care는 약간 세밀한 스타일이 필요하고 흉부외과는 약간 터프한 스타일이어서, 모두를 경험하면서 시야가 넓어지는 것 같아요.

어떤 간호사는 되게 일을 잘한다고 생각이 되는데 상대적으로 보호자들한테나 환자들한테 친절하지 못한 간호사가 있고, 반대로 매우 친절한 품성인데 업무 면에서는 좀 부족한 경우도 있어서 양쪽 면을 다 갖춘 간호사가 좋은 간호사인 것 같아요. 환자에게 중환자실이란 굉장히 힘들고 고통스러운 경험이고, 보호자들에게도 너무 큰 위기감을 주지요. 우리 간호사들은 지나가는 한 명의 환자일 뿐인데, 큰 수술이라고 온 가족이 지방에서까지 다 올라와서 기다리고… 그래서 그 사람들한테는 그 순간이 굉장히 큰 위기이고, 그런데 우리에게는 하나하나의 지나가는 순간이고 일이 바빠서 잘 챙겨드리지 못하고 그럴 때가 많아요. 저도 가끔은 일이 너무 바빠서 다른 할 일이 있어서 보호자들한테 잘 대해주지 못했다가 조금 미안한 감정을 많이 느낄 때가 있어요. 그러면서 조금 후회하고 반성할 때도 있거든요. 그래서 업무 측면도 잘 챙기면서 환자의 emotional support도 잘 해줄 수 있고 또 단순히 의사의 오더를 수동적으로 실행한다기보다는, 의사와 많이 좀 의사소통을 해서 약간 대립을 할 땐 하더라도, 좀 제 의견을 적극적으로 표현할 수 있는 능동적인 간호가 좀 더 훌륭한 간호가 아닐까 그렇게 생각을 해요.

저는 환자한테 그렇게 좀 따뜻하게 대해주고 친절한 간호사도 중요하지만, 친절이 1순위가 될 순 없다고 생각하거든요. 물론 이제 그것까지 챙기면 더 excellent한 간호사라고 생각은 하지만, 1순위는 환자에게 친절한 간호사가 1순위라고 생각하지는 않구요. 환자의 문제점을 잘 찾아내고, 좀 능동적인 간호사, 어떤 상황에 대해 알고 있는 것을 의사와 적극적으로 소통해서 무언가 환자에게 도움이 되는 것을 해주는 것은 친절과는 좀 다르다고 생각을 했구요. 교대근무를 하다 보면 다른 간호사의 근무 스타일을 알게 되요. 어떤 간호사의 뒷근무를 맡게 되면 굉장히 정리도 잘 돼있고 환자의 상태도 좀…. 물론 간호사의 역량과 관계가 없을 수도 있지만 그래도 뭐 환자의 정리 상태라든지 좀 더 의사에게 적극적으로 노티도 하고, 예를 들면 좀 사소한 것 일수도 있지만 중심정맥관 같은 드레싱을 어떤 간호사는 조금만 지저분해도 빨리 다시 챙겨서 좀 더 깔끔하게 해 놓고 좀 더 환자에게 긍정적인 방향으로 하는 반면, 어떤 간호사는 오늘은 하는 날이 아니라는 이유로 신경도 쓰지 않는 경우가 있어요. 뭐 예정된 날이면 열심히 하지만, 그렇지 않으면 수동적으로 정해진 업무만 하는거죠. 적극적으로 미리미리 판단해서 자기 선에서 할 수 있는 최대로 환자에게 긍정적인 영향을 미치는 게 필요하다고 생각되요. 저는 그래서 뒷 근무자에게 업무를 인계할 때도 좀 더 환자에게 조금 더 긍정적인 케어를 하고 넘겨주고 싶다는 생각을 많이 하게 됐던 거 같아요.

창의적인 중재

며칠 전 일인데 중환자실에서 sub-ICU로 전동을 가게 되는 환자가 있었어요. esophageal cancer로 수술을 했던 환자였거든요. 그래서 lung care가 굉장히 중요하고, ambulation을 적극적으로 하면서 활동을 많이 하도록 해서 회복을 촉진해야 하는 환자였는데, 전동이 계속 미뤄지다 보니까 중환자실에서 누워있는 상태가 길어진 거에요. 환자가 ambulation하는 것을 굉장히 힘들어해서 ambulation은 5분도 못하고 다시 침대로 눕고, 계속 그런 상황이 반복됐던 환자였어요. 제 담당환자는 아니었는데 옆에서 동료 근무자로서 일을 하다가 'cardiac chair에 앉혀서 운동하고 앉고를 반복하면 좋겠다.'는 생각을 하게 되었어요. 제가 좀 능동적으로 생각하는 면이 있어서, 굳이 제가 할 필요도 없는 의무였고 다른 사람의 환자였지만 그렇게 해서 앉혔어요. 나중에 주치의가 수술 끝나고 다른 환자를 모시고 중환자실로 나오면서 그걸 본 거지요. "어! 누가 여기에 앉혔어요?"고 묻길래 제가 약간 꿋꿋하게 "아, 제가 했습니다."고 답을 했지요. 주치의가 "아주 훌륭합니다. 최근에 본 일 중에 가장 멋진 일입니다."라고 마구 칭찬해 주더라구요. 물론 다른 사람들도 생각을 했으면 적용했을 수도 있지요. 저는 '저 할아버지가 좀 더 ambulation을 더 적극적으로 했으면…' 하는 마음이었는데, 마침 cardiac chair가 있어서 지나가다가 그걸 보고 '어, 여기에 앉혔다가 ambulation하면 좋겠네. 힘들다고 느끼시면 의자에 앉고, 괜찮아지면 또 걸으시고. 일반중환자실 침대를 오르내리는 과정이 굉장히 힘들기 때문에 chair를 이용하여 앉아서 쉬었다가 ambulation을 반복하면 좀 더 좋겠다.'는 단순한 생각을 한거지요. 그것을 실행에 옮긴 것이 제가 생각해도 기특한 것 같아요. 제 이야기지만 환자 입장을 조금 더 섬세하게, 신중하게 고려하여 능동적으로 들여다보고 적극적으로 해 드릴 수 있는 간호를 찾는 것이 중요하다고 생각돼요.

DNR 환자도 회복시킨 몰입 간호

굳이 주변에서 표현은 안 해줬지만 제 스스로 좀 보람되고 뿌듯함을 느꼈던 그런 경험이 있어요. 곧 돌아가실 수도 있는 위급한 상태의 환자였어요. 새벽에 두 번 CPR을 하면서 DNR까지 받고, 한 번만 더 CPR 상황이 발생하면 소생을 포기하기로 한 환자로, 저는 낮번 근무자로 인계받았어요. 그런데 이상하게 검사 결과도 계속 호전되고, 환자 상태도 계속 호전되었어요. 누구나 당연히 하는 간호였지만 그날 굉장히 열심히 몰입해서 환자를 보았고, 검사 결과가 교정이 되고 그런 거에 뿌듯함을 느끼고 환자상태가 계속 호전이 되고… 다행히 그 환자가 위기를 잘 넘겨서 한 달 정도 더 중환자실에 계시다가 병동으로 전동을 가셨어요. 그 순간에 누가 알아준 건 아니지만 저 혼자서 인계하고 퇴근하기 직전까지 환자의 상황이 좋아지는 것을 확인하면서 혼자서 좀 뿌듯함을 느꼈던 그런 경험이 있습니다.

적극적으로 답을 찾아주는 선배

선배간호사 한분이 계시는데요. 후배간호사들이나 제가 가끔 좀 모르는 상황이나 그런 거에 대해서 질문을 할 때 굉장히 똑똑하게 설명을 잘해주셔요. 가끔 제가 질문을 받았을 때 잘 모르면 저는 "어, 그거는 잘 모르겠는데~." 이러고 마는 경우가 많았는데 그 선배간호사는 누군가한테 질문을 받으면 그 해답을 끝까지 찾아가지고 꼭 알려주면서 "이렇게 이렇게 해가지고 이렇게 했으면 좋겠다."고 이렇게 현실적인 조언도 해주셔요. 참 멋져 보입니다.

그리고 가끔은 의사와 좀 사소한 의사소통 분쟁으로 인해서 트러블이 생겼을 때도 자신의 과거 신규 때 경험 같은 것들을 들려주면서, "어떤 잘못이든 누구 하나의 백프로의 잘못으로 이루어지는 에러는 없다.

모든 에러는 모든 상황 상황에서 조금 조금씩 누군가에게 다 잘못이 있고 그 잘못이 모아지다 보니까 하나의 에러가 생긴 거지 누구 하나의 절대적인 백프로의 잘못으로 이루어지는 에러는 아니다."라고…. 그런 현실적인 조언을 많이 해줬을 때 많이 힘이 되고 도움이 되고 좀 많이 존경스러웠죠.

훌륭한 문자판을 만든 멋진 후배

사지를 다 움직이지 못하고, 또 lung care가 잘 안되고 그래서 중환자실 재원기간이 한 달이 넘고, 그러다 보면 환자분들은 정신적으로도 굉장히 많이 고통을 받는 거 같더라구요. 그런 환자분을 간호하다 보면 간호사들도 힘이 들 때가 많아요. 환자가 요구하는 건 너무 많고 우리 일은 너무 바쁘고… 환자는 팔, 다리를 움직일 수 없고 말을 할 수 없으니까 혀를 차서 소리를 내거나 이런 식으로 얼굴로라도 어떻게 좀 자기를 한 번 봐달라고 신호를 보내는데, 우리는 너무 그러한 자극이 반복되다 보면 좀 지치게 되는 경우가 많았거든요.

그러면 안 되지만 사실 정말 그런 환자를 담당하는 것이 힘들게 느

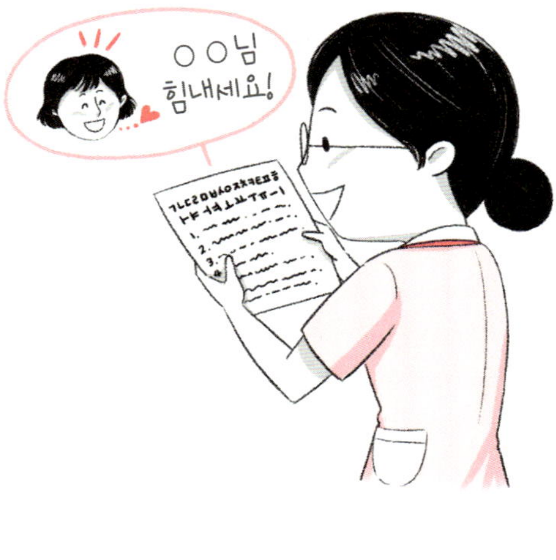

껴지는 것이 사실이에요. 한편으로는 동정심 같은 것이 진하게 오기도 하지만요. 그런데 어느 날 제가 그 환자 담당간호사로 들어갔는데 어떤 판 같은 게 하나 있었어요. 자세히 보니까 기역 니은 디귿 리을, 그리고 '아, 야, 어, 여'까지 모음을 다 적어 놓고 그리고 '1, 2, 3, 4, 5, 6, 7, 8, 9, 10' 해가지고 환자가 주로 많이 호소하는 뭐 1번은 '가래를 빼주세요' 2번은 '자세를 뭐 이렇게….' 환자가 가장 많이 호소하는 주요 그런 의사소통에 대해서 적어놓고, 가장 아래에는 '누구누구님, 힘내세요. 저희가 최선을 다해서 원하는 것을 들어드릴게요.' 이렇게 적어놓은 거예요. '아, 이건 누가 했을까?' 생각했는데… 아, 알고 보니까 저보다 1년 후배인 어떤 간호사가 만들었더라구요. 그래서 후배지만 그 모습에 굉장히 감동했어요.

저는 우리 병원 간호의 수준은 높은 편이라고 생각을 해요. 다른 병원 간호사들과 얘기를 해 보고 해도 우리가 그래도 근거 중심으로 수행을 하는 경우도 많고, 여러 상황의 환자에게 제공하는 간호의 여러 가지 측면으로 봤을 때도 다른 병원에 비하면 높은 수준의 간호를 제공한다고 생각해서 뿌듯하게 느낍니다.

나는 간호사 블로거

오래전부터 생각해 온 것이 있어요. 일반 사람들은 간호사가 무슨 일을 하는지 잘 몰라요. 제가 한 번은 이브닝근무를 굉장히 바쁘고 힘들게 끝내고 집으로 들어왔을 때, 그날 며칠 와 있던 친구가 있었거든요. 새벽 1시쯤 퇴근해서 들어가면서 "아~, 너무 힘들다!" 하니까 친구가 하는 말이 "기껏 해봐야 혈압 재고 주사 좀 놓는데 뭐가 그리 힘드냐?" 그러는 거예요.

저는 간호사들 스스로가 자신에 대해 잘 인식해야 한다고 생각해요.

간호사 하면 '백의의 천사'라는 사회적 인식은 너무 간호사를 서비스직으로만 바라보게 하는 것 같고 저는 정말 원치 않거든요. 좀 더 전문적인 의료인으로서 우리 스스로도 자부심을 가져야 하고, 일반 국민들도 간호사가 어떤 일을 하는지 좀 알았으면 좋겠어요. 그래서 저는 오래전부터 생각했었던 것 중에 하나가 올바른 간호사의 모습을 좀 잘 알릴 수 있고, 다른 간호사도 보고 배울 수 있는 간호와 관련된 책이나 드라마 같은 게 필요하다는 거예요.

예를 들면, 메디컬 드라마 같은 걸 보더라도 '간호사의 이야기를 잘 다룬 드라마는 거의 없다.'는 생각이 들어요. 그나마 하나 쪼금 비슷했던 게 〈외과의사 봉달희〉인데, 거기에 중환자실 간호사 한 명이 나오는데 이름도 없는 간호사긴 하지만 그래도 가장 간호사의 모습을 좀 잘 표현한 것 같긴 해요. 역할 비중이 너무 작았지만요. 다른 드라마에서는 너무 수동적이고 마음은 여리고 착한데 뭐 전문성은 굉장히 없어 보이는 그런 간호사의 모습이 너무 많이 나와서 좀 안타까운 생각을 많이 했어요. 좀 좋은 간호사의 역할모델이 많이 나왔으면 하고요. 삼성서울병원의 ○○○선생님 통해서 남자간호사들이 역할을 벤치마킹하는 것 같기도 해요. 그런 좋은 모델 하나가 있으면 자연스럽게 다른 사람에게도 영향이 가는 것 같아요.

그래서 저도 블로그를 하고 있거든요. 간호의 이야기가 중심은 아니고 책을 좋아해서 책 블로근데 거기에 이제 간호 이야기도 같이 담고 있는… 아, 그렇게 많이 방문하진 않고 하루에 백 명 미만 정도 방문해요. 알고 보니까 또 간호사 중에서 그런 간호의 이야기를 많이 담은 블로거들이 의외로 좀 있더라구요. 그리고 그 사람들 블로그도 들어가 보면 저와 느꼈던 거 비슷한 걸 느낀 사람들도 많고, 또 되게 생각이 깊고 그런 간호사들도 많고 해서 이런 좀 재능 있는 사람들 중에 좀 더 드러난 사람이 있으면 좋겠다는 그런 생각도 했고. 그 정유정 작가가 『내 심장을 쏴라』 그러고 『28』 이런 책도 쓰고, 얼마 전에 그게 영화로도 나온 작간데 그 작가도 중환자실 간호사 출신이라고 하더라구요. 그래서 그런 간호의 경험이 있고 글쓰기에 재능이 있는 사람들이나 이런 사람들이 능력을 많이 발휘했으면 좋겠어요.

긍정적인 간호상을 교육 프로그램으로

병원 내에 지식적인 측면의 교육은 굉장히 많이 있거든요. 중환자간호과정도 저는 수료를 했고. 감염관리… 뭐 이런 여러 가지 지식적인 측면에서 교육도 업무하면서 굉장히 많이 도움은 됐어요. 근데 그런 것 플러스 좀 더 여기에서 다른 좀 다른… 얼마 전에 좀 비슷한 거, 무슨 그 비폭력 대화? 이런 걸 준비했다가 안됐던 거 같은데 그런 측면에서 그런 좀…. 우리의 프라이드를 좀 스스로 높일 수 있고 우리 스스로 좀 더 긍정적인 자아상을 만들고 긍정적인 간호의 상을 만들고 할 수 있는 병원의 좀 더 그러한 측면의 교육이 좀 있으면 괜찮지 않을까 하는 생각은 해 본 적 있어요.

의사와 소통이 되는 시스템

의사들과의 관계가 영향이 굉장히 큰 거 같아요. 서로 의사소통이 잘 되고 협력이 잘 되면 확실하게 더 나은 간호가 제공이 되고, 의사 쪽에서도 더 나은 의료서비스를 제공할 수 있어요. 반대로 그 관계가 서로 원활하지 않으면 분명히 '저 사람도 훌륭한 의사고 우리도 훌륭한 간호를 제공'하는데 서로 엇박자가 나요. 그리고 의사들도 지휘체계가 좀 통일되지 않으면 이 사람이 와서 이렇게 했다가 저 사람이 와서 또 바꾸고. 이렇게 의사소통이 명확하게 되지 않아서 환자의 간호가 좀… 가끔은

엉뚱한 방향으로 흘러가요. 우리는 그걸 알면서도 할 수 없이 수행을 하고, "아, 누가 이렇게 하자고 했는데, 말도 안 된다."고 얘기를 하면서도 어쩔 수 없이 또 할 수 밖에 없고.

제가 얼마 전에 외과계 중환자실에 업무를 도와주러 간 적이 있었어요. 세 번 정도 갔거든요. 우리 내과계 중환자실과는 여러 가지 시스템이 달라가지고 좀…, 좀 그 시스템에 적응을 못한 면도 있긴 했지만 거기서 또 굉장히 좋았다고 느꼈던 것이 있어요. 마취과 ○○○교수님과 ○○○교수님, 그리고 마취과 레지던트가 한 네 명 정도와 그리고 해당 진료과의 펠로우와 주치의 이렇게 여러 명의 의사가 큰 바퀴달린 테이블 하나를 차려 놓고 이동을 하면서 환자 앞에서 딱 멈춰가지고 이 환자에 대해서 서로 브리핑을 하는 거예요. 브리핑을 쭉 하고 어제는 어떤 일이 있었고, 랩 교정을 어떻게 했고, 현재 상태는 어떻고 어떻다고 이렇게 하고 의사소통을 하고 나서, 이제 담당간호사인 저한테 또 그때 "더 추가할 거 있어요?" 이렇게 물어보시더라구요. 저도 사실은 한 가지 계속 하고 싶은 말이 있었는데 어느 타이밍에 얘기를 해야 될까 주저주저 하고 있었는데 그렇게 물어봐 주셔서, "이걸 좀 했으면 괜찮겠다."라고 건의했어요. 그랬더니 교수님이 잠시 고민하더니 그것에 대한 중재를 주시고 전 바로 수행을 했고, 그래서 "아! 이 시스템이 굉장히 괜찮구나!"라는 생각을 했던 적이 있었어요. 의사와의 의사소통이 정말 중요한 것 같아요.

독서토론모임 운영으로 통합적인 사고력을 키운다

저는 너무 간호의 관점에서만 모든 현상을 바라보면 안 된다고 생각해요. 시야가 굉장히 좁아지는 거죠. 그래서 저는 누가 해줄 수도 없으니 본인 스스로 좀 더 다양한 관점을 가져야 통합적인 사고력도 따라온다고 생각했어요. 예를 들면 다른 학문을 공부할 수도 있고 책을 통해서 지식을 얻을 수도 있고요.

실제로 저는 책을 좋아해서 책을 읽고 토론하는 그런 모임을 하고 있어요. 하나의 책을 가지고 같이 토론하다 보면 다양한 직업, 다양한 연령층의 사람들이 모여서 얘기를 하다 보니 관점이 매우 달라요. 원래는 제가 이 모임의 장은 아니었는데 원래 리더가 개인적인 사정으로 그만두게 되고 제가 지금의 장이 됐어요. 그렇다고 제가 뭐 다 이끌고 그런 건 아니고 다 개인 개인마다 역할이 따로 있고 그런 뭐 협력적인 관계인데요. 좀 다양한 사람들 다양한 연령층이 모여서 그런 식으로 얘기를 하다 보면 정말 좀 '너무 내가 그동안은 간호가 나쁜 학문은 아니지만 간호라는 학문에만 너무 좀 좁게 시야를 바라봤던 거 같다.'는 생각을 많이 하게 돼서 굉장히 도움이 돼요.

사실 모임이 두 개예요. 하나는 여러 가지 모든 종류의 책을 다 읽는 모임이고, 또 하나는 제가 좋아하는 종류의 세계문학전집만 읽는 모임이에요. 앞에 모임은 매주 한 번씩 일요일 아침에 모여요. 다른 한 모임은 2주에 한 번씩, 입사 이후의 제 생각이나 뭐 여러 가지 태도나 그런 거에 영향을 많이 미쳤던 것 중에 하나예요.

임팩트 강한 1분 간호

저는 수술실에서 7년이 좀 넘었는데, 제가 이렇게 오래 간호사 할 줄 사실 몰랐어요. 학교 다닐 때 선배님들이 "오래 할 거라는 애들은 빨리 나가고 뭐 작정없이 들어 온 애들이 오래 다닌다."고 하는데 제가 딱 그 케이스인 것 같아요. '나중에 뭐가 돼야지. 어떻게 해야지.' 이렇게 구체적인 목표를 가지고 온 건 아닌데 이렇게 열심히 간호사를 하고 있네요. 큰 기대를 갖지 않고 와서 그런가? 아무튼 그래서인지는 잘 모르겠지만 간호사라는 제 직업이 괜찮은 직업이라는 생각이 많이 들어요.

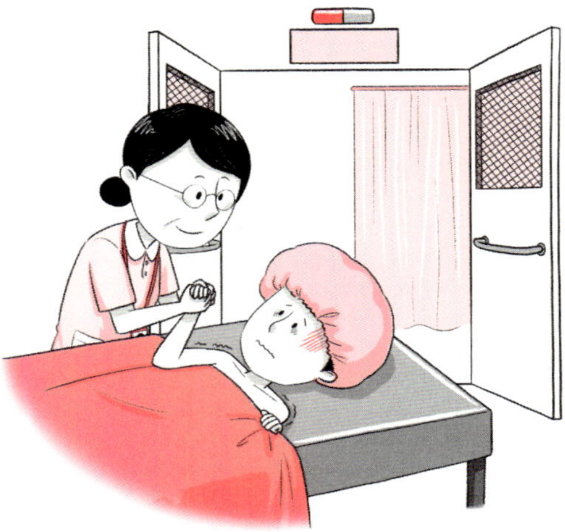

말 한마디로 감동을 주는 간호

대인관계 능력이 제일 중요하고 지식도 기반이 돼야 되죠. 사람 목숨을 다루는 거니까요. 일단 전문지식이 가장 우선이 돼야 되겠지만 지식은 어느 정도 쌓으면 습득이 되는 거고, 시간이 지날수록 더 중요하게 생각되는 건 대인관계 능력인 것 같아요. 여기가 어떻게 보면 확장된 가정일 수도 있고 이렇게 축소화된 사회잖아요. 병동이나 ICU에서 근무하는 친구 이야기 들어보면 환자나 보호자로 인한 고충을 많이 얘기하는데 수술장에서 우리는 마취 induction하기 전 잠깐 밖에는 care해 줄 시간이 없지요. 그런데, 그게 생각보다 피드백이 많이 오더라고요.

환자분들은 처음 수술장에 오시면 마취 시작하기 직전 그때가 제일 떨리대요. 우리 아빠도 입원하셨을 때 이야기를 들어보면요. 근데 그때 정말 손을 한번 잡아 주고… 너무나 저희한테는 상식적인 얘기일 수 있지만 그런 것들이 나중에 환자한테 되게 큰 위안이 됐다는 게… "너무 걱정하지 마세요!"라든지 그냥 가서 정말 말을 한마디 걸어주고, 그 너무나 생소한 환경이잖아요…. 춥기도 춥고 다 낯선 사람들이 자기 일에 바빠서 막 이렇게 불러도 사실 대답도 잘 안 하는 경우도 많고 한데 그때 환자가 부르지도 않았는데 먼저 가서 얘기를 하고 뭐 이렇게 하다 보면 그분들이 느끼는 감동이 저한테도 전해지잖아요. 근데 그때 평범한 사람에게 했을 때보다 수십배 이상의 그런 걸 느끼고 있다는 걸 저 역시도 그게 전해지니까….

의료진도 나의 간호 대상자

환자는 사실 그렇게 잠깐 만나는 것뿐인데 의사, 특히 교수님들하고는 병동과 달리 항상 같이 일을 하는 시스템이잖아요. 그러니까 제가 교수님으로 인해 맘이 안 좋을 때는 '아, 그냥 이 사람도 환자고, 의료진도 그냥 나의 대상자다.'라고 생각해요. 환자뿐만 아니고 모든 의료진, 주변 관계 사람들이, 같이 일하는 사람이 제일 중요한 거죠. 똑같은 일이 생겼을 때도 이를 해결해 나가는 유형이 여러 가지잖아요. 대처 방안도 이렇게 대처했을 때, 저렇게 대처했을 때, 강경하게도 해 보고 무시도 해 보고 여러 가지를 했을 때 그냥 정말 웃으면서 어떻게 보면 '좋은 게 좋은 거다.'라고 할 수는 있겠지만 일단은 나를 굽히고 들어가면 나중에 그 사람이 너그러워졌을 때 저의 불만이나 개선해줬으면 하는 점을 얘기하면 그게 가장 잘 받아들여지더라고요.

어느 순간 이렇게 생각하게 되었다고 말하긴 좀 그런데요. 초반에 약간 마음고생을 하다가 한 6개월 이후부터 지금까지도 제가 이걸 제가 안다고 해서 실천한다기보다는 계속 이렇게 노력해나가고 점점 더 배워 나가는 기간이긴 한데 저는 한 6개월 정도 지나고 그 생각이 들었던 것 같아요. 근데 그건 제가 배경이 사실 있는 게, 저는 전자공학과를 다니다 간호학과로 왔거든요. 그러면서 어떻게 보면 제 인생에 새로운 시도라고도 할 수 있지만 어쨌건 제가 한 번 선택했던 걸 엎은 거잖아요. 그래서 큰 실패라고도 볼 수 있거든요. 다시 나를 밑으로 내려갔다가 다시 차곡차곡 쌓아가는 단계라는 생각을 처음에 입사할 때부터 많이 했기 때문에··· 상대방은 그렇게 안 느꼈을지 모르지만 제가 이전 생활과 비교했을 때는 확실히 많이 한 번 꺾이고 굽혀진 상태에서 이렇게 올라온 건 맞는 것 같아요. 항상 생각은 그렇게 했습니다. 실천에 옮기는 것까지는 계속 노력해야 됐고요.

수술환자 불안을 감소시켜주는 이야기 나누기

제가 국소마취로 하는 수술에 들어간 적이 있는데요. 국소마취를 하면 환자가 의식이 완전히 또렷해요. 환자는 생소한 상황에 있으니까 이게 아프다고…? 해야 되나. 고통에 사실 더 민감해진다는 생각이 들어요. 국소로 마취를 하고 있기는 하지만. 소리가 들리고 느낌은 있으니까. 한 환자가 집도의인 교수님이 도저히 진행을 못할 정도로 민감했어요. 이렇게 손만 대도 "아! 아! 아!" 막 이런 식으로 바로 그랬어요. 그때 제가 스크럽 간호사로 들어갔는데, 너무 통증에 예민하게 일부러 더 반응하시는 것 같더라구요. 그래서 그냥 일부러 환기를 시키려고 막 이것저것 질문을 했어요. 다른 마취 때는 할 수 없는 일이죠. "자녀가 어떻게 되세요?"부터 시작해서 보통 엄마나 엄마 친구들이랑 나눌 수 있는 대화를 그렇게 계속 했어요. 그분이 그 이후로는 아프다는 반응이 현저히 줄어들고 정말 수술을 빨리 진행을 할 수 있었어요. 그 교수님이 "꼭 다음에도 꼭 들어와 달라."고 말씀하시더라구요. 환자도 "선생님 덕분에 덜 긴장할 수 있었다."고 얘기해주고 나가는데 기분 좋았어요. 제가 환자를 상대하는 업무를 많이 안 하다 보니까 그게 저한테는 되게 신선한 충격이었던 것 같아요. '나도 환자에게 뭐를 할 수 있구나!' 하는 생각이 들었어요. 사실 수술을 들어가면 operator와 일을 하는 것 같지, 환자를 상대로 제가 뭘 한다는 느낌은 안 들거든요. 수술 영역을 보고 있고 막 이러니까… 그런데 그때가 제가 '환자를 상대로 내가 뭔가 이 환자에게 해주고 있구나!'를 표면적으로 느낄 수 있는 기회였던 것 같아요. 일단 그 상황에서 '제가 할 수 있는 최선이 뭘까?' 그걸 생각했던 것 같아요. 그런 상황이 길어지면 operator도 지치고 환자한테도 좋을 게 없고, 저 역시 저한테도 좋을 건 없잖아요. 그때가 한… 3년? 4년차? 정도 됐을 때였는데 되게 기분 좋은 경험이었어요.

평소에 저는 환자가 수술실에 들어오면 대체로 말을 걸어요. 제가 한 번 다가가면 그분들은 긴장상태에서 폭발하는 거죠. 그래서 '아, 이 사람은 내 말을 들어주겠구나~!'라는 생각이 드는지 자기의 긴장상태를 계속 얘기해요. "나는 너무 긴장했는데, 수술이 처음인데… 뭐 어떻게 되고 누가 왔는데 어쩌고 저쩌고~." 막 이렇게 얘기를 하세요. 너무 바쁘다 보니 가끔은 '아~ 저 환자분은 말이 너무 많으시네~.' 이렇게 생각이 들 때도 있어요. 나쁜 생각이긴 하지만 얘기를 듣다 보면 조금 말도 안 되는 얘기를 하는 분들도 있거든요. '그런 얘길 굳이 여기서 뭐 하러 하시지? 하지만 그분 나름의 불안 감소 방법이겠구나!' 라는 생각이 들어요.

우리에게 필요한 건 위기대처능력과 직감

9개 진료과가 수술실을 사용하고 있구요, 같은 hernia 수술을 하는데도 각 교수님의 procedure가 다 다르고 쓰는 도구가 다 다르고 이런 식이에요. 9개 진료과가 사용하는 전신마취 수술방이 31개예요. 제가 그 방 하나를 파악하는 데 2달이 걸리는데요, 그 2달을 본다고 그 방을 확실히 안다는 거는 아니에요. 그런데다가 GS방 5개를 다 돌 수도 없을 뿐더러 모든 진료과를 다 돌려면 배우는 데에만 또 걸리는 시간이 몇 년이 걸리는 거죠. 근데 그렇게 몇 년이 걸려서 31개 방을 설사 다 돈다 치더라도 그 전에 돌았던 방은 이미 매달 procedure가 바뀌고 있어요. 그래서 수술실 전문간호사라고 하면 위기에 대처하는 능력이랑 통상적으로 이제 직감이라고 할 수 있는 그런 능력이 발달하는 거지 뭐 10년, 20년 된 간호사라고 해서 그 operator의 수술을 완벽히 따라가는 건 방장 말고는 있을 수가 없어요. 그래서 항상 이렇게 유형을 파악해야 하는 거죠. 교수님의 유형을 파악해야 되고 '메스가 어느 정도의 위치에 있을 때는 어떤 식으로 기계를 쓰고 어떤 식으로 다음 플랜을 이어가겠구나.' 라는 걸 제가 제 나름의 노하우를 알아야 되는 거구요. 그래서 지금 10년차 되는 간호사들도 자기 방이 있지 않고서는 매번 그 교수님의

procedure를 그 방, 메인 방에 가서 매 수술마다 공부하고 들어가야 되는 거예요.

만약에 수술을 똑같이 준비를 하더라도 이게 파악하는 게 다르잖아요. 이 사람이 부족해서라기보다는 내가 같이 일했던 교수님은 이런 식으로 했는데 다른 교수님은 이렇게 안 하니까, 그런 식으로 위기에 봉착했을 때 그때 circulating nurse 역량이 매우 중요해집니다. 수술 영역에 있는 operator나 assist가 상황을 모면하고 해결해 나가는 데에 굉장한 차이가 있거든요.

수술실에서 일한다는 거 자체가 굉장히 스트레스가 높아요. 병동이나 ICU는 뭐 6개월, 길어도 1년이면 신규딱지 떼고 3년이면 완전 올드, 완전 프로페셔널 이렇게 되는데 여기는 1년까지는 신규, 2~3년까지도 신규라고 사실 생각하거든요. 그리고 정말 10년 이상되면 올드긴 올드지만 그 올드는 또 그 방의 그 수술에 대해서 올드인 거죠. 그래서 다른 수술이 넘어오거나 다른 교수님의 수술이 넘어오면 불안해지지요. 다른 사람에 비해 빨리 알고 빨리 대처할 수 있는 사람이긴 하지만 익숙한 상황에 비해서는 취약한 거죠. 그 방을 벗어난 수술에 대해서는….

환자도 다르죠…. 음, 환자 컨디션이 bleeding이 조금 더 나고 덜 나고 그런 차이죠. 네, 나머지는 비슷한 것 같아요. 환자의 컨디션에 따라서 같은 수술의 경우 procedure 자체는 크게 다르지 않는데 중간에 뭐 피가 많이 나거나 이렇게 돼서 약간 수술이 길어지고 피가 많이 날 상황이니 뭘 더 준비해야 되고 이런 정도의 차이만 있지 한 교수님의 한 수술의 procedure는 환자가 바뀌더라도 크게 변하는 건 없는 것 같아요.

수술장에서는 간호사의 숙련도가 매우 중요해요. 왜냐하면 간호사가 적절하게 대응하지 못하면 operator가 짜증이 나게 되고, 그렇게 되면 사람들이 하는 일이다 보니까 피도 더 날 수 있게 되는 거고 더해야 될 걸 덜 할 수도 있는 거고… 이런 상황을 여러 번 접하게 되니깐요. 일단 의술도 사람이 하는… 노동 집약적인 일이잖아요. 그러니까 사람이 하는 거다 보니까 그래서 operator가 “이 스크럽 간호사는 다음에 절대로 넣어주지 마세요.” 이런 요구를 하는 것 같아요. 왜냐하면 자기가 예민해지고 긴장을 하게 되면 같은 수술을 하면서도 달라지는… 충분히 달라질 수 있거든요. 그래서 간호사 아무나 넣어줘도 된다고 하는 사람은 있긴 하지만 말은 그렇게 말하는 교수님조차도 뭐 “이 간호사가 좋아요, 저 간호사는 싫어요, 이 간호사를 넣어주세요.” 뭐 이런 얘기는 충분히 여러 번 하시니깐요.

환자를 위해 늘 공부하는 간호사

대인관계 능력은 좀 떨어지는 간호사 한 분이 있어요. 그래서 ‘아, 이것도 갖추고 저것도 갖추면 정말 좋겠구나.’라는 생각이 들긴 했어요. 그런데 우리가 생각도 못한 기구나 뭐 약품 같은 거 미리 준비하고 수술에 들어가셔서 정말 귀신같이, 필요할 때 시기적절하게 교수에게 제공을 딱 하는데 ‘허~. 어떻게 저걸 다 생각할 수 있지?’했는데… 제가 몇 달을 같이 일하면서 겪어본 결과 그 선생님은 정말 공부를 많이 하시더라고요. 그래서 학회 같은 데도 정말 시키지 않았는데 많이 가시고, 자기가 그 진료과의 전공서적 같은 것도 찾아서 많이 보시고…. 근데 환자를 정말 생각하세요. 우리는 잘 몰랐지요. 나중에 “이렇게 했는데 환자가 정말 그러면 환자한테 안 좋잖아. 이렇게 되면 이렇게 더 빨리 끝날 수 있는데…”라는 말씀을 듣고 ‘저 선생님은 정말 되게 노력을 많이 하시고 공부도 많이 하시고 되게 좋으신 분이구나.’ 그 부분에 한해서는 정말 그렇게 생각했어요.

수술집도의사의 파트너인 간호사

집도의와 같이 두 명이서 일하다 보니까 너무 너무 밀접하거나 아니면 정말 너무나 무관하거나…. 이렇게 되는 것 같아요. 피드백이 뭐 나중에도 operator가 "걔는 잘하더라!" 이런 식으로 피드백이 오는 거고 나가실 때 바로 얘기해주시기도 하고, 저의 의견이 반영되는 경우도 많거든요. "이거보다는 이걸 하시는 게 좋을 것 같아요." 내지는 올드 간호사님 같은 경우는 operator가 너무 서두른다 싶으면 "선생님 한 템포 쉬어 가세요."라든지 이런 식으로 할 때 일단 이게 서로 신뢰가 쌓이다 보니까 가능한 거죠. 주니어스탭인 경우 "선생님, 이런 경우는 이런 걸 쓰시는 게 더 좋을 것 같아요."라든지 "이런 경우는 이렇게 하는 게 더 피가 덜 나던데요." 내지는 어떤 "올드 교수님은 이런 걸 이렇기 때문에 좋다고 하셨어요." 이렇게….

받아들일… 법한 분들에게 저희가 얘기를 많이 하죠(웃음). operator가 아니면 assist한테 얘기를 하죠, "이게 아니고 이건데." 그럼 assist가 얘기를 하면 operator가 받아들이기가 쉬운 면도 있어요. 그러니까 간호사의 말을 듣는 것을 굉장히 꺼리는 분들이 있으니까… 그래서 보통은 이게 프로토콜이 있잖아요. '이런 경우는 이렇게 하면 되고, 이런 경우는 이렇게 이렇게 하면 되고'하는데. 그런데 너무 경우의 수가 많아요. 그래서 '이 사람이 베스트야!' 라고 꼽기가 되게 그래요. 이분 수술에서는 '정말 최고야!' 막 이랬는데 막상 다른 거에는 또 아니다 하거든요. 그래서 이 사람은 '그 수술을 많이 해서 잘 한 거였나?' 뭐 이런 생각도 들기도 하고 그러니까요.

내 역할에 대한 자긍심

자긍심? 뭐 이런 거죠. '내가 한 역할을 하고 있음'에 대한 자긍심… 매번이라고 말할 수는 없지만요. 하루에도 몇 개의 수술을 하고 그게 정말 내가 잠시 생각할 겨를도 없이 정말 톱니바퀴처럼 막 이렇게 돌아가거든요. 그러다 보면 내가 잘못했던 것도 나중에 집에 가서 자책을 할 수 있겠지만 그게 되게 시간이 짧아지고, 네, 그래서 빨리 잊기도 하고 그 다음에 그 감동도 빨리 사라지기도 하지만… 음…. 매번이라고 하기는 그렇고요. 그냥 일상이 돼버리니까 간혹 큰 이벤트들이 있을 때 정말 자괴감을 느끼거나 아니면 '정말 오늘은 괜찮았던 것 같아' 가끔씩 느끼거나, 그걸 항상 느낀다고 하기는…, 그 이벤트를 가지고는 말할 수 없을 것 같아요. 그냥 전반적으로 '나는 썩 괜찮은 일을 하고 있어!' 평소에 그냥 깔고 가는 정도?이지 뭐 어떤 각 이벤트에서 그걸 매번 느끼고 그 느낌을 오래 지속하고 그럴 수가 있는 건 아닌 것 같아요.

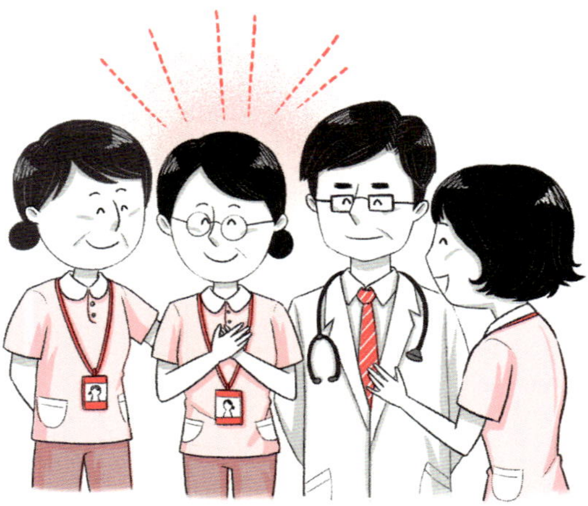

조직에서 인정받는 느낌이 나의 행복

신뢰… 사람에 대한 신뢰? 그리고 직장에 대한 신뢰? 사실 신뢰는 어떻게 구체적으로 할 수 있는 방법은 없는 것 같고요. 병원이 해줄 수 있는 건 교육이고 저도 어쨌건 틀에 짜여진 조직 내에서 개개인이 노력해야 된다고 생각하는 입장이거든요. 누가 말씀하셨다고 하셨다시피 저도 제 행복이 제일 중요한 사람이어서…. 행복, 제가 만약에 이게 지식적인 부분이 딸려서 일하는 데에 힘들었어요, 그러면 제가 불행하지 않기 위해서 공부를 하는 거잖아요. 그래서 그건 개개인이 뭐 공부를 하거나 추구를 해야 되는 거지. 병원에서 해줄 수 있는 거는 그냥 지속적인 기회를 주는 거겠죠. 이 사람이 공부를 하고자 했을 때 공부를 할 수 있는 기회, 그리고 정말 힐링이 필요할 때 내가 신청하면 힐링캠프에 갈 수 있도록 해주는 교육, 그런 프로그램이라든지. 본인이 하고자 했을 때요. 그건 개인의 선택인 거에요, 만약에 병원에서는 충분히 기회를 주었는데, 자기가 교육을 가지 않는다든가 뭔가를 신청하지 않아서 본인이 누리지 못하는 거에 대해서는 각각 개인에게 책임이 있는 거죠. 그래서 좋은 간호를 하기 위해서는 저는 입사할 때도 제가 면접 볼 때 이 얘기를 했는데 "제가 제일 맘이 편하고 제가 제일 행복한 게 가장 중요하다"고… 그래서 내가 행복할 수 있도록 만약에 3교대가 힘들다 그러면 상근직을 할 수 있도록 내 뭔가의 퀄리티를 쌓는 거죠. 뭔가의 메리트가 있으면 되는 거니까…. 그건 이제 제 나름대로 이제 계속 노력을 해야겠죠.

병원은 개인이 누릴 수 있도록, 그리고 노력하고 배울 수 있는 기회를 주고 직원이 갈 수 있는 루트를 마련해 주어야 하는 게 아닐까요? 그게 이제 신뢰가 되는 거니까… 궁극적으로는 다 되는 거죠. 나도 행복하고 병원에서 신뢰도 느끼고 왜냐하면 헌신도가 높아질 수밖에 없으니까요. 주변에도 보면 교육을 보내준다든가 할 때 '진심으로 인정받고 있다'라고 느끼는 거죠. 또는 어느 곳에 추천받았을 때 가장 크게 '아, 이 사람이 나를 인정해주고 있구나.' 그런 걸로 많이 느끼는 것 같았어요. 교육을 보내준다거나 하지 않아도 윗사람이 저를 기억하고 저를 봤을 때 '아, 나는 당신을 알아요.' 그런 느낌만 주어도 내가 여기에서 그냥 소모되는 존재라기보다는 '아! 이 사람들이 다 나를 인지하고 있구나!'라는 생각이 들 때 더 책임감을 가지고 헌신하면서 일할 수 있는 것 같아요. 간호사들이 사실 무지 많잖아요. 그래서 이 사람들을 다 교육을 보낼 수는 없어요. 관리자들도 각각 영역이 있잖아요. 그 분들도 각자 큰 역할을 하고 있다고 생각되요. 관리자들이 개개인의 이벤트들을 기억하고, 그냥 기억하고 있어서 "저번에 그런 일이 있었다면서요~. 선생님 수고했어요!" 이 말 한마디가 정말 굉장히, 그게 사실, 되게 크게 작용하는 것 같아요. 내가 속상한 일을 당했는지를 다른 관리자 선생님들도 알고 있는 건지가 되게 저한테 '그냥 나만 욕보고 말았구나.' 이런 느낌이 안 들거든요. 그래서 그게 중요한 것 같아요. 나만 이용되고 마는 게 아니라 '내가 여기에서 중요한 조직원이고 그래서 나에 대해서 신경을 누군가 써주고 있구나' 이런 거가 굉장히 큰 것 같아요. 책임감도 느껴지고….

사람들은 간호사가 얼마나 좋은 직업인지 모른다

간호사는 사실 되게 좋은 직업인데 사람들이 잘 모르는 것 같다는 생각이 많이 들었어요. 그러니까 막 드러나 있는 직업이잖아요, 오픈되어 있잖아요. 우리가 뭘 하는지 어떤 일을 하는지 낱낱이 오픈이 되어 있으니까 사람들은 다른 사람의 부족한 점, 안 좋은 점에서 나의 만족감을 느끼는 경우가 있잖아요. 근데 일반인들에게 간호사가 이제 그런 게 되는 거죠. 간호사는 의사 밑에서 일을 하고, 저런 힘든 일들을 하고, 그러니까 이게 통상 개념이 되어버리는 것 같아요. 뭐 사실. 특히 이 사회에서 여자가 이렇게 면허증을 가지고 전문인으로서 내가 사실 그만두고자 할 때까지 일을 할 수 있잖아요. 다른 전문직에는 이런 게 없거든요.

제가 대학 때 과를 옮길 때도 가장 크게 들었던 게 저의 어머니…. 이런 개인사도 얘기해도 되나요? 저희 어머니가 주부이신데 엄마가 항상 "여자도 일을 해야 된다. 그래서 네가 버는 거 네가 당당하게 쓸 수 있고, 같이 벌어서 다 쓰더라도 그게 훨씬 네 삶의 질에 좋을 것이다." 이래서 우리 형제 셋을 다 전문직으로 키우셨어요. 그런데 이제 공대를 가기는 갔는데 학교는 정말 재밌게 다녔고 그 전공도 졸업하면 거의 백프로 다 취업이 되었어요. 삼성이나 LG로 취업이 되는데 내가 이 회사를 가서 10년 이상 일을 할 수 있을까? 저는 그걸 굉장히 많이 고민을 했었거든요. 근데 아마 결혼을 하고 애를 낳고 하면 저는 그 직장에서 버틸 수 없을 것 같았어요.

남자하고도 경쟁해야 되고, 그랬을 때 확 자신이 없더라고요. 그러면 내가 이렇게 충분히 다니고자 할 때까지 일을 할 수 있는 직업이 뭐가 있을까 했을 때 이거였어요. 그런데 사람들은 일반인들이 만들어 놓은 통상 개념에 너무 얽매여서 이게 정말 좋은 직장이라는 걸 모르는 것 같은 거예요. 이렇게 뭐 신규 때 오버타임을 하기는 하지만 이렇게 정말 내 할 일만 딱 하고 칼출, 칼퇴하고 내가 누릴 수 있는 걸 딱딱 내가 누리면서 사실 '내가 직업으로 자아실현 하겠어.' 이러면 더 베스트긴 하겠지만 그게 아니면 정말 굉장히 좋은 직업이거든요. 그게 남들 도와주는 게 순간순간 이벤트여서 너무 무뎌지는 거지. 굉장히 큰 일인데….

변화를 이끄는 강한 부드러움

중견 간호사로서 나의 만족도 8.5점

저는 올해 7년차 접어들고 있습니다. 응급실은 워낙 이직률도 높고 로테이션도 많이 되어서 응급실 안에선 중견이죠.

사실 저는 학부 때 실습 나가면서 기대는 많이 안했어요. 간호사로서의 업무의 한계도 있다는 것을 분명히 느꼈고, 실습지에서도 그걸 뼈저리게 느꼈고… '아, 임상에 가서는 생각보다 알고 있는 것보다 못하는 게 많겠구나….'라고 생각했어요. 응급실 간호사로 신규발령받아서 업무 적응하느라 스트레스도 많았고 간호사로서의 한계도 봤어요. 신규 시절에는 응급실에 좀 머물러야 하는 환자를 팀원으로 담당하거든요. 그때 내과환자를 주로 담당했고 약간 진취적이지 못하고 약간 수동적으로 움직이는 모습을 봐왔어요. 그렇지만, 실망도 그렇게 크진 않았고… 솔직히 말해서 신규 때는 제가 지방출신인데, '대충 2년하다가 떠나야겠다….' 좀 많이 느꼈지요. 혼자 또 외롭기도 하고, 그런데 지금 상황에서 만족도를 물으신다면 저는 지금 상당히 만족하고 있고요. 한 10점 만점에 8.5점? 정도로 만족도가 높아졌어요.

왜냐하면, 중견으로 올라가면서 나의 역할이 분명해졌고 내 생각 하나로 응급실 전체가 바뀔만한 힘을 가졌고 나름 실력도 있다고 생각하고… 음, 공부도 하고 지금은 만족하고 있고 지금은 대학원도 다니고 있어요. 제가 3년 전에, 제가 지방 전문대 출신인데, 이 대학병원에 와서 뭐라도 해야겠다는 마음에서 학점 은행제를 빨리 끝냈거든요. 일반 간호대학원 이제 한 학기 남았어요.

응급한 문제엔 신속한 해결이 좋은 간호

좋은 간호란 '환자가 원하는 걸 해주는 것'이라고 생각해요. 그것이 치료든 처치든 간호든 환자가 원하는 걸 해줘야 하는데, 환자가 원하는 건 두 가지가 있을 거라 생각합니다. 자신의 질병을 낫게 해주는 것과 또 간호사는 케어를 해야 하니까 '돌봄', 마음을 좀 편안하게, 차분하게 해줄 수 있는 친절한 간호 그 두 가지를 원한다고 생각해요.

특히 과밀화가 심한 응급실서의 좋은 간호란 환자의 acute한 problem을 빨리 assess해서 빨리 해결해 주는 것이라고 생각해요. 병동 간호는 조금 달라서 간호에 초점이 있겠지요. 저도 간호에 대해 많이 고민을 했어요. 업무량이 많다 보니까 특히 초진이나 환자가 밀려드는 주말에는 후자부분인 간호 즉, care 부분에서는 많이 부족하다는 걸 저도 저스스로도 느껴요. 잘 알지만 이 상황에서 내가 care를 준다 하면 분명히 일이 늦어지는 부분이 존재하더라구요. 특히나 환자 분류 triage 같은 경우는 하다 보면 이 환자한테 완전히 집중하고 있는데 다른 환자의 보

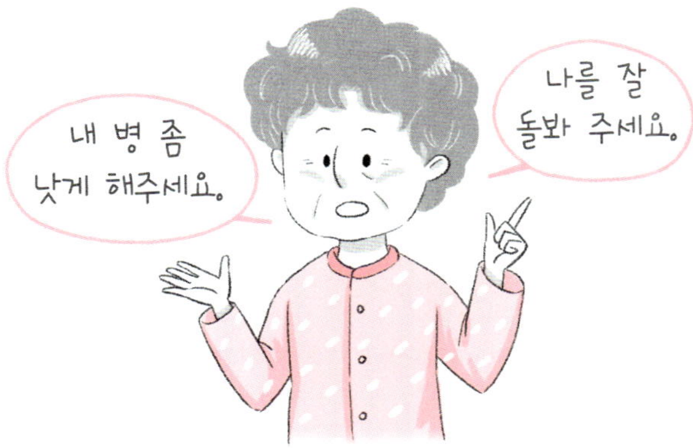

호자가 와서 마구 질문을 하세요. 뭐 실례도 안 구하고… 그럼 제가 잘 응대해 줄 수는 있는데 이 순간 환자 분류는 못하고 많은 시간을 뺏긴다는 거… 경험적으로 많이 봐서 말을 좀 되게 자르고, "다른 사람한테 문의하세요." 이렇게 약간, 친절하지 못한 모습을 봤을 때 전 또 합리화하겠죠. 이 환자를 응대하는 것보다 내 앞에 있는 환자의 triage를 먼저 빨리 끝내는 게 우선이다. 제 현 환경에서 좋은 간호란, 환자의 acute한 problem을 빨리 해결해줄 수 있는 신속 정확한 게 좋은 간호라고 생각하게 되더라구요. 환경이 사람을 만든다는 것처럼….

제가 나중에 환자를 '저한테 원하는 게 무엇일까?' 생각을 했을 때, 뭐 그 보호자에 대한 응대도 생각을 하겠죠. 근데 제가 봤을 땐 제 임무는 신속 정확한 triage라고 생각해요. 또 항상 resource가 부족하잖아요. 그래서 one에서 five까지 중증도를 나누고 또 section 어디로 줄지 정하고, 그래서 대기 환자 계속 접수하고 있으면 뒤에 있는 환자가 어떤 환자인지 모른단 말이에요. 그래서 빨리빨리 해서 보내야 하는데, 근데 만약 이 보호자에게 잘 응대하다 보면 3분 정도 훌쩍 가는 거죠. 3분도 긴 시간이라 생각해요. 많을 때는 열다섯 명도 접수하고 있어요. 월요일 같이 많을 때는, 뭐 핑계일지는 모르겠지만, 그런 면에서 내가 정말 이 자리에서 해야 할 역할이 뭔지 생각했을 때는 그게 더 중요하지 않나 싶어요.

응급실 간호사에게는 두 가지 큰 갈래가 있는데 하나는 차지간호사, 또 하나는 응급전문간호사에요. 저는 응급전문으로 가고 싶어요. 왜 가고 싶었냐면 아까 말씀 드렸듯이 내과 환자 manage하던 시절에 너무 수동적인 모습을 봐서 아무래도 이런 규율과 잣대는 이런 차지간호사 그룹에 더 많이 어울리는 것 같아요. 그래서 저는 좀 더 능동적으로 일할 수 있는 응급전문간호사 쪽으로 갔는데 만족하고 있습니다.

그런데 지나고 나니까 그게 내과 환자라서 그랬던 것이 아니고 제가 신규간호사로서 아는 것도 없고 제 실력이 부족해서 그렇게 수동적이었던 것 같아요. 또 아무래도 남녀의 성향 차이가 있는데 남자는 꼼꼼하지 못하니까. 내과 환자는 medication이나 이런 게 더 꼼꼼해야 한다면 뭐 좀 그런 걸 놓치는 경우도 많았고 또 그땐 의사들 대하는 법도 잘 몰랐어요. 또 그때 제가 경상도 사람인데 경상도 사투리가 싫어서 뭐 나름 서울말로 하다 보니까 말이 막 느려지고 말도 혼자 꼬이고 하니까 내과 주치의들이 "아, 간호사님 제발 빨리빨리 좀 얘기하세요." 짜증도 내고 쿠사리도 먹고 등등, 여러 가지 일이….

정말로 소생시키는 심폐소생술

제가 일하는 응급실은 환자들이 체류하는 시간이 그렇게 길지가 않고 내가 오늘 이 환자를 봤더라도 그 환자가 다음날 제 환자가 아닐 확률이 더 높거든요. 그래서 환자들과의 유대관계 이런 relationship을 쌓아가지고 그렇게 막 알콩달콩 이벤트는 저한테 없구요, 제가 '내가 하는 일이 의미가 있는 일이구나!'고 느낄 때는 소생실에서 arrest온 환자가 정말 소생했을 때예요. CPR의 팀원으로서 제 역할은 적지만 그래도 제가 참여해서 환자가 소생되었을 때 정말 기뻐요.

그런 케이스가 있었어요. 초진 구역에 엄청 비만한 남자 환자가 "숨이 차다."고 왔어요. 안 좋아 보였는데 환자가 갑자기 털썩 쓰러지는 거예요. 맥박도 없고…. 그 환자를 보안요원과 함께 소생실로 옮겨서 CPR 방송을 하고 같이 CPR 했죠. 환자는 소생이 되었고 제가 봤을 땐 그 사람은 bleeding도 있어서 왠지 예후가 되게 안 좋았을 거라 생각했어요. 그러고 나서 한두 달 지났나? 근무가 없어 집에서 자고 있는데 병원에서 전화가 왔어요. "몇 월에 왔던 무슨 환자 기억하냐? 심정지 환자였는데, 지금 응급실에 와서 화내면서 지갑을 달라 한다.” 그 환자가 살아서 걸어서 들어 온 거였어요. 그래서 전 “지갑 본 적도 없고 다른 병원에서 보호자도 없이 전원되어 왔고 짐을 챙긴 기억도 없다. 난 모르겠다.” 하고 끊었지요. 지갑 문제는 어떻게 풀렸나봐요. 처음엔 ‘살려줬더니 뭐 보따리 내놓으란 것이네’ 했는데 가만히 생각해 보니까 ‘와~ 그 사람이 살아서 걸어서 들어왔다고?’ 그때가 2~3년 전이었을 거예요. 그때 제가 의미 있는 일을 했다고 느꼈죠.

다음 번 간호사에게 넘겨도 되는데

병동에서는 인수인계하고 자기 근무조에 할 의무가 비교적 잘 정해져 있잖아요. 응급실은 좀 달라요. 응급의학과 의사들 order 날라 오고 타과와 contact하면 그 과의 order 막 날라 오고… 이런 가운데 환자들이 놓이게 되니까 인수인계 하다보면 뭔가 찜찜한 부분이 있어요. 뭔가 좀, 속된 말로 화장실 갔다가 뒤 안 닦고 나온 기분이 있더라구요. 인계를 주는데 그 사이에 또 새로운 추가 order가 있는 거예요. 그럼 한 개가 또 있다 하면 사실 뒷 근무자한테 넘겨도 되요. 인계타임에 근데 또 넘기기는 뭐하니까 또 해주고. 그러니까 퇴근 시간은 계속 늦어지고….

닮고 싶은 멋진 선후배들

우리 응급실에는 다섯 개 조의 소규모 그룹이 있어요. 우리 조원인 A 선배님 보면서 많이 배웁니다. 그 선생님은 시크할 땐 시크하구요, 바쁠 때는 다그칠 줄도 아시고 charge할 때 시간되면 라운딩 한 바퀴 쑤욱 하면서 농담도 주거니 받거니 하고… 그런 연륜 같은 걸 보고 ‘내가 가지지 못한 것을 가지셨구나!’ 하고, ‘그런 것은 공부해도 되는 것이 아니겠구나.’ 동경심? 약간 그런 거? 오래 임상에서 버틴 동료라면 동료 간호사의 연륜? 그런 게 부러웠어요. 또 B 간호사는 되게 철두철미했어요.

성격이 완전 칼 같아서 엄청 toxic하기도 한데, 응급전문간호사 자격증도 따셨고, 대화를 해보면 아는 게 되게 많아요. 아는 게 많고, 환자들한테는 되게 싹싹하게 하는데, 우리 동료 간호사들이 뭐 좀 잘못하면 넘어가지 않고 무섭게 야단치시고….

그런데 이제 그런 분들이 다들 떠나고 없으니까 그 역할을 이제 제가 해야 될 텐데, 부족한 점도 많다고 느껴요. 그래서 요즘에는 사실 오히려 후배간호사들 보면서 대단하다고 느껴요. 제가 신규 때는 절대 못했던 역할을 후배간호사들이 하고 있어요. 바쁜 상황에서도 달도 조곤조곤 친절하게 하는 모습이 참… '나는 저 시절에 저렇게 하지 못했는데 그리고 지금도 잘 못하는데…' 하면서 후배이지만 대견하고 존경스럽기도 해요. 그래서 '내가 이래서 못했다라고 하는 것은 변명밖에 안될 수도 있겠다.' 이런 생각도 조금 듭니다.

triage 업무의 희열감

처음 triage 업무를 하는데 너무 정신이 없는 거예요. 제 능력에 비해 너무 많은 환자가 오고 모두 다 처음 해 보는 것이고 많이 틀렸어요. 의사도 전화해서 "이 환자가 왜 흉통으로 판단했느냐? thoracic pain이 아니다." 그러면 또 기가 죽고 했지요. 이제 점점 나름 공부도 하고 점점 배우고 하니까 실력이 늘었어요. 그래서 문제를 미리 예견할 수도 있게 되었어요. 예를 들어 두 가지인데, 응급 심장 질환 같은 경우에는 이제 MI가 있는데 EKG나 STEMI를 맞추거나 아니면 머리가 아프다고 해서 왔는데 분명 뇌출혈이 있을 것 같다고 맞추거나, 그런데 제가 거기에 적지는 않죠. '뇌출혈일 것 같다' 이렇게 안 적고 ESI level 2를 주면 중환이거든요. 2를 주고 내가 이제 밑에 소생실 간호사한테, 밑에 후배한테 "이 사람 내가 level 2로 triage했는데 EKG 지금 찍는거 가서 확인해라.

STEMI 같다." 진짜 STEMI 인거에요. 또 두통으로 CT를 찍잖아요. 그럼 CT를 슬쩍 열어봐요. brain hemorrhage면 전화해서 이제 "○○○ 간호사, brain hemorrhage CT상 나왔으니까 니가 먼저 데리고 나와서 침대에다가 full monitoring하고 head elevation해라."

주치의보다 먼저 이미지를 보고. 딱 맞췄을 때는 희열감이 진짜… 근데 계속 응급실에서 근무하다 보니까 너무 'medical적인 부분에 focus를 두지 않나? 간호를 좀 더 생각해야 하지 않나?'하고 요즘 좀 생각하고 있던 찰나였긴 해요.

담당 환자 줄여주면 더 잘 할 수 있어요

간호사라면 다들 얘기하는 이야기라서 식상할 수 있는데요. 명절 때면 환자가 쭉 빠져요. 90명 있다가 열몇 명 있으면, 담당 환자가 급격하게 적어지고 그러면, 수준이 확실히 달라져요. 아까 저희가 쭉 얘기했던 경쾌하면서도 밝게 하는, 조금 더 전인간호를 할 수 있는 것을 쭉 봤거든요. 매년 명절 때만큼은 그런 것 같아요. 환자 수에 비해서 인력이 적어서 그런 건 알겠는데 환자 대 간호사 비율을 조금만 줄여주면 더 좋은

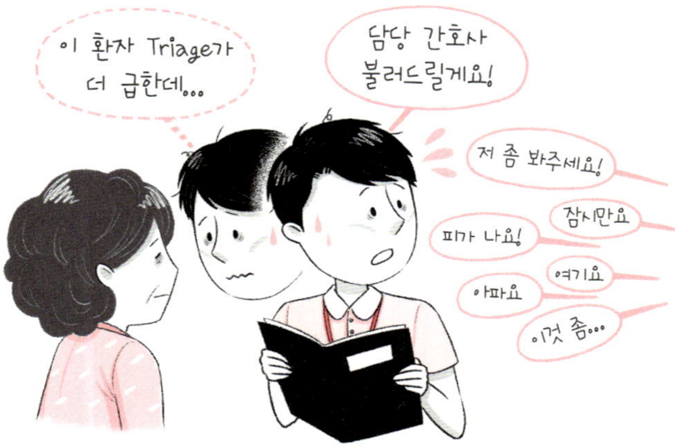

이 환자 Triage가
더 급한데...
담당 간호사
불러드릴게요!
저 좀 봐주세요!
잠시만요
피가 나요!
여기요
아파요
이것 좀...

간호를 제공할 수 있는 역량들은 다들 있다고 생각해요. 환자분께 친절한 말 건네주고… 다 배웠잖아요. 기본간호 때 배웠고 그럼 기본 능력은 있으니까… 근데 그걸 못했잖아요. 기본 능력 발휘를 못했으니까… 그러면, 예를 들어 기계로 혈압재는 거 약간 무성의해 보일 수 있는 것도 담당 환자가 네다섯 명이면 매뉴얼대로 혈압재면서 스킨십도 하고 농담도 하고 환자가 적어지면 확실히 달라져요. 저는 그렇다고 생각합니다. 제 경험상 물론 아닐 수도 있겠지만, 그런 환경적인 걸 조금 조건이 된다면 그래도 조금 더 좋은 간호를 제공하지 않을까 싶어요.

내가 신환을 보면서 triage에 몰두하고 있는데 옆에서 막 여러 명이 말 걸어올 때, 그것도 응급실 구역에 따라 다른 거죠. 머무르는 환자를 보는 안쪽 영역에서는 그렇게 몇 분 소비해도 다른 환자한테 delay가 될 일이 많지는 않아서 보통 그냥 응대를 해 주죠. 그러니까 내 환자가 아닌 환자가 "피가 나요." 하면서 저에게 말을 걸어오는 거죠. 그럼 가서 보니까 IV extension 라인에 피가 나와 있어요. line을 갈아주는 것이 필요하다 판단되지만 저는 바쁜 거죠. 그럼 좋게 "아, 죄송하지만 제가 다른 환자 봐야 되니, 담당 간호사 불러줄게요." 요기까지 밖에 못하는 거예요. 라인을 갈아주면 더 좋아하겠지만요.

간호사의 조직문화 변화가 필요하다

제가 신규일 때보다는 조직문화가 바뀌었고 지금도 바뀌고 있는 게 보이긴 해요. 그렇지만 아직도 간호사끼리 조직문화를 조금 더 바꾸었으면 좋겠어요. 후배간호사들이 맞는 말 할 때도 많거든요. 저도 후배간호사들에게 "너무 좀 활발하고, 너무 또 까불고, 너무 목소리까지 크고, 간호사가 너무 좀 up되어 있다 재는."라고 이야기할 때도 있어요. '아, 역시 이미 이 문화에 나도 젖어들었구나!' 생각을 하지만요. 조직문화를 바꾸면 소통이 잘 될 것 같아요. 이야기할 때에도 경력에 따라 너무 grade가 딱딱 잘려져 있으니까 이 쪽 grade와 저 쪽 grade가 융화될 일이 잘 없는 것 같아요. 또 간호사는 1년 동기인 느낌이 있어서 1년 차이만 나면 사이가 좀… 마음이 또 통할 거예요, 개인적으로 만남을 하면. 근데 또 grade 때문에 어떤 상황이 하나 생기면서 더 멀어지고, 모든 조직 팀원들끼리 소통을 많이 해야 된다고 알고는 있는데 그게 잘 되는 것 같지는 않더라구요. 간호 조직이….

제가 처음 응급실에 왔을 때 약간 센(?) 경력 간호사가 많았어요. 그래서 그때는 말 하나하나 너무 무서웠어요. 훈육 교육 목적이었겠지만 다른 뜻은 없었겠죠? 그렇지만 엄청나게 주눅이 들더라구요. 남자인 저도 그런데 더 어린 여자는 더 그렇게 느낄 거란 말이에요. 그러면 잘하고 싶은 마음 없어지고 잘 할 능력이 있는 간호사도 주눅이 들어 더 못하게 되구요. 저도 그랬구요.

그런데 새로운 간호사들이 많이 들어오고 조금 연령대가 많이 달라졌거든요. 지금 연령대가 평균 한 15세 정도는 젊어진 것 같아요. 조금 더 젊은 연령층이어서 그런지 몰라도 그런 문화가 조금 없어졌어요. 예전에 센 분 중 한 선배하고 상담을 조금 한 적이 있어요. '너무 세게 하시는 분들이 있다. 난 이런 조직 문화를 바꾸어야 한다.'고 생각을 하고 조 MT 가서 그분께 이야기했지요. "환자들한테 하는 것도 기본이지만, 같이 일하는 동료를 중요시 여기지 않는 간호사는 선배간호사로서 난 존중을 못하겠다."고 얘기하니까 그 선배도 "바꿔야지" 하면서 동의하더라구요. 그런데 그 선생님도 다른 병동 가 버리셔서….

어느 정도는 그래도 기강이라는 건 필요하다고 생각은 하는데. 그래도 아직까지 조직문화를 더 좀 부드럽게 바꾸는데 힘을 써야 될 것 같습니다.

05

그래도 기본을 지키는 간호

보는 사람 없어도 제대로 하는 간호사

똑똑하고 꼼꼼한 간호사

두 마리 토끼를 잡는 간호사

환자와 고객 사이 갭도 충실한 기본간호로 극복한다

보는 사람 없어도 제대로 하는 간호사

저는 병원근무경력이 딱 9년 정도 된 간호사구요. 처음에 입사했을 때는 심장계 중환자실에서 3년 정도 근무를 했었고 그 이후에는 외래 base긴 한데 주로 하는 일은 환자를 대상으로 질환에 대한 교육을 담당했었고, 그 이후에는 1년 정도 특수성이 있는 VIP 병동에서 근무를 하고, 현재 간호사 교육을 담당하고 있습니다.

남이 보든 안 보든 기본을 지킨다

'좋은 간호사란 무엇이냐?'라는 물음에 대한 생각은 사실 연차에 따라 답이 달라지는 것 같아요. 임상경험에 따라 달라지고 자기가 지금 무슨 일을 하느냐에 따라서 많이 달라지는 것 같아서 제가 갖고 있는 그거에 대한 답변도 많이 달라져 왔는데, 지금 생각하는 좋은 간호사란 '기본을 지키는 간호사!' 저는 간호사 교육을 주로 해서 그런지 지금 생각은 기본을 지키는 간호사가 좋은 간호사라는 생각을 하고 있습니다.

요즘에 제가 신입간호사들을 일상 중에 많이 대하다 보니까 많은 것을 가르쳐주게 되죠. 학교에서 배워왔던 뭐~ 아주 기본이 되는 무균술이라든지, 환자를 이중확인 해야 된다는 거 같은 업무에서의 아주 기본적인 것도 가르쳐주고, 그 이외에 이론적으로 더 많은… 용량을 정확하게 계산해야 된다든지 아니면 생리학적으로 약물의 기전이 어떻게 된다든지 이런 복잡한 것도 가르쳐 주죠. 지식이 많아지면 당연히 자기 간호에 묻어나겠지만, 그런 것들이 묻어나기 이전에 앞서서 조금 전에 말했던 기본적인게 안 되면… '간호사가 존재하는 이유는, 저는, 환자가 있기 때문에 존재한다.'고 생각하거든요. 근데 환자 입장에서는 이 간호사가 똑똑한 간호사인지 느끼기에 앞서 기본적인게 돼야지 그 환자를 위해서 간호사가 존재하는 이유가 더 분명해진다고 생각을 해요.

하도 저희가 병원평가를 많이 받다보니까 환자 안전을 위해 지켜야 되는 그런 기본적인 것을 강조를 받아서 제 인식도 그렇게 바뀐 것일 수도 있겠지만, 일단은 병원이라는 곳이 환자가 질병을 앓고 와서 좀 더 좋은 상태가 돼서 나가야 하는 거잖아요. 그러기 위해서 의료진과 간호사가 필요한 거라서 친절하고 설명 잘하는 것도 환자 입장에선 친절하고 좋은 간호사라고 느끼겠지만 우리가 해가 되면 안 되잖아요(웃음). 근데 그런 기본적인 것을 안 지키면, 예를 들어 간단한 투약을 할 때에도 아무도 안보지만 저희 신입간호사들한테도 그렇게 얘기해주거든요. 자기만 알고 아무도 못 보는 환경에서 하는 건데 알콜솜을 한 번 닦든 안 닦든 간에 그건 아주 기본이 되는 절차인데, 그렇게 아무도 안보는 거지만 기본적인 절차들이 지켜져야지 그게 일차적인 거고 그 다음이 설명도 잘해주고 또 다른 이론적인 것도 자기가 알고 있고 그 단계로 넘어가는 것 같다고 생각을 합니다.

신입간호사에게도 말을 하지만 딱히 티가 나지 않는 부분이잖아요. 진짜 바이알에서 약을 뺄 때 알콜솜으로 닦는지 안 닦는지 누가 보겠어요. 그리고 니들을 바꿨는지 안 바꿨는지 누가 보겠어요. 그래서 그런게 티가 안 나는 부분이지만 그럼에도 불구하고 중요하다고 생각하는 거는 맞거든요. 이런 생각을 하게 된 건 딱히 어떤 계기가 있어서가 아니라 그냥 교육의 효과인 것 같아요. 제가 받았던 교육들, 예전부터 제가 개인적으로 받아왔던 교육도 있고, 환자 안전에 대한 인식이 요즘에 너무 중요하다고 강조가 되고, 그것도 교육인거잖아요. 의료진한테 교육을 하는 거니까.

개인적인 경험으로는 제가 입원을 했을 때, 제가 누워 있는데 진짜 간호사가 와서 저한테 IV를 해서 약을 주는데 알콜솜을 안 닦고 놓는 거에요. 그 순간 정말(웃음) 너무 뭐라고 하고 싶었는데, 그냥 서로 아는 지라 실제로 말은 못했는데(웃음), 그 순간을 보면서 저게 내 몸속으로 들어간다고 생각을 하니까 몸서리가 쳐질 정도로 너무 그랬거든요. 저한테 설명을 잘해주는 사람도 좋지만, 일반인들은 안 보이는 그 부분이 우선인거죠.

마음을 열어 들어주니 호흡곤란도 줄어들다

그날은 그냥 똑같은 날 중에 하나였어요. 저도 똑같은 나이트 중에 하루였어요. 그리고 환자들도 스쳐가는 환자들과 다를 바가 없는 날이었고, 날씨는 가을 정도였어요. 막 덥거나 춥거나 하지 않아서 컨디션이 그나마 좋았었죠, 저도(웃음). 그리고 그렇게 바쁘지 않았고, 다행히 CCU 임에도 불구하고 그날 밤에 CPR이 있거나 이벤트도 없었어요. 그냥 평온한 밤이었어요. 나이트 중에도 그런 날이 있잖아요. 그런데 그 할머니는 심부전을 앓고 계신 할머니라 하도 dyspnea가 너무 심해서 잠깐 ICU 케어받으시러 내려오셨던 걸로 기억을 하는데, 그렇게 항상 숨이 차서 누워서 못 주무셨어요. 마스크 쓰고 헥헥 거리시면서 축축한 피부에 그렇게 계셨었죠. 평소에는 “할머니 오늘 어떠세요?” 이런 말을 특별히 건네진 않았었어요. 그냥 체크할 거 체크하고 갔었죠. 그날은 제가 나이트 근무였어요. 다른 분들은 다 주무시는데 그 할머니는 또 잠을 못 주무시고 창가에 누워계셨거든요. 베드가 창가였거든요. 또 먼 산을 보시면서 창밖에 누군가랑 중얼중얼 얘기하시는 것처럼 또 그러고 계셨어요. 그래서 간호사들 사이에선 “저 할머니 자꾸 누구랑 얘기해.” 이런 식으로 자기들끼리 뒤에서 수군거리기도 했어요. 그날 밤에 또 그런 모습을 보이시더라고요. 중얼중얼… 그래서 말을 건넸죠. “할머니, 누구랑 얘기하세요?” 이렇게 물어봤죠! 그랬더니 “응?” 이러면서 쳐다보셨어요. 그때 이제 처음 눈 맞춤을 했던 거죠. 그때부터 “할머니 매일 창가보고 얘기하시는데 도대체 누구랑 얘기하시는 거예요?” 제가 이렇게 농담 삼아 말을 건네서 그게 시작으로 서로 얘기를 하기 시작했던 거 같고, 할머니는 “하기는 누구랑 해~. 그냥 혼잣말 하는 거지. 심심해가지고~. 자기들이 나랑 얘기해줄 수 있어? 바빠 보이던데~.” 이렇게 얘길 하셨어요(웃음). 근데 그 얘기도 되게 오래 걸렸죠. 숨차시니까. 그래서 “아, 심심하면 부르시지 그러셨어요~? 저 한가한데~(웃음).” 그러면서 얘기를 하다가 “숨은 많이 차세요? 언제부터 이렇게 차셨어요?” 이러면서 얘기를 이어갔죠. 두 시간 얘기한 거 같아요. 얘기하다가 저도 할 일이 있어 “할머니 이제 눈감고 쉬세요~. 저 이제 갔다 올게요~.” 이러니까 못 가게 하시는 거예요. “아니 왜 가~? 나랑 좀 더 얘기하지. 왜 가~?” 이러시더라고요. 그래서 “저도 여기 돈 벌러 왔으니까 일해야죠~(웃음). 할머니랑만 얘기할 수 없어요~.”

정말 특별한 얘기를 한 게 아니에요. 농담 따먹기도 해드리고 할머니 손녀얘기 들어드리고, 다른 환자 샘플하고 와서 또 얘기 들어드리고, 그러면서 하룻밤을 보냈어요. 나이트 끝나고 집에 갈 때 보통 환자들에게 인사 안하고 가잖아요. “저 갈게요~.”라고 환자에게 인사하지는 않아요. 근무 끝나면 인계하고 선후배 동료들한테 “퇴근하겠습니다.” 하고 가죠. 근데 밤새 정이 들었나봐요(웃음). 집에 가기 전에 인사를 해야 할 것 같은 거예요(웃음). “할머니 저 이제 집에 가요~.” 이랬더니 “집에 가? 또 언제 와?” 이러시는 거예요. “저 이제 밤근무 이틀 했으니까 며칠 쉬어야죠~." 이랬더니 "그래? 내가 그때까지 여기 있을랑가 모르겠네. 여기는 내가 또 오면 안 되겠지만 그래도 또 보고 싶다." 그러면서 그냥 일상적인 인사하고 "저 갈게요~." 하고 갔던 거거든요. 그래서 서로 따뜻했던 경험이었던 거 같아요. 저도 할머니한테 따뜻했던. ICU에서 근무하면 되게 좀 시간에 쫓겨서 일하는 순간이 많았던 거 같거든요. 항상 긴장하고 있고 그랬는데 그래도 그 순간은 '밤새 너무 지치게 일을 했다.'는 생각보다는, '피곤하기는 하지만 뭔가 나도 마음이 따뜻해서 집에 가는 느낌?'이 들었던 날이었던 거 같아요.

간호라는 행위는 기계를 다루는 사람, 미술을 다루는 사람처럼 일방적인 행위가 아니잖아요. 사람한테 하는 거라서 우리가 어떤 행위를 해줬을 때 상호반응으로 오는 것이 어쩔 수 없이 필연적인 관계가 있어야 하는 건데, 제가 특별히 그 환자에게 엄청난 고난이도의 의료기술을 적용한 건 아니고, 적용했다고 그 환자의 반응이 온건 아니겠지만, 제가 그냥 별 얘기하지 않고 손잡고 저희 할머니 얘기하고 제 얘기하고 할머니 얘기 들어주면서 할머니의 반응 때문에 제가 그랬던 거 같아요. 숨을 힘들게 쉬시고 불안해하셨던 모습들이 그 얘기를 하는 순간에는 그런 모습들이 잦아들면서 웃으시기도 하시고 본인의 얘기, "우리 손녀도 아가씨만 한데." 이러면서, 처음에는 말 붙이기도 어려워하고 그냥 막 바쁘게 일할 땐 누가 아가씨라고 부르면 되게 화나잖아요. 간호사들이 되게 화나는데 그렇게 라포가 형성된 다음에 호칭은 기분 나쁘지 않은 것 같아요. 그래서 그 할머니가 본인의 얘기도 하면서 저만 일방적으로 뭘 해주는게 아니라 그 환자에게 반응이 왔을 때 그래서 저한테 좋은 기억으로 남았고, 만약에 제가 그 환자에게 먼저 다가가지 않았다면 그 할머니에게서 그런 반응이 나오지 않았을 거고 밤새 그 할머니는 불안에 떨면서 힘들어하면서 있었을 거고, 그러니까 상호작용 때문에 좋은 간호였다고 생각이 드는 것 같아요. 환자도 어쨌든 밤은 똑같이 보내야 하는데 그렇게 힘들어하고 불안해하면서 보내는 거랑 저랑 얘기하면서 좀 편안함을 느끼면서 서로 얘기하면서 보내는 거랑은 큰 차이가 있었을 거라는 생각이 들거든요.

아는 것을 행동으로 옮긴다

바로 어제 일인데요. 한 후배랑 같이 복도를 걸어가고 있었거든요. 외래환자였는데 스트레쳐카에 할아버지가 누워계시고 보호자가 그거를 밀고 있었는데 옆에 사이드레일이 다 안올려져 있었어요. 병원직원들은 하도 평가를 받다보니 그런 낙상위험이 있는 환자에게는 항상 사이드레일을 올려야 한다는 것을 누구나 다 알고 있는 거죠. 근데 아무도 손을 대지 않았었거든요. 외래환자다 보니까 아직 누구의 책임이 없는 것인 거죠. 그래서 다 그냥 지나가고 있었는데 제 후배가 옆에 있다가 "어, 저거 올려줘야 하지 않을까요?" 이러는 거예요. 그래서 제가 "응, 그러게~." 하고 그냥 있었어요. 근데 후배가 막 가더니만 "아, 이거 올리시고 다니셔야 돼요."라고 말하며 다 올리면서 설명도 해주더라고요. 그 모습을 보면서 '아~. 저렇게 아는 대로…. 기본적인 걸 알면 행동으로 바로 보여줘야 되는데, 좋은 모습이다.' 이렇게 느꼈던 거 같아요. 바로 어제 일이네요.

까다로운 고객도 걱정 없다

더 좋은 간호사는 음~ 일률적인 간호를 제공하면 안 되고, 환자 수준에 맞는 간호를 제공하는 것이 맞는 거 같아요. 상대방에 맞춰서 해줘야 한다는 뜻이 뭐냐면 그때는 외래에 있었어요. 외래에 있었을 때 엄청 유명한 아저씨였어요. 올 때마다 온 외래에 있는 간호사를 정말 못살게 굴고 들들 볶고 성격도 불 같고 거의 ××나올 정도로 욕까지 하는 정도의 그런 분이셨는데, 그때 제가 교육간호사도 하지만 항상 교육을 하진 않으니까 스테이션에서 환자 설명도 하고 전화도 받아서 응대도 하고 했었거든요.

어느 날 그 아저씨가 오셨어요. 간호사들이 스믈스믈 피하잖아요. 근데 저도 피하고 싶었는데 제 앞에 오셨어요, 그 남자 환자분께서… 뭐 어쩌겠어요, 오셨는데… '안녕하세요?' 인사했더니, "내 검사일이 언제에요(버럭)!"라고 다짜고짜 물어 보셨어요. 근데 그때 조회를 해봐야 저도 알고 아무리 요주의 환자라고 해도 다 외우고 있진 않잖아요. "그러면 등록번호 말씀해주시겠어요? 제가 조회해 보고 안내해드리겠습니다." 이렇게 알고 있는 대로 응대를 했죠. 그랬더니 "등록번호? 등록번호 몰라(버럭)!" 이러시는 거예요. "아, 그러시면 생년월일이라도 말씀해주시겠어요?"라고 했더니 정말 초스피드로 랩을 하듯이 '너 이거 못 알아들을 거야.' 이러한 그거로 "#*@$)%#" 이렇게 말해버리시는 거예

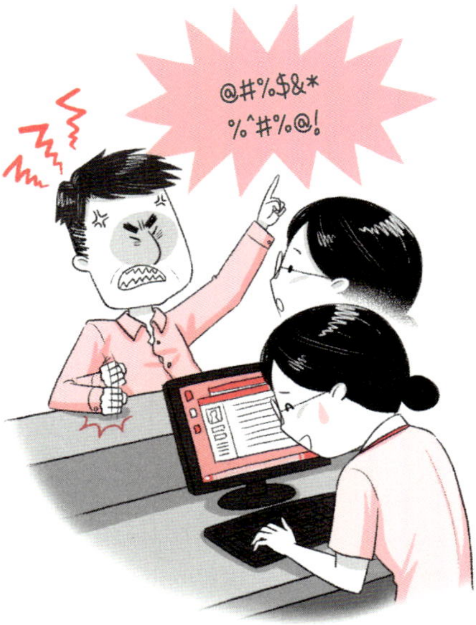

요. '어떻게 하라는 거야?' 솔직히… 근데 정말 놀랍게도 제가 초집중을 했는지 그게 기억이 나는 거예요. 초스피드로 말한 숫자가 기억이 나는 거예요. 그래서 저는 컴퓨터로 조회를 하고 있었죠. 그랬더니 그분께서 "뭐 내말이 말 같지가 않아?" 이러셔서 "아, 예. 예약일이 언제시구요." 이렇게 아무렇지 않게 얘기를 해줬어요. 잘 설명을 해드렸어요. 그랬더니 그 분이 이제 자기가 당연히 못 알아듣게 얘기를 했는데 조회를 해서 얘길 하니까 "어떻게 알았어! 내 등록번호 알면서 처음부터 물어본 거 아니야(버럭)!" 이러면서 또 화를 내시는 거예요.

그런 분들은 오히려 쪼그라들거나 세게 얘기하면 안 되고, 아무렇지 않게 의연하게 대처를 해야지 또 그냥 넘어 가시잖아요. 경험상… 그래서 "환자분께서 아까 저한테 얘기해주셨잖아요. 저한테~ 생년월일. 그걸로 제가 방금 조회를 해봤죠~." 이렇게 하면서 이런 유머러스한 면들도 그런 분들에게 아무렇지 않게 넘어가는 면들이 좀 필요한 거 같아요.

모든 순간에 똑같이 응대하는 게 아니라 순간 순간에 이 사람에 맞는, 임기응변은 아니지만 재치가 필요한 거 같아요. 이 사람에게 맞는 게 뭔지, 막 너무 힘들어하거나 지쳐 있는 사람에게 쓸데없이 유머를 던진다거나 이건 또 아닌 거잖아요. 그러니까 그 환자가 어떤지에 따라서 그거에 맞는 응대를 해주는 거, 그것도 환자 입장에서 볼 때는 '아, 여기 간호사들에게서 그래도 내가 좀 어느 정도 대우를 받는구나.' 또는 '나한테 좀 응대를 맞춰서 해주는구나.' 그런 느낌을 갖지 않을까 하는 생각이 들었어요(웃음).

근데 간호의 영역이 아주 넓으니까, 외래에 간호사가 있다는 것은 간호가 필요한 거고 그것도 간호영역에 들어갈 수 있겠죠. 근데 솔직히 외래에 있기 전에는 그런 건 간호라고 생각하지 않았었거든요. 근데 어쨌든 거기 있어보고 간호사가 필요하니까 있는 거고 또 간호였겠죠? 그때 들었던 생각은 '간호사가 엄청나게 공부를 많이 하거나(웃음), 그렇게 고난이도의 기술이 필요하거나 그런 것도 중요하지만 이런 경험적인 면을 무시 못 하는구나.' 저는 그 순간에 그 생각을 많이 했던 거 같아요. 그래서 '경험이 쌓일수록, 많이 겪어볼수록 이런 경우에는 어떻게 해야 하고 저런 경우에는 어떻게 해야 하고 그런 것들이 쌓여가는구나. 그래서 경험적인 게 많이 필요하구나!'란 생각을 했었죠.

똑똑하고 꼼꼼한 간호사

저는 총 근무기간은 14년 2개월 됐고요. 근무병동은 내과계와 oncology와 정형외과가 섞여 있는 병동에서 근무를 했습니다. 현재 직위는 선임간호사입니다. 교육간호사로 근무하고 있습니다.

똑똑하고 꼼꼼하다

환자가 아파서 병원에 오고 질병을 치료하려고 오는 거기 때문에 저는 진료 관련해서 error를 내지 않고 수행하는 거를 좋은 간호사라고 생각하거든요. 그래서 일단은 뭐… error를 내지 않으려면 지식적으로도 많이 알아야지 가능한 것이고, 기본적으로는 어떤 윤리적인 자세가 있어야, 환자한테 뭔가 error를 내지 않고 본인이 남들이 보지 않는 환경에서도 충실하게 자기의 일을 수행할 수 있을 거라고 생각하는 부분이 좀… 지식적인 부분에 대한 비중이 크다고 생각을 하고요.

대체로 그런 생각이 많이 들 때는 의사가 잘못 처방 낸 오더를 내가 걸러서 그거를 예방했거나, 의사가 이 사람한테 마땅히 해야 될 일을 처방을 안내고 있을 때 내가 그걸 걸러서 이렇게 뭔가 더 좋은 케어를 할 수 있게 도와줬던 거… 그런 거가 저는 더 '내가 정말 잘했다.'라고 생각을 하게 된 일이었던 것 같아요. 어떤 약의 부작용으로 속쓰림 같은 증상이 있었을 때 그 약만 이렇게 덜렁 내는 의사가 있을 수 있잖아요. 그런데 그럴 때 약에 대한 지식을 바탕으로 해서 "이 약은 속쓰림 부작용이 있으니까 제산제를 같이 처방을 내 주세요."라든지 이런 식으로 오더가 부족한 거를 얘기를 좀 해줬다든지, 아니면 스테로이드 같은 거를 처방을 하루에 두 번을 오더를 냈을 때 그냥 루틴으로 아침 저녁, 이렇게 주면 환자가 밤에 또 잠을 못자거나, 이뇨제를 아무 생각 없이 의사가 환자를 배려하지 않고 밤에 냈을 때 그런 거를 좀 조절해서 시간을 오전에나 낮에 주면 이 환자가 더 잘 잘 수 있다는 그런 거를 지식에 기초해서, 아주 잘못 낸 오더는 아니더라도 그런 거를 걸러줬을 때? 그리고 의사도 또 그거를 의도하고 환자에게 반영해서 좀, 크게 티나는 건 아니지만 더 '이 사람한테 잘해줬다.'라고 생각을 하게 되는 것 같아요, 저는….

방금 얘기 드렸던 거는 의사와의 관계에서 내가 느낀 점이고 환자와의 관계에서 내가 느낀 점은, 어떤… 중심정맥관 드레싱 같은 거를 할 때, 수액세트교환 같은 거를 간호사가 할 때, 이렇게 하나를 해도 좀 꼼꼼하게 원칙대로 하면 환자가 음… "다른 선생님들은 그렇게 안했는데 선생님은 손이 되게 야물고 꼼꼼하게 해줬다. 하는 거가 다르다."라고… "다른 간호사랑 비교했을 때 뭔가 더 깔끔하게 해준 것 같다."라고 얘기했을 때 그런 거가 더 잘했다고 느끼게 되는 것 같아요.

환자생명을 구하기 위해 용감하게 CPR 수행

당황하지 않고 어떤 응급상황에 대처했을 때 그런 때도 '내가 오늘은 잘했다.'라고 생각하게 되는 거… 환자 라운딩 돌고 있었는데 어떤 환자가 제 앞에서 갑자기 숨이 멈췄던 적이 있었거든요. 제가 한 5년차? 4년차? 였을 때였던 것 같아요… 그런데 그때는… 내과 병동에 있을 때인데… 그 시절에는 BLS교육이 실습교육으로 그렇게 열심히 가르쳐줬던 때가 아니고 그냥 이론적으로만 배웠던 그런 때였는데, 일반 병실에서 제가 한 1분 정도 이렇게 서서 보고 있었는데 갑자기 이렇게 딱, 숨이 딱 멈추시더라고요. 그 상황에서 당황하지 않고 그냥 침대로 올라가서 CPCR을 시작을 했거든요. chest compression을… 물론 바로 CPR 상황 방송하고 바로 의사들 달려와서 그 다음 조치하고 그 당시에는 compression을 간호사가 하는 경우가 거의 없었었거든요. 그런게 그때는 일반적이지가 않았고, 무조건 의사가 와서 compression을 하는 게 일반화가 되어 있던 상황이라서 요새는 뭐 DC치는 것도 간호사가 하기도 하지만 예전에는 그런 상황이 아니어서 조금 '내 권한을 벗어나는 일인가?' 이런 거에 대한 걱정은 조금 있었어요. 그런데 어쨌든 그 환자를 살려야 된다는 순간적인 생각으로 했고, 다른 간호사들도 "어떻게 네가 compression을 할 생각을 했냐?" 이렇게 얘기를 하기도 하셨고, UM선생님도 그렇게 얘기를 하셨지만 또 결론적으로는 환자가 살았기 때문에 닥터들도 "네 권한 밖의 일이다."라고 지탄을 하진 않았고 "잘 했다!"고 칭찬을 하는 것으로 넘어갔던 것 같아요. 회복이 될 환자는 아니었지만 그래도 제가 CPCR하고 한 이틀 정도를 더 살아계시다가 결국은 돌아가시긴 하셨는데… 어쨌든 그 상황에서 내가 떨지 않고 배운 거를 그대로 수행을 했다는 거에 대해서 저는 저 자신이 좀 뿌듯함을 느꼈다고 그래야 되나, 그랬거든요. 그런 이벤트가 있었을 때 잘했다고 생각을 했던 것 같아요. 지식 바탕으로 어떤 거를 뭘 더 잘했을 때….

환자의 안전을 먼저 묻는다

저는 지식적으로 부족한 간호사는 error도 많이 내고 그러니까 안 좋은 간호사라고 생각을 했는데, 제가 프리셉터였을 때 프리셉티로 들어 온 신입간호사가 지식적인 부분이 뭐… 아주 떨어지거나 아주 훌륭하지 않은 그냥 중간 정도인 간호사였어요. 그런데 이제 그 간호사가 1년차 정도 됐을 때 어떤 환자가 항암제 병이 달린 폴대를 끌고 가다가 어디에 걸려가지고 항암제가 확 깨지면서 병이 확~ 깨지면서 산산조각이 나고… 복도에서, 그리고 환자는 넘어지지는 않았지만 어쨌든 폴대만 어떻게 넘어져서 항암제가 바닥에 다 난장판이 됐는데, 그거를 딱 처음에 보고서 사람들이 "헤~!?" 깜짝 놀라면서 '아니, 저 사람 왜 저래?' '아니 어떡해?' 항암제가 깨졌으니까 그거는 연결해서 해야 되는데 3시가 다 돼서 제약실에서 조제가 안 되는 시간이었거든요, 그런데 병동에서는 믹스하기가 좀 그러니까 '저거 어떡해~!' 딱 이런 생각이 다 들고, 제가 charge였고 그 간호사가 acting이었는데, 속으로 '아, 어떻게 하나?' 마음이 복잡하고 막 '이거를 어떻게 처치를 하고 수습을 할 것인가?' 이 생각이 순간적으로 들었는데….

그 신입간호사가 맨 처음 순간적으로 한 말이 "환자분 괜찮으세요? 다친 데 없으세요?" 이 얘기였던 거예요. 근데 저는 그 순간에 너무 감

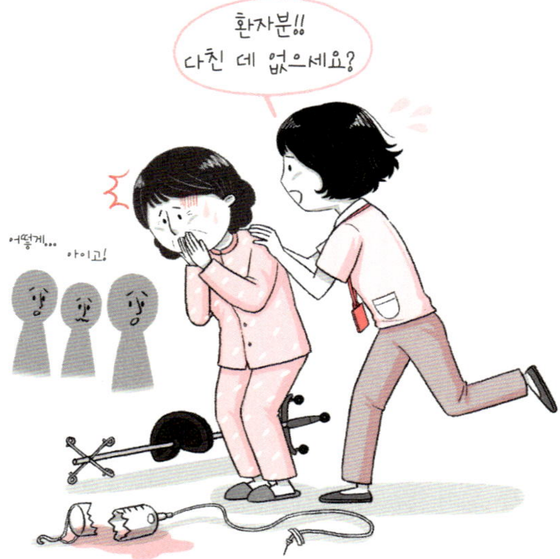

동을 받아가지고 '아, 얘가 정말 잘하고 있는 거다!' 이 생각이 들었거든요. 그러니까 뭐 이렇게, 학습적인 게 중요한 게 아니고 그 1년차더라도 그런 환자를 먼저 일단 걱정하고 그런 생각이… 그러면서 환자한테 다친 데 없는지 확인하고 수액세트 갈아 끼우고 이렇게 했거든요. 그런 거, 공감능력이 중요한 것 같아요. 그리고 지식적인 부분이 중요하긴 하지만, 1년차 2년차가 지나면서 이렇게 습득되면 나중에는 어쨌든 평균이 되는… 그런 거기 때문에, 공감능력이나 일단은 환자를 걱정하는 마음, 그거가 본성에서 진짜 우러나야 좋은 더 좋은 간호사죠.

인내심을 갖고 다독인다

일이 바쁘다 보면 짜증이 많이 나고 환자들한테도 친절할 수가 없는 상황이 되잖아요. 그런 상황이 됐을 때 어떤 사람은 자기의 그 감정을 그대로 드러내고, 위압적으로 한다고 그래야 되나? 그런 경우가 있거든요. 뭐, "환자분 들어가 계세요!" 이렇게 쌀쌀맞게 이야기하는 경우도 많고… 근데, 많이 바쁘더라도 일단 '이 사람은 아픈 사람이다.'라는 그런 근본적인 연민? 같은 거… 그런 걸 갖고 자기가 '이 사람 환자니까 내가 참아야지.' 이런 마음이 있어서 잘 참으시는 선생님들이 계시더라고요. 대체로 보면 좀 올드 선생님들… 그러니까 어릴 때나 연차가 낮을 때는 그런 감정 컨트롤이 힘든 것 같은데, 자기감정을 드러내지 않고 좀 환자 위주로 생각을 해주고 좀 참아주고, 맞춰주는 거? 그런 게 중요한 것 같은 생각이… 그런 게 좋은 것 같아요(침묵). 좀 그리고 많이, 떼를 쓰신다거나 진짜 말도 안 되는 일로 막 소리 지르시는 분들도 많거든요. 그럴 때 그런 거를 좀 다독여서 그렇게 짜증내는 환자인데도 어떻게 다독여서 자기편으로 만들어서 좀… 간호사한테 결국은 마음이 누그러지게 하는 그런 대화의 스킬을 가지신 분들…?

예전에는 식대가 비쌌기 때문에 식사에 관련된 complain이 많았거든요. 그런데 한 번은 어떤 환자가 자기가 식사를 취소해달라고 했는데 그게 취소가 안됐다는 거예요. 그래서 아침밥이 나왔다는 거예요. 제 환자였는데, 식사취소를 전 duty 때 신청을 했는데 식사취소가 안돼서 아침밥이 나왔는데, 이거를 돈을 환불해달라고… 그런데 이미 나온 거라서 취소가 안 된다고 영양과에서 얘기도 하시고, 그리고 일부러 또 드셨어요. 드시고 나서 취소해달라고… 그러니까 저는 좀 원리원칙 이런 게 있어가지고 '정말 말도 안 되는 걸 요구를 한다.'라고 생각을 하고 "아예 안 드시고 환불해달라시는 것도 아니고 왜 드셔놓고서 그렇게 얘기를 하시냐? 그리고 전 duty한테 인계받은 게 없는데, 이미 나온거다." 그렇게 얘기를 했는데, 어떤 선생님이 그거를 설득하다가 결국은 안돼서 영양팀에 얘기를 해도 해결이 안 돼가지고 결국은 병동에서 워드비라고 해서 간식비로 모으는 돈 같은 거로 해결해주자로 결론을 내리셔가지고 그거를 환자한테 설명을 하시는데, 저 같으면 그냥 안 된다고 그냥 딱 잘랐을텐데 그렇게 기분 안상하게 하려고 좀 무리한 부탁이긴 하지만 어쨌든 들어주시더라고요. 그런데 그것도 저는 대단하다고 생각을 했어요. 제 입장에서는 좀 말이 안 되는 거지만 들어주는 거, 부탁을 들어주는 거? 그런데 그 환자분도 좀… '돈 7,000원이 아까워서 그러신 것 같다.'라는 생각이 들기보다는 나중에 생각해 보니까 자기의 질병진행상태가 자기 맘대로 되지 않는데, 암환자였거든요… '자기의 질병상태가 맘대로 되지 않는데, 이게 내가 부탁했던 건데 왜 제대로 안된 거를 내가 이걸 왜 당해야 되나?' 이런 생각에 더 고집을 부리셨던 것 같은 생각이 들어서… '아주 크게, 우리가 뭐 손해 보거나 이런 게 아니면 좀 환자입장에서 들어줄 필요도 있다.' 이런 생각이 들면서… '그 선생님이 잘 맞춰줬다.' 이런 생각이 들더라고요. 나중에 환자가… 이렇게 좀…

까칠하시고 좀 예민한 부분이 있으셨는데 그래도 좀… '내 입장에서 많이 생각을 해줬다.'는 거에 고맙다고 생각을 하셨는지 좀 누그러지셨거든요. 태도가 약간… 그래서 결론적으로는 '효과가 있었던 거'라고 생각해요.

끝까지 책임진다

내 환자가 어떤 검사실에 내려갔을 때 갑자기 CPR이 터졌던 적이 있는데, 검사실에서…. 그런 경우에 병동에서 내 환자들을 놓고 내려가기가 힘들거든요. CPR방송을 검사실에서 해서 거기서 하면은 해결이 되는 일인데, 책임감에 내려가서 거기서부터 다른 ICU까지 가는 거를 차지선생님이 직접 봐주셨어요. 검사실에서 잘 못할까봐 그 걱정에 같이 내려가서 그 사람 background에 대해서 얘기하고, 같이 따라가서 ICU까지 이송 보내고 왔던 거… 그런 거가 저 acting일 때… 그게 기억에 남아요. '차지선생님이 되게 책임감 있게 하셨다.'는 생각이 들어요. charge-acting이니까 병동환자는 제가 보고… 그 선생님은 차지선생님인데 내려가서 보시고, 주치의가 내려갔기 때문에 솔직히 간호사까지는 내려가지 않아도 상관이 없을 것 같은 상황인데도… 인계를 해주고 뭐 이런 거 때문에 내려가서 해결을 하고 오시더라고요… 그런게… 잘한 간호라고 생각해요. 책임감 있게 한 거죠.

두 마리 토끼를 잡는 간호사

저는 올해 7년차 간호사구요. 내과중환자실에서만 일을 했었고, 올해부터는 프리셉터를 하고 있고, 작년에는 차지간호사 역할을 했습니다.

억제대를 풀어준 경험에서 배운 것

제 생각에는 좋은 간호는 환자가 원하는 것을 헤아려주고 잘 들어주고 그것을 실현시킬 수 있게 도와주는 것이 좋은 간호라고 생각합니다. 태도도 중요하지만 저는 중환자실에 있다 보니까 술기적인 면도 굉장히 중요하다고 생각을 해서 꼭 태도나 술기에 치우친 게 아니라 약간 두 개의 조화가 어느 정도 이뤄져야 한다고 생각을 합니다.

예전에 제 환자가 intubation을 했었는데 제 나름대로는 그 환자를 굉장히 열심히 본다고 해서 억제대도 풀어주고, 처음엔 환자가 굉장히 잘 협조가 됐었어요. 그런데 결국에는 환자가 self extubation을 하게 됐어요. 자기가 뽑지는 않았지만 어떻게 이렇게 몸을 움직여서… 그래서 굉장히 CPR 직전의 상황까지 간 적이 있었고, 그리고 나서 저는 그날 보고서를 썼죠. 그러면서 '아, 이게 뭔가…? 환자가 원하는 대로 다 해주는 것이 좋은 간호가 아니고 뭔가? 이런 심리적인 부분이라든지 정말 이 사람에게 치료가 필요한 부분이라면 그런 것을 어느 정도 잘 조화를 이뤄야 되는 것이 좋은 간호다.' 라고 생각을 했어요. 비단 태도적으로 잘 옹호해주고 이런 것뿐만 아니라 이 사람한테 적시에 들어가야 되는 약이라든지 검사가 지연되지 않도록 도와주는 것도 좋은 간호의 일부라고 생각을 해요.

규정을 넘어 가족이 함께 임종할 수 있게 도와주다

제 환자가 DNR을 받고 임종을 기다리는 그런 상황이었는데, 제가 라운딩을 돌 때만 해도 환자가 alert했어요. 그런데 결국 제가 duty를 마치는 순간에 거의 임종을 하셨는데~. 중환자실에선 면회가 제한되다 보니까 보호자가 계실 수가 없어요. 상주를 금지하고 있거든요. 근데 그날따라 좀 직감적으로 환자가 너무 힘들어하고 anxiety도 너무 심해서 제가 그냥 '보호자분이 옆에 계시는 게 더 지지를 할 수 있겠다.' 왜냐하면 제가 환자 셋을 보기 때문에 그 환자만 곁에서 그걸 계속 해줄 수가 없는 거예요. 그래서 결국에는 면회시간 전부터 보호자를 찾아서 그분의 곁에 그냥 있게 했어요. 환자가 점점 의식이 떨어지고 결국에 임종을 하게 되었는데, 가족들 또한 그 기다리는 시간 동안에 서로 뭔가 고마웠던 점, 뭐, 자신의 엄마에게 "엄마는 나에게 정말 최고의 엄마였다." 이런 식으로 '마지막 순간을 좀 같이 할 수 있게 시간을 마련해준 것'이 제가 초반에 간호사를 시작한지 얼마 안됐을 때보다는 조금 더 여유 있고, 환자를 약간 멀리서 바라보고 '정말 이 사람에게 지금 필요한 게 무엇일까?' 생각을 해서 제공을 해줬었던 경험이었던 것 같아요.

저희는 보호자 상주가 제한이 돼있는데, 제 나름대로는 이 환자에게 필요하다고 생각을 해서 그 제한돼있다는, 중환자실 내부에서의 상식이랄까 이런 걸 제 스스로 좀 어긴… 어떻게 보면 어긴 사례긴 한데, 그런 것에 구속받지 않고 해줄 수 있는 것을 해줬다고 생각을 해요. 그때, 주변의 반응은(웃음)… 사실 그렇게 크게 신경 쓰지는 않는… 워낙에 이제 각자 일들이 바쁘고 하니까, 그냥 커튼을 쳐놓고 저희가 이제 DNR 이다 이렇게 얘기를 하니까 그래도 동료간호사들도 인지를 해주고, 또 어떤 다른 간호사는 의자 같은 걸 제공을 해준다든지 미처 제가 생각해 주지 못하는 것도 신경을 써주는 부분도 있었어요. 저희는 환자베드밖에 없거든요. 보호자가 앉을 의자나 이런 게 옆에 구비되어 있지 않아요. 그런데 다른 간호사가 간이의자 이런 걸 갖다 준다든지 아니면 커튼 같은 걸 쳐줘서 정말 그 환자가 의식이 정말 없어지고 얼마 안남은 거를 다른 사람들도 알았을 때 조용한 환경을 유지해준다든지, 그런 식으로 나름대로 동료간호사들도 배려를 하는 것 같았어요.

어떤 상황에서도 한결같이 기본에 충실하다

저의 프리셉터 선생님인데요, 저희가 보호자가 상주가 안 되다보니까 다른 면에서 보면 인권침해가 은근히 심한 곳이라고 저는 생각해요. 그러니까 환자는 e-tube를 빼는 것을 방지한다고 억제대를 해놓고… 뭐, 그러면 부를 수 있는 것이 굉장히 한정적이거든요. 내가 간호사를 찾는 게 침대를 친다든지 발길질을 한다든지 하는 상황이 빈번하게 일어날 수 있는데, 모든 간호사들이 다 그런 건 아니지만… 어느 순간에는 자기도 모르게 그냥 좀 외면을 하는 그런 경우가 왕왕 있어요. 환자가 부르는 것에 대해서 당연히 가는 것이 맞고 그렇긴 한데, CPR상황이라든지 아니면 지금 내 환자의 다른 응급검사라든지, 본인의 우선순위에 준해서 하는 거죠. 그러니까 알지만 모르는 척 한다든지….

그런데 제 프리셉터 선생님은 언제 어떤 상황에서도 그렇게 요청하는 환자를 외면하는 것을 본 적이 없거든요…. 제가 일을 하면서 느낀 것은 그런 기본적인 것을 충실하게 지키는 것이 굉장히 어렵더라고요…. 그리고 그 선생님이 지금 연차가 한 10년 정도가 되시는데 제가 같이 5년? 7년 이렇게 봐도… 한결같은 모습을 유지하시고 그런 점을 봤을 때 굉장히 굉장하다고 생각을 했었어요.

그 선생님 자신에게 안 좋은 상황도 있었어요. 개인적으로 유산을 하셨다던지, 그런 상황에도 불구하고 환자에 대해서는 항상 그런… 뭔가를 찾거나 하면 꼭 경어를 쓰시고 잘 들어주고, 시간이 많이 걸려도…. 어떤 분들은 너무 그런 걸 찾으면 솔직히 인간적으로 짜증이 날 때도 있는데. 그렇게 올드 선생님이 한 번도 싫은 내색없이 하는 걸 보니까 분위기 자체도 그런 식으로 되어가는 것 같고 '아, 나도 그런 항상 잘 들어주는 사람이 되어야겠다.' 그 선생님 보면서 많이 느꼈어요.

젊은 환자였어요. 한 40대 초반, 중반 정도였거든요… 척추 마비가 되셔서 이 얼굴 밑으로는 다 마비인거에요. 그러다 보니까 sore도 굉장히 심하고… 그러니까 정말 처음에 인계를 들으면 '너무 안됐다. 어떡하냐…?' 이렇게 생각이 되는데 막상 겪어보면 의식은 너무 있고… 본인의 절망감이나 이런 것들은 충분이 높을 거라고 예상이 되긴 하지만, 머리로는 다 알지만(웃음) 실제로 너무 그 순간순간이 좀 화가 나고 짜증나는 순간들이 있긴 있죠…. 그러니까 이 환자는 간호사를 부르는 방법이 이렇게 "똑또똑(혀 튕겨서 내는 소리)", 이런 식으로밖에 표현이 안 되는 거에요. 그런데 이 환자가 찬물만 원하고 그러면 저희가 정수기까지 매번 왔다 갔다 해야 되고, 물을 먹고 나서 뒤돌아서면 또 물을 달라고 하고… 환자 입장에서 보면 당연히 자기가 할 수 없기 때문에 누군가에게 도움을 요청을 해야 되고 보호자가 제한이 있기 때문에 의지할 사람이 간호사밖에 없고, 이런 거를 너무나 인식적으로 잘 알지만 저희가 삼교대를 하는데 8시간 동안 정말 10분에 한 번씩 그런 식으로 찾으니까 나중에는 그 소리 자체가 너무 포비아적인 증상이 되는 거예요. 집에 와서도 계속 그런 소리가 생각이 나고… 그런데도 불구하고 그 선생님은 그래도 불쌍한 마음으로 잘 해주시려고 하고… 저를 가르칠 때에도 그런 거에 대해서 얘기를 했을 때 본인의 그런 걸… 측은지심을 가장 본인은 중요하다고 생각을 하셨다고 하시더라고요. 처음에 얘기를 나눌 때 그래서 좀 인간적으로 짜증나는 상황이 있지만 그 환자 케이스가 진짜 기억이 많이 나요… 굉장히 오래 계셨거든요. 정말 다들 그 환자를 너무 보기 싫어하고… 또 환자가 뭔가 모든 사람한테 그러지도 않아요. 유독 간호사한테만 그러는 거예요. 남자사원이라든지 의사라든지 이런 사람들한테는 굉장히 막 웃어주기도 하고 호의적으로 대하는데 유독 간호사들한테는 짜증도 많이 내고 본인의 그런 스트레스나 이런 거를 굉장히 많이 풀고… 또 보호자도 잘 안 오셨어요(허탈 웃음). 그러니까 이제 또 의사나 남사원분들은 정말 그냥 잠깐 잠깐 왔다 가잖아요. 저희는 담당 간호사라는 이유만으로 그 모든, 어떻게 느껴보면 약간 '종 같다.' 이런 생각이 들 정도로 정말 요구도가 많아서 심적으로 굉장히 힘들었는데, 그래도 그럼에도 불구하고 그렇게 잘 수행을 하는 모습을 보니까아, 또… 다시 느끼게 되었죠.

옹호자로서 전문성을 발휘한다

저는 일단 관심이 좀 필요할 것 같아요. 환자에 대해 제가 생각했을 때 좋은 선배라든지 후배의 모습은 약간 센스가 느껴지는 그런 거 있잖아요. 만약에 환자 말초정맥관을 바꿔야 되는데, 4일마다 바꿔야 되는데 오늘 lab도 해야 돼요. 자꾸 찌르면 환자가 아프니까 한 번에 한다든지, 아니면 어저께 culture를 했는데 오늘 또 culture를 내거나 하면, 의사와 상의를 해서 어저께도 culture를 했는데 아직 결과도 안 나온 상태에서 또 하는 건 의미가 솔직히 없잖아요. 그런 거를 중간에서 manage를 잘 하는 게 좀 필요하다고 생각을 하구요.

공부도 좀 많이 해야 되는 것 같아요(웃음). 왜 환자한테 저희가 똑같이 욕창 드레싱을 하더라도 이런 wound의 상태일 때는 이게 더 효과가 있고, 이런 상태에서는 요즘에는 이런 드레싱을 하는데 제가 알만한 제품을 선택을 해서 딱딱 그거에 맞춰서 해줄 수가 있는데 그런 거에 대한 지식이 없을 때는 솔직히 herpes를 봐도 herpes인 줄을 모르더라고요. 저희가 보통 환자를 많이 보니까 이게 뭔가 환자한테 의미가 있는 sign이다라는 거를 빨리 알아차리는 것도 굉장히 좋은 간호를 할 수 있다고 생각을 하거든요. 저번에 환자가 입원을 왔는데 이쪽 팔만 유독 정말 통통 부어있는 거예요. 그런데 인계 상으로는 '환자가 이쪽에 수액을 맞았는데 수액 때문에 부었다.' 이런 식으로 인계가 됐어요. 그런데 결국에는 그 사람이 약간 이쪽에 thrombus가 있어서 DVT 얘기도 나오고 외과 선생님들도 와서 보호자한테 굉장히 warning을 많이 하고 그랬거든요. 그러니까 제가 봤을 때 뭔가 딱 봐도 환자의 morphology가 이상한 거를 빨리 알아차리고 그거에 대해서 이게 '단순히 IV로 인한 그런 정도의 상태가 아니다.'라는 거를 인지를 좀 더 빨리 해서 이거에 대해서 조치가 빨리 취해질 수 있도록 얘기를 해주고, 이런게 특히 중환자실 간호사들한테는 중요한 요소가 되는 것 같아요. 환자가 보통 표현을 하시는 분들도 있지만 보통 자기가 표현을 못하는 분들이 대부분이니까… 요즘 들어서 더 좀 '옹호자적인 역할을 내가 해야 된다.'는 생각을 하고 있어요.

함께 일하고 싶은 건강한 간호사

간호사는 건강해야 돼요(웃음). 개인적으로 체력이 좀 좋아야 되는 것 같아요. 왜냐하면 저희가(웃음) position change 같은 것도 많이 하고요. 뭐 환자를 옮기거나 이런 거를 많이 하는데, 굉장히 파워가 넘치는 간호사들이 있어요. CPR 상황이라든지 로딩이 많이 되는 순간에서도… 이거 약간 외적인 건 아니고 내적인 걸로도 볼 수 있는데, 멘탈이 강한 그런 친구들 있잖아요. 아무리 힘든 상황에서도 그 친구랑 같이 일을 하면 '이거 뭐 별거 아니다.' 이런 생각이 들면서 분위기를 좋게 해주더라고요. 그런 친구들을 보면 힘이 좋고 내적이나 외적으로 멘탈이 좀 강하고 파워가 있어요. 싹싹싹싹 일의 진행이 쑥쑥쑥쑥 잘 되는… 그런 게 좀 있더라고요. 같이 일하면 즐거운 사람들이 있어요(웃음).

리액션이 굉장히 좋고 "잘했어! 최고야!" 이런 거 있잖아요. 인계를 하더라도 이렇게 좀 맛깔나게 한다고 할까요. 딱딱 이 사람의 key point 같은 걸 잘 파악을 하고 있어서 이 다음엔 어떻게 할거다 딱 자기 나름대로 딱딱 걸러서 이해하기 편하게 해주고 환자도 편하게 해주고, 그런 게 되게 좋아요.

내 일이 아닌 환자의 고통에 집중하라는 선배의 가르침

또 예전에 제가 일한지 얼마 안됐을 때는 제 환자가 벤트를 달고 있었는데, 굉장히 환자가 열이 나서 힘들면서 호흡수가 뜨고 약간 이렇게 ventilation이 정상적인 것보다 약간 좀 잘 안됐어요. 볼륨 자체가 좀 적어지고… 호흡수가 빠르다 보니까 gas exchange도 잘 안되고… 그런데 초반에는 환자가 사람으로 잘 안 보이는 그런 순간들이 있더라고요. 내가 빨리 이거 열시에 anti줘야 되는 거고 저 사람은 sigmoid를 보내야 되는 거고… 약간 그런 단순한, 내가 뭔가를 해줘야 되는 그런 존재로밖에 안 느껴졌는데….

제 인계를 들은 다음 번 선생님이 저를 굉장히 꾸짖었던 게, "너는 이렇게 환자가 열이 나서 힘들어하는데도 어떻게 아무것도 안할 수 있냐? 환자가 이렇게 열이 나서 호흡수가 빨라지고 숨쉬기가 이렇게 힘든 양상이면 진통제를 주든지 해열제를 줘서 환자를 편하게 해줘야지, 근무 시작부터 여태까지 왜 아무것도 환자에게 해주지 않았냐?" 약간 그렇게 꾸짖었던 게 저한테는 큰, 약간 뭐랄까, 청천벽력 같다고 할까요… 바위가 이렇게… 넘어가 쩍 갈라지는 것 같이… 그래서 굉장히 그 선배한테는 지금까지도 되게 고마운 마음이 있어요. 아, 이런 걸로 나를 꾸짖어 주는 사람이 나한테 있었다는 게 굉장히 감사하더라고요. 보통 일을 하면서 많이 혼나는 게 "네 duty에 해야 하는 일을 여태까지 못해서 내가 지금 근무 시작하면서부터 culture를 해야 되니?" 이런 거 있잖아요. 환자 중심적이기보다는 '일이 전가됐다.' 그런 걸로 인수인계 때 많이 혼나는데 그 선생님은 다른 거 상관없이 "어떻게 이렇게 환자 힘들어하는 걸 네가 이렇게 방치를 하고 있었냐? 이게 제대로 된거냐?" 이렇게 했던 게 계속 기억에 되게 오래 남더라고요. 그런 혼났던 부분에 대해서는 인식을 하게 되잖아요. 그러니까 '환자가 힘들면 내가 중재를 해서 진통제를 줘야 된다.' 이런 거에 대해서 깨달았던 것 같아요. 단순히 지시사항이 있거나 이런 걸로만 환자를 대했던 지난날이 굉장히 반성이 많이 되더라구요. '내가 왜 여기 있지? 내가 뭘 하러 이 사람을 계속 바이탈을 하고 체온은 왜 잴까? 체온 재서 뭐하나? 그런 거를 결국 해주려고 내가 있었던 건데 뭔가 내가 큰 중간의 흐름을 놓치고 그냥 이렇게 side만 헤맸던 것 같다.' 그런 생각이 들었어요. 그 이후로는 좀 환자의 통증이라든지 환자의 그런 반응들 있잖아요. 숫자나 랩이나 이런 것도 중요하긴 하지만 이 사람의 주 호소가 뭐지 그런 거를 되게 잘 살펴보게 되더라구요.

오히려 치유받는다

신규간호사 때는 투약이라든지 처치에 대한 공포가 많아서 여유가 없는 거예요. 환자를 이렇게 딱 정면으로 바라볼 기회, line이 솔직히 disconnect돼도 다른 사람들은 다 보이는데 신규간호사인 저한테만은 그게 안 보이는 것처럼… 뭔가 그냥 너무 바쁘고 그냥 시간 시간마다 할 일이 너무 쌓여가고 이러니까 급급해서 그런 게 보이지가 않는 거예요. 근데 어느 정도 연차가 되고 그런 술기에 어느 정도 익숙해지니까 환자가 들어오게 되고 또 그런 충고라든지 조언 같은 것도 해주는 사람도 있었고… 제 개인적으로는 환자분들한테 굉장히 많은, 오히려 제가 환자한테 뭔가 편하게 해주고 이래야 되는데 저는 역으로 되게 많이 치유를 받았던 것 같아요.

저희는 베드 사이드에서 보통 tracheostomy를 굉장히 많이 하거든요. 어떤 분이 지금 막 tracheostomy를 했어요. 저는 그때도 물품준비하고 모니터 같은 거 하고, broncho하면서 lab 같은 것도 하니까 그거 바코드까지 붙이느라 정신이 없고… 환자도 약간 진정제를 쓰기는 하지만 full sedation은 안 된 상태에서 하니까 솔직히 얼마나 아프겠어요~? 이렇게 생목을, 어찌됐든 incision을 하는 건데… 그런데도 제가 딱 그 시술이 어느 정도 정리가 되고 환자를 봤을 때, 환자가 저한테 "고마워!"라는 그런 입모양을 내는 거예요. 정말… 약간 그 순간에 또 뭔가 빛이 딱 나는 그런 느낌 있잖아요. '내가 이 사람한테 뭘 그렇게 해줬다고, 이 사람이 나한테 "고마워!"라고 할까?' 입장 바꿔 생각하면 저는 그렇게 못할 것 같은데, 그런 "고마워!"라는 한마디를 하니까 제가 이렇

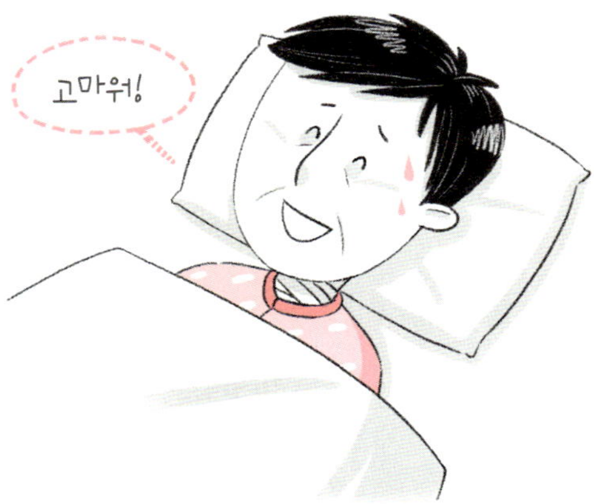

게… 좀 녹는 느낌이라고 할까요. 되게 좀 부끄럽기도 하고, 오히려 제가 너무 고맙고 미안한 마음도 좀 들고 '대단하신 분이다!'라는 생각도 들면서… 뭐 저희 이념에 그런 거 있잖아요. 예수그리스도를 체현한다는… 이 분이 약간 예수님같이 느껴지기도 하고(웃음)… 그런 저한테 오히려 제가 한 행동에 비해서 많은 리액션을 준 환자들이 많았어요.

삶과 죽음을 배운다

저희 병동엔 임종환자가 굉장히 많아요. 그러면 다음날 출근했을 때 있을 거라고 생각했던 환자가 정말 이제는 싸늘한 주검이 되어서 이불을 덮고 있는 모습이라든지 나가는 모습을 봤을 때 굉장히 후회가 많이 되더라고요. 그냥 살아서 저렇게 막 찡찡거리고, 저희는 약간 '달달거린다'고 표현을 하거든요. 환자가 agitation 있으면서 이러지도 못하고 저러지도 못하고… 그런 상황들을 나한테 투사하는 게 너무 힘든데 막상 저렇게 나가는 모습, 임종해서 정말 창백한 모습 있잖아요. 죽은 사람의… 그런 모습을 볼 때, '아, 그냥 내가 좀 더 잘해줄 걸.' 이라는 못해줬던 부분에 대한 후회가 밀려오면서 그런 부분을 통해서 또 제가 변화할 수 있는 계기가 됐던 것 같아요.

간호사 생활에서도 그렇고… 그냥 제 개인적인 삶 속에서도, 약간 이런 말 하면 못된 생각일 수도 있긴 하지만, 타인의 죽음을 보면서 제 자신이나 제 가족의 죽음도 한 번쯤은 생각을 해볼 수 있게 되더라고요. 내 삶을 좀 되돌아볼 수 있고, 또 교통사고로 어린 환자들도 많이 오고, 또 저희 아빠가 당뇨도 있고 이러세요. 항상 그런 최악의 상황을 생각을 하니까 아, 아빠도 외래를 보다가 저렇게 되는 거 아닌가? 싶어서 그렇게 임종을 하거나 그런 상황들을 겪으면 가족들한테도 잘하게 되고 제 개인적으로 성숙이 많이 되는 것 같아요.

환자와 고객 사이 갭도 충실한 기본간호로 극복한다

저는 대학병원 응급실에서 근무하고 있는 수간호사입니다. 그리고 근무한 지는 응급실에서만 지금 16년째 근무를 하고 있습니다. 그리고 수간호사가 된 거는 2009년도에 됐으니까, 10년 정도 보통 일반 간호사 역할을 했었고, 지금 관리자로 일한 지는 한 5년 정도 됐습니다.

역지사지의 태도

제가 생각하는 좋은 간호란, 사실은 굉장히 고민이 되는 부분 중에 하나예요. 왜냐하면 그 고민이라는 것은 우리 간호사들이 일을 하면서 할 수 있는 것과 요즘의 그 '고객'이라고 표현하는 환자나 보호자들이 원하는 부분의 그 갭(gap)이 굉장히 큰 것 같아요. 특히 응급간호에서는요. 그러니까 이제 구체적으로 말씀드리면… 간호사들은 정말 말 그대로 환자의 처치 이런 것들이 우선이 되고 있어요. 근데 환자나 보호자들은 마음을 알아주고 그 옆에 같이 시간을 보내주는 거를 원하고 있어요. 그런데 그 갭이 현장에서는 굉장히 크거든요. 그래서 사실 제가 관리자다보니까 이런 것들을 많이 접하게 되는데, 민원이나 그런 것들이 굉장히 많아요.

그래서 저는 우리 간호사들한테 교육하면서 두 가지를 얘기를 해요. 첫 번째는 '역지사지', 환자나 보호자가 뭔가를 요구를 하거나 충돌이 생겼거나 아니면 이렇게 바라볼 때 한 번은 생각해봐라, 내가 그 입장이면 어땠을지 응급실에 처음 와보는 그런 상황 한 번 생각해봐라, 그 환자가 얼마나 아플지 한 번 생각해봐라. 또 하나는 그래도 우리는 간호사니까 '측은지심'. 우리는 그래도 건강하고 뭔가를 해줄 수 있는 입장이잖아요. 그분들은 나이가 많든 돈이 많든 상관없이 뭔가를 요구하고 있는 상태, 불편한 상태니까, 그게 필요하지 않겠냐?는 얘기를 해요. 그래서 이 두 가지를 계속 얘기를 해요. 근데 그 갭은 줄어들지 않더라고요. 되게 어려운 것 같아요.

"환자는 정말 인간이다. 우리의 일로, 물건으로 생각하면 안 된다." 얘기하고, 아까 말씀드렸던 두 가지, 역지사지랑 측은지심, 계속 얘기를 해요. 근데, 제가 이렇게 관리자 5년 하면서 이와 관련된 민원 들어왔을 때, 아니면 평소에 CS교육도 뭐 나름 어떻게 해서 만들어보고 지금 하고 있지만, 23살, 24살의 간호대학 졸업해가지고 온 간호사한테 이거를 얘기하기에는 참 너무 어렵겠다 싶기는 해요. 업무가 너무 많아서… 그래서 정말 하나의 인간으로 보고 '어떤 게 불편하지?' 라고 생각하고 하려면 한 5년, 내지는 10년 이 정도 있어야, 그 경험이 쌓여야 정말 인간으로 볼 수 있는 눈이 생기지 않을까 싶어요. 그러니까 교육도 필요하고요. 개인적인 경험이나 경력도 필요하고 그런 것 같아요. 그러니까 확실히 자기가 보호자로 있거나 환자로 있었던 간호사는 좀 달라요. 만약에 그 경험을 잘 해서 자기 내에 체현을 시켰다면, 다른 환자나 보호자가 왔을 때 항상 얘기할 때 그런 말을 해요. "어머, 정말 되게 안됐어요. 저 같으면 이랬을 것 같아요."라는 표현을 잘 하거든요.

제가 배울 때 '전문직 간호사는 세 가지가 있어야 된다.'고 배웠습니다. 지식하고 스킬하고, 그 다음에 어떤 의사소통 내지는 상호작용? 저도 처음에는 '간호사가 무식하면 그건 죄악이다.' 이렇게 얘기를 했었어요. 그리고 교육도 정말 그런 것들을 강조해서 지식적인 거를 넣어주려고 굉장히 많이 노력을 했거든요. 근데 좀 10년이 넘어가다 보니까, 스킬은 시간이 지나고 많이 해 보면 경험으로서 할 수 있는 것이고요, 지식도 어느 정도… 더 후에 교육자가 되거나 아니면 자기 위치에서 프리셉터 역할을 하게 되면 추가적으로 더 필요하지만, 어느 정도 기본적인 게 된다면 항상 문제는 이 attitude, 태도, 의사소통 여기서 항상 갈등이 생기고 문제가 생기더라고요. 그래서 사실 요즘 저는 셋 중에 뭐 다 중요하지만 '포커싱을 해서 어떤 항목을 많이 더 해야 되냐? 교육을 해야 되고 이게 무엇인지 계속 알려주고 계속 얘기를 해야 되냐?' 할 때는 저는 이 attitude에 강조를 좀 많이 해요.

기본간호야말로 좋은 간호

응급실은 환자가 오래 있는 사람은 특수한 경우고 대부분은 턴오버가 되게 빨라요. 병동과는 다르죠. 아침에 수간호사가 병동처럼 정규적인 라운딩은 안 해요. 어떤 이벤트가 있을 때에나 특별한 때만 하는 편이죠. 아주 작은 거기는 한데, 요즘 저는 bed making을 같이 해요. bed making이라는 걸 간호사랑 사원이랑 저랑 같이 해요. 같이 나가서 환자한테 다른 거 없이 그냥 일상을 정말 봐주는 거거든요. 어떻게 보면 어떤 환자나 보호자는 그래요. "아, 수선생님이 직접 하세요?"이런 얘기를 하기도 해요.

사실은 환자나 보호자들은 응급실에 있을 때, 물론 아프고 뭐 하는 것도 굉장히 중요하기도 하지만, 우리가 흔히 말하는 '기본간호'라고 얘기하는 거 있죠. 내가 잘 먹고, 잘 싸고, 잘 움직일 수 있고… 이게 또 되게 중요한 것 같더라고요. 그리고 그거를 하면서 환자들이나 보호자가 저한테 얘기를 하거나 요구를 하는 부분이 정말 큰 것들이 아니에요. 물론 뭐 실제적인 "저 입원병실 언제 가요?" 이런 거 말고, 그냥 자기 있으면서 불편했었던 아주 소소한, 해결해줄 수 있는, 이런 것들을 많이 얘기하거든요. 그런 것 얘기할 때 '아, 우리 간호사들이, 일반 간호사들이 이런 것들을 잘 못 들어 주는구나.' 그러니까 이제 시간을 두고, 이 사람한테 충분한 시간을 할애를 못 해주는 거죠. 그게 우리 간호사들이 뭐 그럴 마음이 없어서라기보다는 상황이 너무 바쁘게 돌아가니까, 오더에 난거를 수행하기에도 굉장히 바쁘다 보니… 아마 그래서 그런 것 같아요.

그래서 요즘에 라운딩 돌면서 환자나 보호자와 이야기하는 거? 그런 때 좋은 것 같아요. 기저귀 갈아주고 그냥 고맙다 얘기 듣고… 왜냐면 우리는 간병인을 두지 못하게 하니까 보호자가 혼자 기저귀 갈기 정말 너무 힘들잖아요. 해 보지도 않았고 환자가 축 늘어져 있는 상태에서… 어떤 환자는 몇십 년 동안 담당 교수님을 보아왔는데 "응급실에 오니까 회진 잘 안 오시는 것 같다."고 해서 연결해주고, 이렇게 작은 도움에도 손목 잡고 눈물 그렁해서 너무 감사하다고… 그러니까 굉장히 작은 부분이거든요. 근데 그렇게 참 좋아라 하시더라고요.

왜냐면요. 진짜 기본인데요, 기본이 안 되거든요, 요즘은… 아, 이게, 잘 모르겠어요. 이게 병동이나 다른 데서는 어떤지 모르겠는데 저는 응급실에만 있었으니까, 막 진행되고 눈앞에서 막 나빠지는 거 자체에 대해서 막 달려들고, 그거에 대해서 빨리 응급처치를 해야 되고 막 이런 것들은 굉장히 강한데, 진짜 기본, 오랄 케어, 기저귀 갈아주고, 이거는 그러니까 지금 당장 하지 않아도 그냥 특별히 환자 상태에 큰 변화를 준다고 생각하지 않는 게 있어요. 그러니까 그건 미뤄지고, 미뤄지고, 우선순위에서 자꾸 뒤처지게 되는 거죠. 그리고 또 하나는 요즘 간호사, 요즘에 졸업하고 나온 정말 너무너무 공부 잘하고 똑똑한 우리 간호사들이 기본간호를 못해요. 얘기 들어보면 안 하려는 것도 있어요. "내가 왜 대학 4년 나왔고, 정말 우리 전문직이라고 배웠는데, 내가 왜 똥기저귀 치워야 되냐? 나 그거 하고 싶지 않다."고 그렇게 얘기해요. "그거는 나중에 사원이나, 다른 대체인력이 나와서 해야 되는 거 아니에요?" 이렇게 얘기하는 경우도 많아요. 그러면서 그냥~ 미루는 거죠. 그런데 음… 환자가 저는, 제가 생각할 때에 가장 중요한건 안위인데, 그 안위라는 게 이제 급성장 진행도 중요하지만 거기에 플러스해서 정말 '기본간호는 기본적으로 있어야 되는 거'라고 생각하거든요. 근데 그게 잘 안돼요. 그래서 좀 속상하기도 하고, 어떻게 해야 되나 고민도 되고. 근데 사실, 시간이 필요한데 시간이 없기도 해요. 요즘 막, 환자들도 많고 이래서….

지금 새 병원으로 이사하기 전에, 그때는 입원이 훨씬 잘 됐었어요. 응급실에 체류하는 재원환자 수가 적었지요. 그래서 그때는 아침마다, 나이트근무하고 아침마다, 새벽마다 진짜 perineal care랑 뭐 기저귀뿐만 아니라 bed making이랑 그거는 당연히 해야 되는 업무였었어요. 그런데 이 새 병원 지어 넘어오고 여기가 너무, 재원환자도 많아지고 규모가 커지고… 막 이렇게 돼버리니까 그게 점점 점점 사라졌어요. 그러다 보니 이거를 다시 시작하려니까 굉장히 어려운, 예, 그런 게 생겼죠. 그런 것 같아요. 그리고 그때보다 지금 요구하는, 병원에서 어떤 환자의 안전 등등 이런 걸로 해야 되는 업무들이 추가가 되게 많아진 건 맞는 것 같아요. 그러니까 뭐, 공식적으로 해야 되는 낙상사정, 욕창사정 이런 것들도 어떤 시간을 다 할애해서 해야 되는 거였고, 그러니까 오더 이외의 그런 것들도 굉장히 많아진 건 사실이죠. 그땐 그런 건 없었으니까.

긍정의 힘을 보여주는 대화

응급실에 어떤 환자가 많이 오냐면 마취통증의학과 환자긴 한데요, CRPS라고… 그러니까 만성 통증 환자에요. 어떤 자극을 받으면, 딱 그게 trigger가 되면, 정말 그 표현할 수 없을 정도로 엄청난 통증이 온대요. 그런 질환들… 근데, 우리 여기에 계신 교수님 중 한분이 굉장히 그쪽의 권위자여서 해당하는 환자들이 많이 왔어요. 이 환자들의 주 치료방법이 뭐냐면 통증을 조절하는 sedation group, 그러니까 굉장히 많이 줘요. 몰핀이나 미다졸람, 로라제팜, 케타민 이런 약제들을 많이 쓰거든요. 그러다 보니까 이 사람들이, 전부는 아니지만 그 중에 꽤 여러 명이 고정적으로 계속 와요. 그러니까 주사실에서 주사를 맞고, 야간엔 주사실이 문을 닫으니까 응급실로 계속 와요. 약 때문에 눈빛은 항상 풀려있고, 그리고 이 사람이 처음에는 통증조절로 약을 맞았으나 나중에는 약에 취해서 사는 게 그냥 그대로 붕붕 떠다니는 그런 느낌이 드시나 봐요. 그러니까 그 기분이 떨어지면 통증이 올 것 같은 공포감과 붕붕 떠있는 그 느낌을 지속하기 위해서 응급실에 또 오시거든요. 그러니까 이게 계~속 반복이 되는… 그리고 그 중에 어떤 분들은 굉장히 폭력적이고요, 막 진짜 막… 그리고 어떤 분들은 그 앞에서 쇼도 해요. 그러니까 주사를 빨리 달라고 막 하는데, 다른 환자들이 있어서 그 사람 먼저 처치하면 커터칼을 꺼내서 자기가 자해하는… 막, 그 사람들 다 있는 앞에서… 커터칼로 이렇게 하고 협박을 해요. "빨리 주사 갖고 와! 나 안 그러면 그어버린다."고 이런 식으로… 그러니까 사실 응급실 간호사들은 그 사람들 대할 때가 너무 어려운거예요.

우리가 진정으로 이 사람들이 왜 그러는지 얘기를 들어주기 보다는 '어우, 저 사람 저렇게 난리치니까 어~우 얼른 주사 줘! 주사 줘!' 이런 식의 느낌을 항상 갖고 있었던 것 같아요. 그런데 어느 날 제가 나이트로부터 보고받은 건데요. 한 6, 7년 정도 경력 있는 우리 간호사가, 그때도 바빴지만, '이제 더 이상은 안 되겠다.'고 생각했나 봐요. 주사를 놔주고, "환자분, 이쪽으로 잠깐 앉아보시겠어요? 저랑 대화 좀 해요.

왜 그러시는 거예요? 뭐가 그렇게 불편하신 거예요? 우리 좋은 말로 얘기해 봅시다!" 하니까, 평소에 봐왔던 간호사의 모습이 아닌지 되게 폭력적이었던 환자가 움찔하더래요. "아, 그건 아니다. 나 진짜 당신이 왜 그렇게 불편한지 뭐 때문에 우리한테 그렇게 하는지, 우리도 잘해드리고 싶은데, 왜 그렇게 하시는지 대화를 하고 싶다."고 시도를 한 거예요.

그런데 아마도… 제 생각에 그 CRPS환자에게 그렇게 뭔가를 "같이 얘기해 봅시다. 뭐가 그렇게 힘드세요? 우리가 어떻게 해드리면 좋겠어요?"라고 한 게 아마 처음이지 않을까 싶어요. 예전엔 오자마자 "언제 주사 주냐?"고 하면서 분위기를 막 험악하게 만들었던 환자가 그 다음부터는, 응급실에 오는 시간은 주로 나이트 때니까, "식사 못 하셨죠~?" 그러면서 샌드위치랑, 뭐 음료수 같은 거, 자기가 할 수 있는 그런 것들 싸갖고 오고, 왔을 때 조용히 있고, 기다려주고, 이렇게 된 거예요. 그러니까 바로 '나는 당신을 돕기 위해 있는 사람입니다, 나는 당신이 편해지기를 바랍니다.' 이런 간호사의 마음이 통한 거죠.

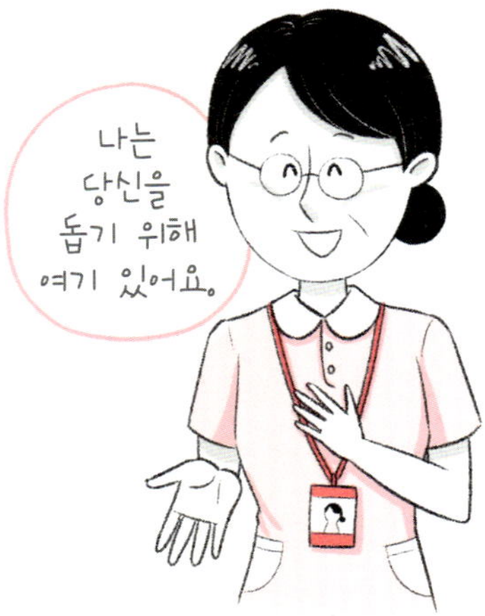

06

인정과 존중이 꽃을 피운다

수간호사 역할의 핵심은 인정과 존중

대변이 더럽지 사람이 더러운 것이 아니다

간호사의 존재 의미는 환자

수간호사 역할의 핵심은 인정과 존중

느린 신입 간호사는 기다려주어야

좋은 간호를 하는 간호사들의 전반적인 느낌은 흔히 말하는 '밝다, 그리고 긍정적이다.'예요. 저도 24년을 근무하면서 많은 후배간호사와 선배간호사들을 봤는데, 우선은 업무를 할 때 밝아요. 그런데, 선배나 환자 입장에서도 볼 때 '좋은 간호사'는 빨리 할 때, 업무를 빨리 처리할 때 좋은 간호사로 보는 편이예요.

저도 예전에는 그 '빨리'라는 부분을 '좋은 간호사'로 보기도 했는데, 수간호사가 되고 보니 '빨리'의 단점이 보이는 거예요. 처음에 신규를 봤을 때 분명한 건 빨리하고 이런 사람들이 잘하는 것처럼 보이는데 좀 시간이 지남에 따라서는 오히려 업무의 스킬이 늘지 않는 면이 있더라고요. 빨리하는 간호사들이 좋은 간호로 비쳤을 때 그 간호사가 일을 하다가 오류를 범하는 일들이 많아요. 게다가 빨리한다고 칭찬받던 사람들은 '아, 나는 예전에 참 일을 잘 한단 소리를 들었는데~~.'라고 생각하면서, 실수한 것에 대해 디테일하게 "어떤 부분이 부족하고 어느 부분이 잘못됐다."고 말해주면 오히려 잘 받아들이지를 못하는 것 같더라고요. 그래서 저는 처음에는 좀 늦더라도 나름 원칙을 가지려고 했던 간호사들이 잘 해가는 걸 볼 수 있었어요. 지금 제가 수간호사로 한 5년 이상 넘다 보니까 그 간호사들이 잘 되는 과정을 보게 됐어요.

문제는 처음에 그 간호사들이 일이 느리다는 이유만으로 선배나 그런 무리에서 비평을 받기 시작하면 성장하기가 어려워요. 그러니까 오래 지속하기가 어렵더라는 거죠. 그런데 비평하지 않고, 신규간호사가 갖고 있는 장점을 끌어내주면 꼼꼼하게 하면서 거기다 하나씩 하나씩 더 얹는 거예요. 하나씩 하나씩 더 얹어서 나중엔 그 간호사가 한 3년이 지나게 되면 딜레마에 빠질 확률은 더 적어진다는 거죠. 만족도가 높아지는 거에요.

부담스러운 일은 선배가 담당하는 배려

제가 신경외과에 근무할 때였어요. 섬유종이 심한 한 40대 남자분인데, 말기인 안 좋은 케이스였어요. 자주 병원에 입원했던 분인데, 마지막은 신경외과에 입원했어요. 화장실을 오가기가 힘들어 도움이 필요한 분이였고, 보호자도 없고 간병인을 쓸 형편도 못되어 호출할 때마다 간호사가 가서 도와주어야 했어요. 저는 신규를 못 보내겠더라고요. 신규도 간호사이기 때문에 그런 부분을 전혀 인식을 안 하고 할 수는 있겠지만 그래도 남자화장실에 그분을 이렇게 앉히고 들고 하는 일을 어린 간호사에게 차마 못 시키겠더라구요. 당연히 몸무게도 왜소한 사람이긴 하지만 제가 근무할 때는 그분이 호출하면 신규는 못 가게 하고 제가 가서, 그분한테 제가 "제 손을 잡으세요."하면서 이렇게 제 어깨를 잡으라고 하죠. 제 어깨를 잡고 안아서 내려드리고 했어요.

아직 병원과 환자들의 다양한 상황에 적응이 안 된 신규가 그 상황에서 힘들 것 같았어요. 그것도 남자화장실이잖아요. 저는 워낙 그런 것에 적응이 되었고 당당하게 할 수 있지만, '아! 저는 그거를 차라리 제가 대신, 여러모로 봤을 때, 제가 해야겠다.'는 생각이 들더라고요. 환자긴 하지만 이렇게 저를 안는다는 자체가 조금은 뭐라고 할까, 저도 거부감이 없는 거는 아니고, 조금 있긴 하지만. 높은 연차의 익숙한 선배가 해드리는게, '환자도 불편함이 덜 할 거고 나이 어린 후배간호사도 마음이 덜 불편하지 않을까?' 생각했어요.

개성을 발휘하게 지지

각자의 개성이 참 다양할 것 같은데 처음 신규들을 봤을 때는 그 개성이 안 보인다는 거죠. '잰 재가 갖고 있는 개성이 있을 거고, 얜 얘가 가지고 있는 개성이 있을 텐데 왜 개성이 하나로 보이는 걸까? 무엇 때문에 그 개성을 다 감추고 있는 걸까?' 분명 각각의 특징이 있을 텐데. 근데 제가 처음 본 신규간호사들은 거의 비슷해 보여요. '우리가 혹시 4년의 간호학 교육과정을 배우면서 자기를 너무 뭔가 억압하게 되는 걸까?' 그런 생각을 제가 문득 해 보기도 하고요. 우리 간호계가 발전하려면 애니어그람만 봐도 성격의 유형이 많고 어느 유형도 나쁜 것이 아니라고 하잖아요. 그 성격에 맞는 것들이 잘 융합돼서 조화를 이루면 좋겠는데. 회식자리에서 자유로운 분위기에서 보면은 너무 다양하고 밝은

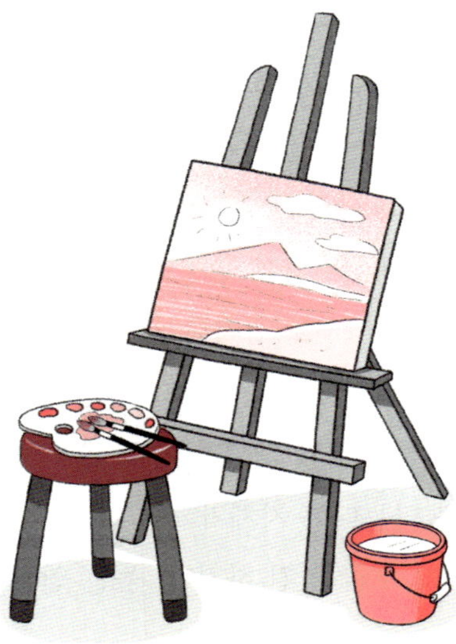

데, 간호 현장에만 딱 들어오면 모든 간호사들이 왜 하나처럼 보이는 걸까? 우리 간호조직이 너무나도 어떻게 보면 '획일화된 걸 원하는 것이 아닐까? 그러면서 어떻게 창의적인 것을 요구하는 걸까?' 이런 생각이 들어요. 각자 갖고 있는 개성이 잘 발휘된다면 밝게 밝게 더 이룰 수 있지 않을까요?

기다려주면 되는 간호사도 있더라고요. 그런데 제가 제일 싫어하는 게 근무 시작한지 얼마 안 된 간호사를 단정적으로 평가하는 거예요. '너무 빨리 평가하는 것은 절대 안 된다. 가장 큰 오류.'라고 저는 생각해요. 제 잣대로는 나쁠 수도 있지만 다른 사람 잣대로는 장점으로 보일 수도 있잖아요. 신규간호사들이 요새는 새로운 자기 취미활동을 다양하게 하더라고요. 그래서 그런 것들도 저는 칭찬해주고 격려해주고 제가 못 가진 것을 부러워도 하고, 솔직하게 이야길해요. 미술을 했다는 간호사에겐 "왜 미술을 하려고 했는데?" "미술을 했는데 초등학교 때 엄마가 돈이 너무 많이 들어간다고 못하게 했어요." "아, 그럼 네가 지금 돈을 벌고 있잖아. 미술공부를 취미로 다시 해봐. 간호사는 정말 좋은 직업이다. 그렇지 않냐?" 하니까 그렇대요. "그러면 이걸 갖고 넌 미술이나 다른 하고 싶은 네 공부를 같이 하면 참 좋고. 네가 이젤 앞에 앉아 그림 그리는 모습을 상상만 해도 나는 부럽고 좋다."고 하면, 되게 좋아하더라고요.

환자의 강점 인정으로 만족감을 높여준다

예전에 저는 '우리 인간이 나이가 들면 다 삶에 있어서 모든 걸 터득하고 알지 않을까?'라고 생각했었거든요. 제가 아주 신생아부터, 또 이렇게 제가 신경외과에 있으면 가장 고령의 노인까지, 더 나아가서는 치매 어르신까지도 간호하면서 보니 그게 '그렇지 않더라.'는 걸 알게 됐어요. 예전에 저는 '나이가 들면 자기 자신에 대해서 더 많은 것들을 알 것이다.'라고 생각했었는데 그렇지 않아요. 대부분의 사람들이 자기를 잘 알고 있다고 생각하지만 사실은 알고 보면 많이 모르는 게 자기 자신이더라고요.

'나에 대해서 안다.'라는 것은 내가 어떤 좋은 점도 알고 다시 말해 나의 장점을 알아가는 거죠. 대부분의 사람들은 '내 단점을 나의 전부'라고 생각하는 경향이 많은데 나를 자꾸 알아가다 보면 내가 남과 다른 장점이 참 많아요. 간호사들은 환자들한테 좋은 영향을 많이 끼쳐야 되기 때문에 '우선 자신의 장점들을 많이 알아야 되지 않을까?' 그런 생각이 들더라고요. 저는 '개개인의 긍정적인 부분을 좀 더 많이 개발시켜야 되지 않나?' 생각해서 저는 사람들의 장점을 많이 찾아내 주는 편이거든요.

어떤 남자 어르신이 입원을 했는데 보호자인 부인이 계속 밖으로 도는 거예요. 그 모습도 참 안타깝잖아요. '얼마나 힘들까?' 싶어서 의자를 갖다드리며 "간호하시기 힘드시죠?" 하니까 "힘들다."고 해요. 환자분이 막 버럭버럭 하는 성격으로 평생 그러셨대요. 그래서 "아, 그러세요. 환자분도 아프셔서 많이 힘드시겠지요." 하고. 제가 환자에게 가서 얘기를 들어 보니까 자기표현을 많이 하는 분이세요. "주사 반창고를 이렇게 붙였으면 좋겠다. 저건 저렇게 했으면 좋겠다." 등. 자세도 단정하게 앉아 계시고. 딱 딱 딱. 그러니까 그 분은 자기가 누군지 알아달라는 부분이 많잖아요. 그렇기 때문에 이제 간호를 하면서 물어본 거죠. "아, 어르신! 어르신은 되게 꼼꼼하신 것 같으세요. 머리도 단정하게 빗으시고." 그러니까 "음, 내 직업이 대학교수요."라는 거죠. 그래서 "아, 그러시군요. 어쩐지~." 그러니까 그 부인 입장에선 카리스마가 넘치고 너무 꼼꼼하게 챙겨달라고 잔소리하는 부분이 많이 힘들었겠죠. 저는 그걸 파악한 다음부터 "아, 그러신데요, 어르신이 저희 간호사한테 표현을 꼼꼼하게 하시니까 보호자분이 그 부분이 되게 미안해가지고 어려움이 있으신가 봐요. 제가 관리자니까 차라리 저를 불러주시거나, 아니면 저희 간호사들이 잘 못하면 직접 그 담당자를 불러주시면 언제든지 와서 해드리겠다."니까 그분이 빙그레 웃으시더라고요. 그러니까 그분은 그런 인정과 관심을 받고 싶었던 거죠. '내가 이런 사람이니까 나를 좀 알아줘.' 같은, 그렇다고 나중에 꼭 저를 부르지는 않았어요. 그리고 일반 간호사한테도 더 잘 해주시더라고요. 환자를 이해해주고 강점도 찾아서 만족감을 높여줘서 본인이 흡족해 했을 뿐만 아니라 그 다음에는 보호자인 부인도 겉으로 도는 게 줄었죠.

보호자도 인정과 돌봄이 필요하다

소아과에 온 애기 엄마들 같은 경우도 지지를 필요로 하더라고요. 엄마들이 아기를 돌보다 보면 지치거든요. 예를 들어서, 특히 식사를 못한 엄마에게 식사 같은 건 관심이잖아요. "식사하셨어요, 어머니?" 또는 "밤에 애기때문에 잘 못 잤을텐데, 어머니! 낮에는 이렇게 눈을 조금 붙이세요, 어머니!" "이렇게 이렇게 해 주시고, 이때 좀 주무셔도 돼요." 이런 말들. 이렇게 애기 엄마들도 애기한테만 관심 갖는 게 아니라 애기 엄마 자신, 보호자인 엄마 자신도 눈 좀 붙여라. 뭐 힘들었겠다. 이런 얘기해주면 훨씬 좋아져요.

예전에 신경외과 있을 때, 주보호자가 며느님이셨던 어르신이 있었어요. 며느님이 얼마나 힘드시겠어요. 우리나라 사회에서 어떻게 보면 어쩔 수 없이 하는 그런 것들 있잖아요. 근데 이제 주말에 보니까, 제가 주말에 근무를 하는데 다른 며느리, 다른 딸들이 오더라는 거죠. 그래서 제가 얘기했어요. 주말에 병문안 온 아들딸들에게 "이 며느님이 우리 어르신 돌보느라고 정말 고생 많으세요!"라고 말씀드렸어요. 평소에 주보호자인 그 며느님이 우리 간호사들에게 되게 까다로운 분이셨거든요. 엄청 까다로운데, 아 진짜 까다로웠어요. '그 보호자님이 그 며느님이 까다로운 이유가 뭘까?' 제가 생각해봤더니 '아, 혼자 저 어르신 돌보느라고 많이 짜증이 났겠다.'라는 생각이 문득 들었던거죠. 집안 형편이 안 되니까 간병인도 못 하고 그러는 거 같더라고요 제 생각엔. 마침 주말이 되어 다른 가족들이 오셨길래 제가 "이렇게 오셨으니까 며느님에게 맛있는 거 사주고 가세요. 며느님이 우리 어르신 돌보느라고 너무 고생 많이 하세요." 하니까 그분들도 다시 한 번 "아이고, 우리 형수님! 고생 많으시죠?" 하니까, 보호자가 저에게도 "아유, 간호사가 고생한다. 더 고생을 하신다."고 막 얘기도 해주고. 그러면서 그분이 표정이 밝아지더라고요. 그러니까 인정을 받았잖아요, 자기가. 일단 그 지지 체계인 가족들한테 자기가 딱 인정을 받으니까 조금은 유연해지시더라고요. 그 후엔 필요 없는 것 갖고 간호사들을 불러대지 않더라고요. 그래서 '보호자도 지지가 필요하다'라는 생각을, 제가 그런 경험을 좀 했었어요.

보조인력에 대한 존중과 인정

제가 신경과에 근무할 때 치매인 노인환자가 있었는데, 참 돌보기가 어려워 많은 간병인들이 잠깐 잠깐 돌보고 막 가버릴 때였어요. 그러면 그 어르신 간호가 잘 안 되잖아요. 자꾸 바뀌니까 제가 걱정이 되더라고요. 그런 찰나에 조선족 간병인이 왔어요. 우리 한국분들보다 인내력이 있는지, 치매증상으로 밤낮이 바뀐 분이라 굉장히 힘든 환자였는데도 제가 보니까 정말 성심으로 잘 하더라고요. 그 어르신한테. 그래서 제가 그 간병인에게 "아, 정말 고맙다. 다른 간병인들은 금방 관두고 가버렸는데 이렇게 우리 어르신한테 잘 해주니까 고맙다."고 말했어요. 잘 해주니까 어르신 상태가 좋아졌어요. 그래서 그 간병인과 더 많은 대화도 나누게 되었어요. "어떻게 한국에 오시게 됐냐?" 하니까 "아들이 여기 근처에 있는 대학교에 유학을 오게 되어 함께 오게 됐다."고 해요. 주말이면 가족들이 와서 대체를 해주거든요. 그래서 간병인은 "유일한 낙은 토요일인데 그날 아들을 만나 보는 거다." 그래서 그 어르신 보호자들 왔을 때 "이 간병인이 너무 열심히 하시니까 고맙다."고 제가 막 칭찬해주니까 좋아했죠.

제가 소아과 병동에 왔는데 소아과 병동에는 간병인 구하는 게 어려워요. 왜냐하면 애기들이 까다로우니까. 근데 우연히 예전의 그 조선족 간병인이 저희 병동에서 소아를 봐주러 오신거예요. 소아라서 처음에는 거절을 했는데 그 애기 엄마와 간병인을 구한다는 통화를 하던 중에 수간호사가 저라는 걸 안거죠. 그래서 오셨다는 거죠. 그러면서 딱 그 말을 하더라고요. "아시잖냐, 우리는 소아를 보다 혹시라도 잘못되면, 애기는 여러 가지 변수가 있어서 안 하려고 한다." 간병인들이 잠깐 잠깐

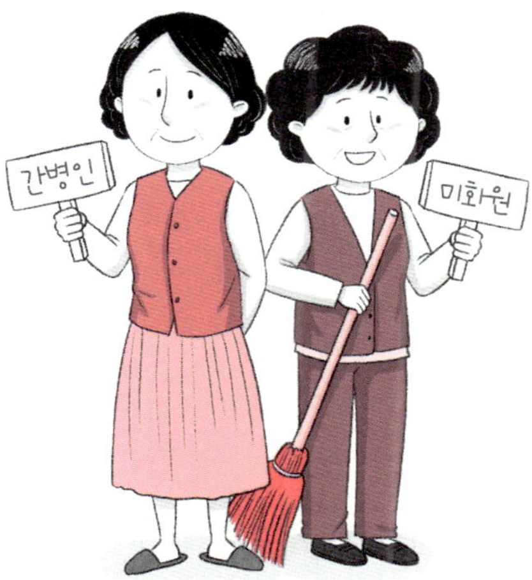

씩만 보다가 자꾸 바뀌면 서로 서로 어려우니까 오래 장기적으로 돌봐주는 게 좋죠. 근데 "선생님이 여기 수간호사이기 때문에 내가 왔다."라고 하더라고요. 저는 예전 기억이 나서 "아드님은 어떻게 됐냐?"고 물으니 "졸업해서 일 시작했다."고 하며 좋아했어요. "정말 고생 많이 하셨겠다."며 위로의 말도 했죠. 그래서 우리 아기도 잘 봐주고 애기 어머니도 고마워했거든요. 제가 간호사긴 하지만 인간 대 인간으로서 존중해주는 게 필요하다고 생각해요.

저는 예전에는 청소여사님도 그런 경험이 있었어요. 청소여사님이 성실하긴 한데 표현은 잘 못하는 분이었어요. 어떤 애기 어머니가 까다로운 분이어서 "청소 이것저것해라, 씻어라."고 했나 봐요. 그런데 어느 날 청소여사님이 우리 보호자인 애기 어머니에게 욕을 하시는 거예요. 이게 무슨 일일까? 청소여사님이 환자 보호자에게 그런 욕을 하면 안 되는데. 면담을 했더니 그분이 울면서 "보호자가 자기한테 모욕을 줬다."는 거예요. 그래서 "어떤 모욕을 주셨냐?"니까. 추석 명절 때 쯤이었는데 일을 다 마치고 병원 앞 전철역에서 전철을 기다리고 있는 상태에서 아는 지인을 만났나봐요. "그때 마침 그 보호자가 거기서 나한테나 아는 사람 앞에서 '청소를 잘못했다.'고 나를 질타했다"고 역에서, 자기 아는 사람 앞에서 "청소 일을 하긴 하지만 나는 정말 최선을 다해서 하는데…. 명절 내내 며칠 동안 아무 것도 할 수가 없었다."는 거예요. 명절이 지나 마음잡고 청소를 하는데 그 보호자가 또 "청소가 여기가 안 됐다." 하니까 본인도 모르게 감정조절이 안 되신 거죠. '내가 그만 하겠다.'는 마음으로 본인도 모르게 욕을 하게 되었다는 거죠. 그러면서 우시는 거예요. 그래서 제가 "얼마나 힘드셨냐?"고, 이렇게 제가 안아주면서 위로했어요. "여사님, 여사님도 저희 어머님들이 까다롭게 하는 부분도 있긴 하지만, 여사님! 사실은 이 일이 즐겁지 않으셨어요? 제가 볼 때는 여사님이 참 일을 즐겁게 하시는 것 같았다."라고 하니까. 재밌대요, 재밌대요. "전 그걸 느꼈다."고. "제가 여사님 너무 고생한거 알고 너무 열심히 한 거 제가 안다. 제가 여기 수간호사지 않냐. 안다. 그러니까 여사님이 진정하시고 그 대신에 제가 어머님과 잘 면담하겠다. 난 일 안 그만 뒀으면 좋겠다. 안 그만 뒀으면 좋겠고, 저도 가서 우리 어머님한테 죄송하다고 빌어야 돼요. 왜냐면 우리 여사님의 개인적 일에 저도 가서 저 빌어야 되는 거 아시냐?"니까, "죄송하다."는 거예요. 근데 "전 괜찮다. 제가 가서 전 죄송하다고 할 거고 제 입장에서 죄송하다고 관리자로서 죄송하다고 할 테니까 우리 여사님도 조금 감정 추스린 다음에 물 한잔 드시고 죄송하단 말 한마디 해드리면 좋겠다. 그러면 제가 이 모든 것들을 유연하게 잘 하겠다."니까. 알겠대요. 제가 애기 어머니에게 "어머님이 그러그러한 일이 있었다고 들었다. 사실은 지금 이건 죄송한데, 친정엄마 같지 않냐? 나이로 보면. 얼마나 자존심이 상했겠어요. 이해하세요." 하니까 자기가 생각해 보니까 잘못한 것 같대요. 그래서 제가 "정말 죄송하다, 제가 애기 정말 잘보고 할 테니까 이해해 주세요."하니까. 알겠대요. 이렇게 잘 넘어가게 되었어요. 지금은 저희 병동 담당은 아니지만 청소 열심히 하세요. 전 너무 기뻐요. 그때 제가 관리자라는 그 이유만으로 그분을 사리분별력만 내세워 따지면 따질 일이 많아요. 하지만 그 부분을 제가 참고 이해하려고 하니 그 입장 이해가 가더라고요. '얼마나 모욕감을 느꼈을까? 젊은, 정말 새파랗게 젊은 며느리 같은 사람인데.' 그런 부분을 이해하면서 간호하려고 하는 것들이 저는 좀 많고, 결국은 그런 분 보면 제가 또 기쁘잖아요. 다시 씩씩하고 신나게 직장을 다니시거든요.

청소년으로 성장한 미숙아를 보는 마음

신생아 중환자실에서 미숙아를 기본 100일을 키워야 돼요, 100일. 인큐베이터에서 아니면 인공호흡기 등 다 해서 약 100일을 키워야지 부모님 품에 넘겨주는 경우가 많어요. 특히 이제 27주, 28주 이런 아가들은 1kg 아니면 1kg 이하인 이런 아가들, 제가 그 아가를 키울 때 그 엄마하고 똑같은 마음이예요. 걔가 잘 커서 가야 되잖아요. 아무래도 미숙아이기 때문에 폐문제가 많은데 X-ray를 찍어서 안 좋게 나오면 너무 괴로워하죠. 나 때문인 거 같고 정말 나 때문 같고 다시 고민하고… 지금은 관리자지만 한 12~13년 전, 한참 실무할 때 아기가 나빠지면 너무 너무 괴로운 거예요. 애기를 키워내기까지가 그 몸무게 1kg을 늘리기는 정말 힘들고 백 그램이라도 빠지면 속상한 마음이 막 들어요.

그 즈음 산모가 40대 넘어 그 애 하나를 겨우 낳았어요. 그 애 하나 겨우 낳아 힘들었던 케이스예요. 그 아이가 잘 퇴원을 했고 건강하게 컸어요. 중학생이 되어 또 다시 소아과 병동에서 만나게 되었는데, 목소리가 약간 허스키 보이스가 됐더라구요. 신생아 때 기도삽관을 오래해서 그런가 봐요. 나중에도 아기가 외래에 왔을 때 엄마가 가끔 한 번씩은 저희를 찾아오시니까 기억하고 있어요. 그 아기가 정말 예쁜 소녀로 컸어요. 걔가 중학교 2학년 때 감기에 걸려서 입원을 했어요. 폐렴이 있어서 저희 소아과 병동에 입원을 했는데 친구들이 온 거예요. 친구들이 같이, 그래서 재잘재잘 그 친구들하고 똑같은 그 나이 때의 얘기를 하는 모습을 보면서 옛날 생각이 났어요.

미숙아로 우리 신생아 중환자실에 있었을 때, 그 아이를 제가 정말 그때는, 걔가 기분 좋아지면 저도 기분 좋고 걔가 아프면 저도 어떻게 걔를 '저런 걸 어떻게 해서 잘해줘야 되지? 어떻게 키워야 되지?' 고민하면서 간호했었거든요. 근데 제가 한 아기를 잘 돌봐 이쁜 소녀로 잘

큰걸 보고 제가 정말 깜짝 놀랄 정도로 감사해졌어요. 그 부분 때문에 제가 그 간호사 할 때 정말 보람을 많이 느꼈고….

지금 관리자로서 제가 요새 우리 간호사에게도 얘기하는 거예요. 지금도 고민하는 거는 '그때 제가 그냥 물리적인 스킬 쪽으로만 애를 키우려고 하지 않았을까? 애들의 심리나 이런 부분을 제가 좀 잘했을까?'라는 거죠. 걔들이 앞으로 다른 애들과 똑같은 발달과정을 통해서 자랄 텐데 미숙아기 때문에 여러 가지로 불안하고 이런 환경적인 안 좋은 요소 속에 있었을 텐데. 그건 우리가 더욱더 걔네들한테 앞으로 더 건강하게 자랄 수 있는 그 심리적인 부분을 내가 그런 부분이 좀 부족하지 않았나 하는 거죠. 지금 생각하면 어떤 부분이었냐면 환경을 좀 더 조용하고 좀 더 젠틀하고, 손길 같은 것도 조금 더 이렇게 부드럽고, 부드러운 터치 그런 부분을 제가 하지 못했던 거 같고. 그때는 그냥 '폐 같은 어느 신체적인 부분을 좋아지게 할지, 살려야지.' 하는 마음이었는데 제가 소아과 병동에 와서 보니까, 물론 미숙아였던 소아들을 볼 확률이 많진 않지만, 청소년기 애들이 혼란에 빠진 애들이 많더라는 거죠. 그런 거를 보면서 '단순히 청소년의 문제였을까? 그 전에 걔가 자라온 발달과정 속에서 연결되어 있는 연결고리가 뭔가 있지 않았을까? 그러니 그 아이들이 이 시간에 엄마랑 누워서 학교도 안 가고, 학교만 가면 아프고, 배 아프고, 학교 가면 머리 아프고. 다들 활기찬데 아이가 누워 있고 엄마는 답답해하고 그러지 않을까?' 이런 생각이 들면서 '제가 케어했던 그 미숙아 애들에게 정서적인 케어를 많이 못 해줬을 거 같은데 어땠을까?' 조금은 그런 마음이 들면서, 관리자가 된 저는 지금은 다시 거기 들어가서는 그런 부분을 좀 고민해 보고 뭐 좀 해 보고 싶기도 해요. 더 건강하게 자라기를 바라는 마음….

아빠가 의사였던 다른 아기 이야긴데요. 저를 기억하더라고요. 전

걜 당연히 몰라요. 근데 걔가 독감으로 입원을 했었는데 소아과에서 제가 이제 얼마 안 됐을 때였어요. 저를 보고 깜짝 놀라는 거예요. "어우! 선생님 여기 있냐?"고 그러면서 그 아들이 작은 아들인데 걔가 잘 컸더라구요. 그 둘째가 그때 미숙아였는데 항상 오후면 그 아이를 보러 면회시간에 자주 오셨던 기억이 났어요. 덕분에 그 아이가 잘 컸다고, 그 아이는 정말 발달도 잘 했더라고요. 가끔 미숙아였던 아기의 엄마들이 나중에 소아과 병동에 아이들을 입원시키면 제가 "미숙아를 낳아서 얘가 여기까지 올 동안 우리 어머니가 안 좋은 소리는 다 들으셨죠?" 하니까 "그렇다!"는 거죠. 그래서 "얼마나 힘드셨어요? 제가 있어봐서 안다. 부모같은 마음이어서 안다. 어머니! 여기까지 키우시기까지 얼마나, 두 돌 때까지 얼마나 마음고생이 크셨어요? 그래도 잘 키웠다." 이렇게 어머님들을 cheer up해주면 좋아해요.

사소한 관심과 따뜻한 말 한마디도 좋은 간호다

제 경험인데요. 이게 좋은 간호일지도 모르겠지만, 예전에 근무력증 환자가 있으셨어요. 50대. 그분은 자주 입원을 했는데, 20대부터 근무력증이었다고 하시더라고요. 가족이 없이 혼자 복지시설에 사시면서, 증상이 심해지시면 저희 병원에 입원하셨거든요. 그분은 가능한 할 수 있는 한 자기 스스로 하려고 애쓰는 분이었어요. 휠체어도 도와주려고 하면 "아, 괜찮다. 내가 하겠다." 그래서 휠체어를 침대 가까이 가져다 드리면 스스로 옮겨 타고. '이분은 어렸을 때부터, 20대부터 아파서 자기 스스로가 체력 다할 때까진 남의 손을 안 빌리고 하려는 게 많았나?'라는 생각이 들더라고요. 그러니까 그분한테 굳이 말을 걸 일도 없었어요. 그분이 가장 즐겨하는 거는 벽을 보고 모로 누워서 그냥 혼자서 화투 맞추기라고 할까? 그런 거를 주로 하셨어요. 제가 근무일 때, 항상 그분한테 저는 꼭 인사를 했거든요. "○○○님, 안녕하세요? 뭐하세요? 어떠세요?" 하고. "뭐 도와드릴 거 없어요?" 하면 항상 "아, 괜찮아요.", "간호사 선생님, 괜찮아요.", 뭐, "주임 선생님, 괜찮아요." 근데 저는 항상 그분이 입원해서 퇴원해 가실 때까지 그런 멘트와 인사를 했어요.

퇴원할 때 제가 실수한 것 때문에 나중에 저희 병동에 오셨는데 그 분의 말씀이 지금도 잊혀지지 않아요. 저하고 수간호사 선생님한테도, "이 주임간호사는 나한테 관심도 가져주고 친절하게 했는데 혹시 이 간호사가 이 문제로 해서 만약에 질타를 받거나 징계를 받으면 내가 가만히 안 있겠다."고 하면서. 환자가 오히려 "이건 내가 실수한 거다."라고 하셨어요. 그래서 저는 너무 충격을 받았죠. 잘못은 제가 했는데 오히려 그분이 자기 잘못이라고 말씀하시더라고요. 어떻게 보면 일하느라 바쁘니 그분한테 말을 안 걸어도 상관없었지만 제가 그냥 어떻게 보면 일상적인 말일 수도 있는데 그 인사 한마디 했던 것들에 내내 감사했었구나. 감사해서 내가 이런 오류를 범했음에도 불구하고 오히려 저를 보호해주려고 하신 거죠. "만약에 이 간호사한테 뭐라고 하면 자기가 더 가만히 안 있겠다"고. 그래서 전 좋은 간호라는 건 관심과 따뜻한 말 한마디 더 건네는 거라고 생각해요.

몸의 터치는 마음의 터치

손잡는 터치가 중요하다고 하는데 그거 정말 중요해요. 많이 배우신 분이나 아이나 똑같은 것 같아요 정말. 간호사는 터치, 터치, 잘 만져주는 나의 손. 그 부분을 통해서 그분들이 느끼는 '감도가 많이 크다.'라는 생각을 많이 해온 것 같아요. 저는 예를 들어서 특히 노인, 어르신들 같은 경우는 이렇게 쓰다듬어드려요. 등을 요렇게 위에서 아래로 차분하게. 요렇게 쓰다듬어드리면 되게 좋아하세요. 노인 어르신 머리도 이렇게 쓰다듬어드리면서 제가 느낀 거는 아이나 노인이나 어르신이나 다 똑같이 아프신 분은 아기인 것 같더라고요. 아기… 그래서 아기처럼 좀 대해주는 것도 나쁘진 않은 것 같았어요. 신생아는 안고 얼러줘야 되는 거죠. 이렇게 가만히 포근히 안고 토닥토닥, 엉덩이를 토닥토닥토닥 해주면 좋듯이… 어르신들한테 이렇게 한 번씩 쓰다듬어드리고 손도 잡아드리면 대부분의 어르신들이 되게 좋아하시더라고요. 그 손이, 그리고 제가 손이 차가울 때는 '어르신 죄송해요, 제가 손이 너무 차가워요.' 라고 말하고 잡아드리면 어르신이 자신의 따뜻함으로 더해주시면서 따뜻하게 감싸주시기도 하고, 젊은 한 40~50대 남자 분들의 경우는 제가 주사 같은 걸 이렇게 같이 보면서 그 부위를 더 관심 있게 봐주는 거죠. 이렇게 만지면서 "아우, 아프시지 않으세요?" 그 부위를 보면서 이렇게 "괜찮으세요?" 배액 갖고 있으면 이분은 그 부분을 만져주면서 "괜찮아요. 흘러 나오는건 잘 흘러 나오네요." 하면서 "혹시 불편한 거 없으세요?" 하고. 그 분이 갖고 있는 진단에 따라서 만약에 속이 안 좋으시면 "속이 괜찮냐?"고 묻고….

더 좋은 간호에 환자와 보호자의 협력도 필요하다

환자나 보호자에게 간호를 하고 뭔가 교육을 했을 때 받아들이려고 노력하시는 분들은 확실히 좋아요. 예후도 빠르신 거 같고요. 학력이 낮든 높든 다시 정확하게 받아들이려고 그리고 집중해서 듣고, 본인의 생각이 강하거나 아니면 더 이상 안 들어도 다 안다고 생각하시는 분들은 제대로 안 되시고, 약 먹는거 하나도 본인의 현재 상태에 대해서 꼼꼼하게 관심을 갖고 스스로 나으려는 의지가 강한 분들은 예후가 좋죠. 가만히 있는 사람들보다는 본인의 현재 상태라든가 몸의 변화를 빨리 얘기해주시고 보호자에게 얘기해주시는 분들은 혹시 안 좋은 상황을 미연에 방지하는 데 도움이 되죠. 보호자분들도 환자가 '어젠 이랬는데 지금은 이래요.'라고 표현하는 분들하고 그냥 그때나 지금이나 그냥 무신경하게 보시는 거 하곤 차이가 많이 있어요. 우리 소아과에서 엄마가 "애기 상태가 이랬고 저랬고, 우유를 얼마 먹었고 변이 어땠고….."라고 말해주면 확실히 그런 애들이 혹시 안 좋은 케이스로 갈 것도 빨리 저희가 알게 되고 또 빨리 미연에 좋게좋게 가는 거 같긴 하더라고요.

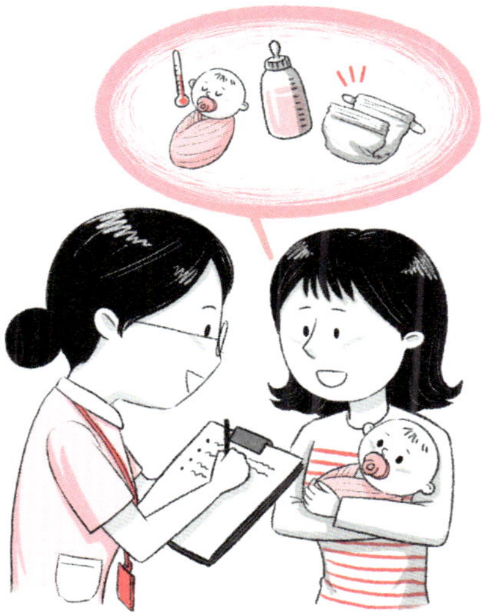

대변이 더럽지 사람이 더러운 것이 아니다

저는 지금 임상 15년차 되는 간호사구요. 신경과에서 제일 먼저 시작했다가 내과 병동에서 일했고 그 다음 종합검진센터에 있었고 지금 다시 신경외과 병동에서 근무를 하고 있는 일반간호사예요.

환자 중심의 설명과 대응

전문성이라는 건, 우선 많이 알아야 하는 게 당연한 거긴 한데… 지식을 아는 것보다는 환자가 그 순간에 필요한 게 뭔지 아는 게 더 중요한 것 같더라구요. 오늘 같은 경우에도 제가 지금 병원에 있다가 막 온 건데요. 내과 교수님이 류케미아가 의심되는 80대 할아버지 보호자인 할머니에게 설명하는 과정을 옆에서 듣게 되었어요. 참 감동을 받았어요. "알을 낳는 엄마 닭이 있다. 이 엄마 닭이 알을 낳을 수 있도록 엄마 닭의 피를 만드는 세포가 있는데, 그게 지금 알을 잘 못 만들고 있어가지고 뭐~한다." 이런 식으로 설명을 해주시는데 제가 듣기에도 저 80대이신 할머니가 이해를 잘하시게 설명을 해주시더라고요. 아는 것도 중요하긴 하겠지만 그 아는 부분에 대해 상대방이 이해할 수 있게 설명하는 능력이 더 중요한거죠.

또 환자가 어떤 질문이나 요청을 할 때 '정말 알고 싶어 하느냐? 아니면 거기서 위안을 받고 싶어 하느냐?'를 구별해야죠. 신경외과에서는 환자를 보호하고 있는 보호자들과 접촉이 많은데요, 컴플레인은 결국 보호자들이 많이 하잖아요. 예를 들어 보호자가 "시트를 왜 안 갈아주냐!"고 화를 내며 말할 때 이분이 '정말 시트를 안 갈아줘서 화를 내고 있는 건지 아니면 자기가 지금 너무 서럽고 힘들어서 화를 내고 있는 건지'에 대한 판단이 필요하죠. 그래서 "아유, 힘드시죠?" 이러면서 제가 어깨를 한두 번 주물러 줬을 때 그분이 보이는 반응이 달라지거든요. 그런 거에 대한 캐치가, 어떻게 보면, 제가 이제 연차가 늘면서 생기는 기술인거 같아요.

"왜 나한테 화를 내느냐? 내가 뭘 환자한테 잘못했길래 나한테 이렇게 하느냐?" 하는 거는 좀 어렸을 때의 얘기인 거 같긴 하고. 그런데 실제로 경력 초반인 간호사들이나 신규간호사들은 "내가 무슨 잘못을 했길래 저 사람이 나한테 저렇게 화를 내지? 왜 나한테 그러지?"라고 하는데. '이게 나한테 그러는 게 아니다.'라는 걸 아는 순간부터는 조금 편해지지 않았을까. 그런데 그게 조금 시간이 걸려야 되는 부분들이기도 하고. 지금도 솔직히 '아, 왜 나한테 저러지?' 하는 부분들이 아직도 당연히 있는 거기 때문에. 사람이니까. 그런데 그것에 대해서 누르는 부분, 그러니까 상대방에 대한 기술도 중요하지만 내가 내 스스로 다스리는 기술이 좀 더 생기면서 그것도 어떻게 보면, 지금 현재 근무하고 있는 이 병원에 있는 간호사로서 '내가 여기서 이 부분에 대한 기술이 늘어갔구나!' 이렇게 스스로 생각하긴 하거든요.

관점 전환의 터닝포인트

제가 종합검진센터에 있다가 지금은 병동에서 다시 근무하고 있는데, 센터에서는 7년 동안 한 번도 행복했던 적이 없었던 거 같아요. 안 아픈 사람이 와서 뭐라고 하는 건 못 견디겠더라구요. '아픈 사람이 아프다고 얘기하는데 아픈 사람을 둔 보호자가 와서 뭐라고 하는데 이게 왜 듣기가 싫었지? 내가 예전엔 왜 듣기 싫어했었지?'란 생각이 그때의 저한테 좀 많이 도움이 되긴 했었던 거 같아요. '내 기분으로 환자들을 대하면 정말 안 되겠구나!' 그리고 '이 기분을 내가 가지고 병동에 가면 안되겠구나!' 하다 보니까 정리가 되었죠. 그때 저한테 터닝포인트가 잘 되었던 부분인 거 같긴 하고. 그래서 지금도 그러죠. '일은 일이고, 나의 사생활은 내 사생활인거고. 난 이 일을 할 생각이 계속 있고.'

검진센터에는 솔직히 본인이 스스로 찾아오신 분들이 있긴 하겠지만 거의 대부분 회사에서 직원 검진으로 하는 거기 때문에 본인 돈을 내는 것도 아닌데 바쁘다는거죠. 근데 그 분들이 바쁜 이유가 오전에는 회사에서 정식으로 나온 거고 오후에 반차로 놀러가야 되는데 빨리 안 끝내준다는 거죠. 아, 물론 사무실에 가시는 분들도 '가서 일할 게 많은데 왜 이렇게 늦냐?'라는 거겠죠. 그걸 반복하다 병동에 오니까, '아픈 사람 이야기를 듣는 게 정말 좋구나!'라는 걸 알게 되었어요. 그리고 병동에 다시 왔을 때, 시스템적인 부분들도 예전에 손으로 다 수기로 썼던 걸 다 건너 뛰고 다 컴퓨터로 클릭하고 하는데 어, 너무 편했어요. 일하기가. 일도 편하고 마음도 편하고.

하기 싫은 것도 티 안내고 해준다

하다 보니까 핑거에네마를 한 달에 한두 번씩은 하고 있는 것 같아요. 장기간 bedridden 환자가 많다 보니까 당연히 변비가 있긴 한데 이게 좌약을 쓰든 에네마를 해주든 2~3일에 한 번씩 하는 게 한계가 있잖아요. 핑거에네마를 했을 때 사람들이 느끼는 편안감은 굉장히 큰가 봐요. 그러니까 더럽더라도 그런 걸 해줄 수 있는 게 좋은 것 같아요. 사람들이 '필요로 하는 걸 내가 싫어해도 할 수 있고 해주는 거', 그걸 또 '티

안내고 해주는 게 참 중요하다.'라는 생각을 많이 하긴 해요.

환자가 "아, 아파!" 이러면서 진통제 들어가고 있는데도 못 참을 때, 간호사가 짜증내지 않고 이 악물고 하더라도 '그래도 조금만 더 뭐 해 보자.' 이렇게 생각하면서 한 번 환자의 등을 쓰다듬어 주고 갈 수 있는…, 그런 것도 좀 필요하지 않나~. 뭐 전문적인 것도 좋고 뭐한 것도 좋고 하지만, 결론은 사람의 emotional care가 되지 않으면 통증이 사라져도 불만은 불만으로 남더라구요. 그러니까 이 사람이 원하는 걸 내가 싫어도 해줄 수 있는 거, 그게 제일 친절하단 얘기를 듣는 것 같아요. 환자하고의 관계에서는 '내가 싫지 않다는 거, 내가 당신이 원하는 걸 도와줄 수 있다는 거'를 보여주는 거가 좋지 않나 생각해요.

대변은 더럽지만 그 사람을 더러워하진 않아요!

저희 병동 후배들은 참 대단한 것 같아요. 우리 병동엔 소가 지나가듯이 대변을 똑똑똑 떨어뜨리면서 지나가시는 분도 많긴 하거든요. 근데 대변은 더럽지만 그 사람을 더러워하진 않아요! 애들이. 그걸 보면서 '아, 참 대단하다!' 싶어요. "아무개 환자분이 대변 흘렸어. 어~, 이 분 도와서 같이 치워드려요." 하면 어느 간호사든 아무 말 안하고 다 해요. 그게 신경외과 특수적인 부분도 있고, 그걸 견뎌서 그렇게 하는 게 있을 수도 있긴 하지만, 다른 병동 친구 말을 들어보면, "대변 좀 치워줘."라고 하면, 애들이 "내가 왜 그렇게 해요?"라고 한다고 하잖아요. 근데 저희 애들이 그런 게 없어요. 근데 그게 '중간 그레이드, 윗 선생님들, 여기 있던 선배 선생님들이 항상 그렇게 하는 걸 애들이 봐왔기 때문에.'라는 생각을 하긴 하지만. 솔직히 대소변도 그렇고 가래도 그렇고. 저희 가끔 가래 튀면, 얼굴에 튀기도 하는데, 그거를 더러워하지 않아요. 아이들이, 저희 간호사들이, 그러다보니 저는 저희 병동 간호사들이 다 훌륭하다고 생각하거든요. 저는 제가 그런걸 잘 못하기 때문에 저는 대변은 파줘도 대변은 못 치우겠는데…, 소변 튀어도 "아~, 오줌 튀었어요." 이러면서 아무렇지도 않게 머리를 닦는데, 그러면서 그 할아버지도 같이 닦아주고 와요.

임종을 준비시켜주다

최근에 돌아가신 한 환자가 돌아가시기 전에 저희 병동에 입원하셨어요. 폐암에 멀티메타가 다 되어 숨이 가쁜 거는 둘째 치고 통증에 대한 두려움에서 더 고통스러워하시더라고요. 마약성진통제는 진통제대로 다 들어가고…, 이제 거의 말기라 임종을 준비해야 하는 환자였어요. 담당 스탭 선생님도 그러시고 주치의도 그렇고 아무도 얘기해주질 않아, 본인이 한 번도 그걸 직접 들으신 적이 없는 거예요. 찾아오는 가족도 없고. 그러다 보니까 나중에는 그런 얘기를 하시더라고요. "죽을 거 같으면 죽는다고 아무나 얘기해줬으면 좋겠는데 그런 얘기도 안하고, 나 이렇게 아픈데 주치의한테 '나 너무 아프다!'고 말하면 열 번이고 스무 번이고 '간호사한테 가서 모르핀 달라 하라.'고만 건성으로 답하고 그냥 가요."라고 얘기를 하시더라고요.

50대 중반 여성인데, 네 자녀 중에 한 명 오긴 했었는데 딸도 별로 관심이 없어 보인대요. 너무 오래 아파왔기 때문인가 봐요. 딸 입장에서 볼 때 엄마는 평생 투덜대셨던 분이신 거예요. 언제부턴가 딸도 안 오기 시작하더라고요. 남편은 한 번도 뵌 적이 없어요. 본인이 많이 불안하니까 최근에는 까칠하던 성깔이 조금 누그러지셨어요. "이걸 맞아봐야 소용이 없지 않느냐. 내가 그래도 어차피 또 아플 거지 않느냐."하는데. 그때 그냥 제가 간호사 입장에서 함부로 얘기하는 건 아직 아닌 것 같긴 하지만 "그래도 맞아야지 당신이 좀 덜 아프게 죽을 수 있지 않겠느냐?"라는 얘기를 했던 것 같긴 해요. 아, 그거를 두세 번 반복하다 보니까 본인이 몰랐던 건 아닌데, 그래도 누군가 와서 그래도 "편하게 죽음을 맞이할 수 있다."는 얘기를 반복적으로 해주다 보니까 그게 굉장히 마음이 놓이셨던 거 같긴 하고….

마지막에는 본인이 후회하는 부분이 많이 있으셨던 거죠. 이렇게 아프고 죽어가는데 가족들도 안 오고 의사들은 의사들대로 "그래서 나보고 어떻게 하라는거냐?" 이러고 가고. 간호사들이 오면 간호사한테 뭐라고 하면은 "하아~~." 이렇게 걱정스런 표정으로 가버리고. 자기랑 얘기해주는 사람이 마지막엔 정말 없었던 거 같긴 해요. 마지막에 퇴원하실 때도 다행히 제가 근무여서 퇴원 약 설명하면서, "아프시면 참지 말고 무조건 먹고, 더 아프면 병원와서 안 아프게 하셔야지 어떻게 하겠냐?"니까 "안 아플 수 있는 방법을 알려줘서 고맙다."는 얘기를 하셨고 그 다음에 다시 입원하셨을 때 돌아가셨어요.

가재는 게 편이 아니라 환자 편이 되어야 한다

수술을 했는데 아무도 안 와 봐요. 보호자는 의사가 빨리 와서 봐주고 설명해주기를 기대하고 있는데, 이런 것에 대한 컴플레인이 많아요. 수술에 대해 자세한 설명을 빨리 듣고 싶은 건 당연한 건데 '당연하다'는 생각을 저희 간호사조차도 안하고 있는 것 같아서 의사, 간호사 모두. 가재가 게 편이 될 필요는 없는데 자꾸 게 편으로 가는 것 같아요. 간호사는 게 편보다는 환자 편, 보호자의 편에 서야 되지 않을까요?

간호사의 존재 의미는 환자

지식과 기술, 감성까지 어우러져야

저는 대학교병원 특수부서 간호과장 ○○○입니다. 지금 만 32주년이 됐네요. 저는 처음에 중환자실에 있었구요. 그 다음에 AKR, 외래, 내과, 신경외과, 산부인과, 소아과, 신경과 병동 등에서 일했어요. 이런 오랜 경험을 통해 볼 때, 저는 지식과 기술을…, 간호사는 지식만 있으면 그거 안되거든요. 지식만 있고 스킬이 없으면 현장에서 환자들은 사실 주사를 잘 놓는 간호사가 좋거든요. 그리고 설령 잘하는 것도 중요하지만 우선은 환자한테 주사를 빨리 한 번에 놔주고, 현장에서는 그런 게 더 좋은 거라…, 두 가지를 볼 때 저는 어떤게 더 그렇다고 근거기반이 없는 기술을 할 수는 없는 건데… 그렇기 때문에 지식과 기술이 같이 가야 한다고 보거든요.

간호 현장이 의사도 있고 보호자도 있고 환자도 있고 간호사도 있고…, 굉장히 다양한 조직이거든요. 그러다 보면 그 다양한 조직의 사람들과 소통술도 좀 있어야 되겠고요…. 사회구조가 복잡하다 보니 병원 조직도 굉장히 다양하고 세밀화되어 복잡하잖아요. 이제는 간호학적 지식만으로 유지하기에는 너무나 어렵다는 거죠. 동료들 간에도 갈등이 있고 상사와의 갈등이 있을 때 어느 정도 풍부한 감성이 있는 사람들은 그런 거를 더 잘 극복할 수 있는 케이스도 제가 봤구요. 어떤 사람은 다른 건 생각하지 못하고 오로지 그거에만 집착해 생각을 하는데 여러 가지 경험이 풍부한 사람들은 "그런 부분은 제가 좀 부족했네요." 이렇게 받아들일 줄 알고 갈등이 생겼을 때 상대방 배려를 잘 해요.

간호행위의 존재 의미와 기본은 도덕성

간호사는, 우리는 해도 되고 안해도 되는 그런 차원의 일을 하는게 아니라고 생각해요. 예를 들어 어디 길을 가다가 CPR 상황이 발생이 됐다면 우리는 해도 되고 안 해도 되고가 아니다. 반드시 해야 하는 의료인이다. 그냥 가면 그거는 윤리 도덕적으로 문제가 되는 거죠. 그러기 때문에 간호사는 의료인들은 윤리 도덕적면이 뭐 기본으로 베이직하게 있어야 된다는 생각이 듭니다. 그래서 간호현장에서도 만약에 뭐 투약 오류가 생겼다. 예를 들어 소화제를 A 환자 줄 걸 B 환자 줬다. 이러면 '어, 소화제 정도는 줄 수 있는 거 아닌가? 환자한테 해가 가지 않고 환자가 아무런 해가 없으니까 괜찮겠지.' 이런 것들은 아무런 윤리 도덕상으로 문제를 일으키지 않는다고 생각하는 경우가 있어요. 저는 아니라고 보거든요. 그것도 사실은 오류거든요. 정확한 환자에게 줘야 하는데 잘못 준 거잖아요. 아무렇지도 않은 소화제라도 그거는 잘못된 거는 잘못된 건데, 간혹 "환자가 괜찮은데 괜찮은 거 아닌가요?" 이런 케이스도 제가 봤거든요. "환자만 뭐 상관없으면 전 괜찮다고 봅니다." 이러길래 "그거는 아니다!"라고 현장에서 얘기해준 적이 있습니다. 그래서 윤리 도덕은 반드시… 특히 의료인은 윤리 도덕이 뭐 기본으로 들어가야 한다고 생각이 듭니다.

환자 입장에서 성의있는 태도

현장에서도 저는 "환자 입장에 서라!" 이렇게 애기하거든요. 일이 많고 막 일이 쌓여 있잖아요. 그러면 우리 간호사들 머리에는 일만 생각이 나는 거거든요. 그러다 보면 환자나 보호자가 어떤 애기를, 질문을 해도 정확하고 성의있는 답변이 아니라 그냥 성의 없이 또 그냥 지나가는 말투라든지 이런 거에서 민원이 많이 발생되거든요. 그럴 때, '건성으로 말한다. 말투가 좀 그렇다.'고 민원을 제기하는 거죠. 예를 들면, '제가 주치의한테 알아봐서 설명을 더 정확하게 해드리겠습니다.' 그러면 되는데. '이따가 회진 올 거니까 회진 때 들으세요.'라고만 말하면 굉장히 환자 입장에서는 성의가 없다고 보이는 거죠. 적극성을 띠고 '내가 만약에 환자라면~, 내가 만약에 보호자 입장이라면~' 그 입장에서 확실하게 풀어줘야 하는 거죠. 궁금증도 그렇고…, 환자는 항상 궁금하거든요. 내가 검사를 언제 할 거며 또 검사 결과는 어떻게 됐는지 항상 궁금해 있는데, 사실 의사들은 오는 횟수가 한계가 있고, 의사 만나는 시간은 짧고…, 그러면 간호사한테 많이 묻거든요. 그거를 두 번 다시 질문하지 않을 정도의 정확한 답변을 해주어야죠.

질적간호를 할 수 있으려면 현실에 적합한 정책이 필요해요

우리가 현장에서 일하는 것도 중요하지만 위에서 기관에서 결정하는 분들이 중요하다고 생각하거든요. 사실 정치라고 얘기하면 좀 그렇겠지만 요즘 들어서 정말 우리가 '질적간호를 해야 한다.'고 하지만 위에서 얘기하는 거하고 현장에서 실제로 하는 거하고 굉장히 갭이 크거든요. 우리는 정말 하고 싶은데 그럴 만한 여건이 안 되는 거거든요. 요즘 그래서 많이 생각하는 거가 정책 결정이 굉장히 중요하다. 나라에서, 특히 보건복지부라든지 대한간호협회라든지 우리의 대표되는 그런 기관에서 간호현장에 실제적인 관심을 가져 주었으면 좋겠어요.

병원의 의사결정자도 간호사가 제대로 일할 수 있게끔 지원을…, 재료라든지. 예를 들으면요. 내가 이 사람한테 노티를 안해도 어떤 재료가 딱 준비되어 있어서 환자한테 손쉽게 사용할 수 있고…, 바코드가 다 있잖아요? 거기다가 붙이면 아, 이게 리무브 할 것인지 아닌지를 알 수 있게 해주는 것도 있어요. 우리랑 얘기 없이도 그냥 오더사항만 확인하고도…, 그런 재료들이 많이 있어요. 그런 좋은 간호를 할 수 있는… 병원에서는 아무래도 이제 질 좋은 거보다는…, 여러 가지 뭐, 요즘 도구가 굉장히 많이 발달해서 좋은게 많이 있거든요. 근데 항상 따질 때 보면 수지를 따지게 되니까 좋은 거 비싼 거보다는 값싼 걸 쓰니까, 그런 경향도 좀 있죠. 하다 못해 환자 인식 팔찌 같은 경우도 비싼 게 있고 저렴한 게 있거든요. 근데 비싼 건 정말 번지지도 않고 오래 차도 환자들이 불편해 하지도 않는데, 좀 저렴한 거는 금방 번지고 그러면 또 빼가지고 다시 써야 하고… 이런 거거든요. 그럼 간호사의 일이 또 느는 거죠. 네, 정말 좋은 거를 쓰면 환자한테도 좋고 우리 간호사도 일이 줄고…, 그러니까 재료가 그렇게 중요한 거거든요. 기계도 그렇고. 저는 기계도 좋지 않은 기계 쓰면 자주 고장이 나는데 그거 또 고치러 가고… 이러는데. 좋은 기계를 쓰면 아무래도….

인증 평가도 마찬가지예요. 정말 필요한 게 뭔지, 이거는 정말 인증에 필요한 건지, 현장에서 정말 인증을 받기 위한 것 때문에 하는 것도 사실 있거든요. 나라에서 하는 모든 평가라든지 그런 정책들이 정말 우리나라의 현실에 적합해야 한다고 생각해요. 외국에 유학갔다 오신 선생님들이 그런 얘기 많이 해요. 여기 와서 동의서 써라 뭐하라 뭐하라 하는데 거기는 충분히 설명을 하면서 동의서를 쓸 수 있는 거예요. 근데 우리나라는 이 많은 환자를 보면서 어떻게 설명을 다 하고 동의서를 받는게 쉽지 않다는 거죠. 현실적으로 안 맞는 게 많아요. 근데 평가에서는 하게끔 되어 있거든요. 평가를 받기 위한 평가준비를 하는 게 많다는 거죠. 그런 정책을 할 때는 다양한 현장에 있는 사람들의 의견을 많이 들어줬으면 좋겠어요. 그래서 정말 이거는 누가 봐도 '이거는 필요하다'. 그리고 지금 여러 가지 문제점은 '이럴 때는 이렇게 하는 게 낫지 않을까?' 이런 거를 현장에 있는 사람들하고 얘기를 좀 같이 해서 결정을 냈으면 좋겠는데. 이거는 현장에서는 아닌데 위에서 내려오는 그런 걸 보면 터무니없는 게 많이 있는 거죠. 여러 가지 문서라든지 많은 게 오잖아요. 그러다 보면 '이거는 뭐지? 이거는 과연 그 분들이 이거를 알고 이런 공문을 보내는 건가?' 이런 게 있어요. 행정을 하다 보니까 간호가 이제…, 저희 같은 경우는 관리자가 행정도 하잖아요. 그런데 이제 제가 그런 거를 많이 느꼈구요.

07

환자의 내면으로 걸어 들어가다

- 암투병 후 직업을 바꾼 간호사의 1인칭 간호
- 같이 있는 애정어린 간호

암투병 후 직업을 바꾼 간호사의 1인칭 간호

저는 나이에 비해서는 경력이 짧은 편이에요. 이제 갓 3년 넘었어요. 사회복지학 전공으로 대학원 다니던 중에 말기 암환자로, 환자입장에서 병동생활을 먼저 했었어요. 그러면서 간호의 꿈을 꾸게 되어 간호대학에 입학했죠. 42살에 졸업하고 호스피스 병원에서 처음 근무하게 되었는데 저한테 참 잘 맞는다고 생각했지만 제 건강 문제로 사직하고 쉬다가 지금은 알코올 중독 전문병원에서 근무하고 있는 간호사입니다.

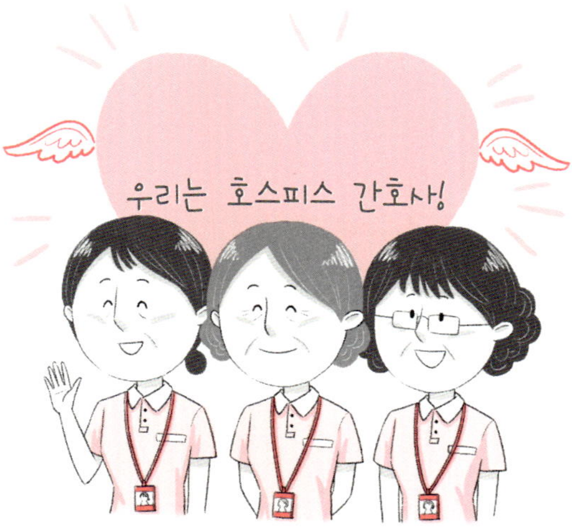

호스피스 병원에서 만난 날개 없는 천사들

가시는 길에 동행이 행복한 노간호사

졸업하자마자 호스피스 병원에 입사했어요. 거기에 계신 선생님들의 평균연령이 50대 정도였어요. 그 병원이 경기도에 있는데 서울에서 자동차로 한 시간 이상을, 왕복 2시간 이상 걸리는 출퇴근길을 마다하지 않고 오셨던 선생님들이죠. 환자들에게 항상 가족 이상으로 따뜻한 마음으로 다가서던 그 선생님들이 지금도 생각나요. 이전 경력이 굉장히 화려해요. 대학병원 간호과장이나 간호장교로 퇴직하신 분들이 굉장히 많았습니다. 그분들은 신입인 제가 받던 보수 이상으로 더 많이 받으시는 줄 알았어요. 근데 그분들이 "58세 정년하고 왔기 때문에 오히려 월급이 깎였다."고 막 웃으면서 말씀하시는 거예요. 말기 암환자들은 혈관이 잘 안보이잖아요. 근데 돋보기를 쓰시고 이렇게 돋보기를 내려서 IV라인을 잡으시면서, "아휴! 나는 눈이 안보여 이렇게까지 하면서 일을 한다." 이러면서 "그래도 일할 수 있는 게 감사하지. 이 귀한 분들 가시는 길에 내가 동행할 수 있다는 게 얼마나 감사한지 몰라." 이러면서. 젊은 간호사들은 이런 저런 부분에서 좀 불만도 있는데, 제가 그런 불만들을 더 이해할 수 있는데 그 분들이 기여하신 바가 크죠. 그 정말 어마어마한 관리직까지 하셨던 선배간호사 선생님들을 돌이켜서 생각해 보면 굉장히 즐거운 마음으로 감사하면서 적은 월급을 받고 본인들이 2시간 이상을 할애해서 출퇴근길 유지비까지 들여 출퇴근하시면서도, 마지막 순간을 함께 동행한다는 그 부분에 굉장히 큰 의미를 부여하시는 선생님들을 뵀어요.

한 근무시간에 한 분 이상 보내드려야 하는 날도 많아요. 모든 라인을 다 제거하고 수의를 입히는 부분까지 간호사들이 다 담당했어요. 처음에 저는 그 부분이 되게 생소했고, '장의사도 아닌데 저런 부분들까지 하다니, 과연 내가 할 수 있을까?'하고 선뜻 다가가기가 생각했던 거보다 어려웠는데, 그 선배 선생님들은 굉장히 능숙하게 하시더라구요. 인간적인 부분에서도 그 환자들이며 보호자들에게 둘러싸여 있는 상황에서 그 모든 간호 지식과 기술 그리고 다른 것들을 총 동원해서 가시는 분들을 보내드리는 그분들의 모습이 굉장히 전문가다우면서도 인간미가 있어 보였어요. 어색하지 않게 진심으로 우러나서 돌아가시는 분들의 손을 잡아주고 때로는 포옹도 하는 스킨십을 해주고. 그리고 또 많은 이야기를 들어주거나, 또는 필요한 말들을 건네시면서… 옆에서 막 오열하는 그 보호자들 아니면 침묵 속에 눈물만 뚝뚝 흘리는 보호자들에게도 정말 따뜻한 위로의 한 마디, 한 마디를 하시고. 임종의 경계선상에서 가족들조차 그 환자를 어떻게 보낼지 몰라서 우왕좌왕 하고 있는 그 마지막 순간을 붙잡고 간호사들이 그때 가족들을 연결해주는 다리 역할을 하는 거를 봤어요. 처치를 하면서도 그분들은 통증조절이 안 되니까, 물론 암 종류에 따라서 다르긴 하지만, 마지막 그 돌아가시기 한두 시간 전까지도 그 라인을 잡아서 모르핀을 놓고. 아무 경황이 없는 보호자들에게 "장례식장은 준비를 하셨는지, 그 다음에 뭐 마지막으로 하실 말씀은 없는지, 끝까지 청각은 열려 있으니까 귀에 대고 하실 말씀 후회 안 남게 하셔라." 이런 부분들이라든지, 그 다음에 환자들 가시는 그 환자들 귀에다 대고 너무나도 따뜻한 말들, 마음이 편안해지는 그런 말들을 막 건네면서 그 마지막 순간에까지 함께하는 그 선생님들의 모습이 아, 정말, 간호사로써 이론적으로 그 간호대 다니면서 배웠던 그 이상의 것들을 아우르는 모습에 정말 '날개 없는 천사 같다!'는 생각이 저절로 들고, 정말 감탄사가 '아! 나도 저런 간호사가 되고 싶다!' 그런 마음이 정말 들면서. 어, 정말 막 나도 그 자리에서 함께 소리 없는 눈물을 흘리면서 감동을 받으면서 그분들과 함께 곁에서 동참하는 것만으로도 저한테는 굉장히 간접적으로 큰 경험이었거든요.

가르치려고 하기보다 '배웠다'고 말하는 간호사

기독교 병원이다 보니까 종교적인 색채 때문에 제가 말씀을 드려도 될지 몰라서…. 근데 음…, 예를 들어서 에이즈환자면서 신혼 때 나가서 바람을 피고 23년만에 말기 암환자가 돼서 병원에 입원을 하게 되었을 때, 그 조강지처 분과 따님께 연락을 했어요. 23년간 헤어져 있다가 네… 23년을, 네, 그랬을 때 그런 분들이 이제 왔을 때, 선생님들은 에이즈환자면서 말기 암환자인 분 귀에다 대고, "아, 좋은 천국이 있습니다. 네, 거기 가서 가족분들을 만나실 수 있을 겁니다. 너무 죄책감 갖지 마세요. 다 내려 놓으세요. 가족들은 다 누구누구님을 용서하셨습니다." 네…, 그런 이야기를 했을 때 말씀은 못하시지만 눈물만 또르륵 흘리면서 편안한 표정으로 가시는 그런 모습들….

그리고 남겨진 가족들한테도 두 손을 꼭 잡으면서 "너무 훌륭하십니다. 23년을 그렇게 나가서 그렇게 속 썩이고 아버지 노릇 못하고 남편 노릇 못했는데 와주셔서 너무 감사합니다. 진정한 용서가 뭔지 저희가 오히려 배웁니다. 너무 감사합니다.", 어떻게 그런 말들을 할 수가 있는지… 제가 보기에 이미 진정한 전문가임에도 불구하고 그 앞에서 어떤 행세를 한다거나 가르치려고 한다거나 이런 모습이 아니라 오히려 그분들한테 "많이 배웠다" 그리고 "이렇게 해주셔서 너무 감사하다."고, 선생님들이 그렇게 하시는 부분들이 너무 너무 와 닿았고 배울 점이라고 느꼈구요.

환자의 자존감을 지켜주려고 수고를 마다 않는 간호사

차력사였던 말기 암환자인 분이었어요. 직장암이었는데 끝까지 기저귀를 안차시겠다고 고집을 하시는 거예요, 그 자존심에 그냥 기저귀를 채워드리면 편하죠. 선생님들이 얼마나 힘들어요. 축 처진 남자분을 부축을 해가지고 화장실까지 모시고 가는 게 쉽지가 않거든요. 보조 인력이 거기는 거의 없고 간호사가 모든 일을 다 해요. 그러다 보니까 많이 힘들 텐데도 불구하고 끝까지 그분의 바람을, 그분의 자존심을 지켜드리기 위해서 그거를 묵묵히 감당을 하시더라구요. 그 가족들한테도 연락을 해서 도착하셨을 때, 그 아드님이 좋은 추억을 가지실 수 있도록 "아버님이 돌아가실 때까지 이렇게 하셨다. 정말 대단하신 분이시다. 역시 차력사라 다르고 아버님은 다른 암환자들과 달리 이렇게 이렇게 가셨다." 내 책임을 회피하거나 누구 탓으로 돌리거나 이런게 없이 모든 것들을 다 긍정적인 것으로 다 승화를 시키는 거예요. 환자한테나 보호자한테나….

사별가족까지 진심으로 간호하는 숨은 보화인 간호사

간암환자분이셨는데 자제분이 많았어요. 한 아드님이 아버님 간식거리로 귤을 사오셨어요. 아드님이 직접 그 귤을 몇 조각 먹여드렸는데 이제 마지막이 가까우니까 이게 연하곤란이 있는 거를 모르고 드시게 한 거죠. 환자분도 아드님이 드리니 기쁜 마음으로 드셨고. 아드님이 가시자마자 잠깐 사이에 나빠지셨어요. 그래서 가족분들한테 "빨리 오시라. 지금 돌아가시려고 한다."고 알리고. 그래서 바로 귀가하던 아들과 뭐 나머지 자제분들이 다 달려오셔서 병원을 탓하면서 "아니, 멀쩡하게 내가 이렇게 간식도 먹여드리고 그랬는데 어떻게 이럴 수가 있느냐!" 그랬을 때 그거를 얘기를 할 수도 있을 법한데 '당신이 이렇게 이렇게 먹이고 가서 이러지 않았습니까.'라고, 근데 그렇게 되면 나머지 형제자매들에게 계속 원망을 듣고 그분도 죄책감에 삶의 질이 떨어질까봐 끝끝내 그걸 다 감당하면서 그 가족들이 그 간호사한테 막 욕을 하는데도 "그 얘기는 비밀로 하자. 저 가족들한테 너무 짐이 된다. 그렇게 아버지가 돌아가셨다고 하면 특히 당사자인 아들은 그 감당해야 될 짐이 너무 크니까."라고 하시면서, "우리 호스피스 병원에 있는 환자들은 누구나 갑자기 돌아가실 수 있다. 멀쩡하시다가도 돌아가시기도 하고 의식을 놨다가도 마지막 때 의식이 깨어서, 마지막으로 인제 보호자들하고 이렇게 조우를 하고 돌아가시는 걸 우린 너무 많이 본다." 그렇게 얘기를 하면서 그분들이 장례 절차나 이런 것들을 순조롭게 하도록 도와주시는 노련한 그런 부분들도 그렇고, 또 하시는 말씀들도 그렇고 어쩜 그렇게 같은 입을 갖고 사는데 저렇게 이쁜 말만 한다는 거는 늘 생각이 아름답고 그러지 않고서는….

저는 예전에 "호스피스 병원에서 매일 그 돌아가시는 분들을 보기 때문에 기가 뺏긴다, 소진된다, 그 병원에 있으면 안 좋을 거다. 들어가지 말아라."는 말을 많이 들었는데 그건 다 기우였던 거 같아요. 정말 너무 새로운 세상 같고 이 세상에 보화가 있다면, 숨겨진 보화가 있다면, 그곳이 아닐까. 슬플 정도로 다른 세상이에요, 거기는…. 마지막 시간을 보내는 거기 때문에 '언제 죽을지 모르는 분들인 환자나 가족이나 간호사 선생님들의 태도나 마인드가 말 한마디가 좀 다르지 않았었나.' 그런 생각이 들어요. 자꾸 생각나요.

암투병으로 가능해진 1인칭 간호

드라마 주인공인 환자의 벗이 되어

저도 암환자였었고 이렇게 극복했잖아요. 호스피스병원을 완화의료기관이라고 하잖아요. 통증이 밀려와서 몹시 괴로워하면서 정말로 1분에 한 번씩 콜벨을 울렸을 때도, 제가 경험을 했기 때문에, "아. 이런이런 정도의 통증이시죠? 이 시간이 지나면 이렇게 될 거고 이 약물을 쓰고 이렇게 이렇게 하면 효과가 있다."고 제 경험에 비추어 실감나게 설명했어요.

또 환자들은 남겨지는 가족들에 대해서도 고민을 굉장히 많이 하거든요. "나야 어차피 갈 사람이지만 남아 있는 내 아내, 내 자식들은 어떻게 해야 될지… 너무 불쌍하다."고 하시면서 "가족에게 이런이런 말들을 남겨 달라."고 하실 때, "아, 저도 암환자였다."는 경험 이야기를 그분들에게 안 들려줬다면 그분들이 저에게 그렇게 허심탄회하게, 마지막에 생을 마감하면서 그 귀한 진주 같은 이야기들을 저에게 쏟아내지는 않으셨을 거 같아요. 나중에 남겨진 가족들에게 제가 그걸 전달했을 때, "정말 그런 얘기를 했냐?"고 재차 막 확인을 하면서 물으시면서 "너무 고맙다!"하고….

일반 병원에 있을 때는 사실 퇴원하고 나면 그 환자나 가족들하고 연계가 잘 안되는 게 굉장히 좀 안타까웠는데 저두 너무 궁금한거에요. 아무래도 제가 암환자였기 때문인지 더 애착이 가서 그런지는 모르겠지만, 마지막에, 삶의 그 자리에서 제게 남겨주셨던 말 들이 너무 뼛속 깊이 새겨져서 그런지는 모르겠는데, 그 사별가족들한테는 제 번호도 알려드리기도 했어요. 나중에 저에게 연락을 한 가족들이 몇 분 계셨어요. 지금까지도 연락을 하고 지내는 분들이 계시는데 그렇게 홀로 남겨진 배우자가 그 자녀들을 잘 양육하고 성공적으로 살아가시는 모습을 보면서 오히려 제가 또 어느 때는 역으로 힘을 얻기도 하거든요.

그런 경험들이 제가 아파보지 않았다면, 그리고 제가 20대에 간호사를 시작했다면 가당키나 했을까? 아마 그런 경험은 해 볼 수 없었을 것 같아요. 물론 암이라는 경험을 안 해 보고도 기본적으로 간호사의 소양과 윤리적인 자질과 뭐 이 모든 것을 겸비한 간호사들도 있어요. 근데 저는 제 자신을 돌이켜봤을 때, 너무 이렇게 온실에서 큰 것처럼 자랐고 너무 세상물정도 몰랐고 힘들어서 잘 못 견뎠을 수도 있을 텐데, 그 순간순간들이 저한테는 굉장히 새롭고 경이롭고 요즘도 사실은 아침에 출근할 때 '오늘은 가서 또 어떤 한 편의 드라마를 찍고 올까?' 이런 마음이예요. stable한 날도 있고 또 unstable한 날도 있는데 그럼에도 불구하고 '환자들 때문에 울고 웃을 수 있는 게 그런 경험들 때문에 가능하지가 않았을까?' 그런 생각을 해봅니다.

그 드라마에 등장하는 주인공들은 각 호실별로 흩어져 있는 우리 환자들이구요. 그리고 저는 그분들을 통해서 또 새로운 하루의 드라마를 경험하게 되는, 그분들과의 관계성 속에서 그 드라마가 찍혀지는데. 제가 지금 있는 병원은 돌아가시는 거보다는 입퇴원이 있는 병원이잖아요. 알코올중독 병원도 물론, 일반병원보다는 장기환자고 또 재발이 많고 그렇긴 한데. 그분들을 통해서 제가 배우는 것도 많고 그 분들이 주인공이시죠. 그분들이 1인칭이 되는 거죠.

당뇨 합병증으로 발가락이 떨어져 나가는 환자를 돌보며

투석실 환자의 이야긴데요, 40대에 당뇨라는 걸 알게 됐대요. 산에 올라갔다가 발에 살짝 물집이 잡히면서 대수롭지 않게 생각을 했었는데 그게 결국은 알고 봤더니 당뇨합병증이었던 거죠. 투석환자까지 된 거예요. 와이프도 대학병원의 수간호사였다고, 그분이 자기 스토리를 이야기해주면서 삶에 너무 좌절해서 사실은 대학병원에 입원해 있을 때 투신자살까지 기도를 했었고 한 쪽 다리를 절단해야 된다는… 그런… 결과를 듣게 됐을 때 굉장히 삶이 허무해지는 것을 느꼈다고 해요. 제가 근무하는 2차 병원에 입원하셔서 처음에는 간호사들을 좀 무시하고 안티적인 태도를 보이기도 했어요. DM foot로 괴사까지 와서 드레싱하는 도중에 발가락이 하나 둘씩 떨어져 나가는 경험도 했어요. 근데 그때 당시에 간호사가 3명이 있었는데, 2명은 미스였고 저는 애 엄마이기도 했지만 또 저도 암환자였었고… 그래서 30분 동안 드레싱을 하다 보면 이 얘기 저 얘기를 하게 되고. 투석실 환자들 같은 경우는 사실 일주일에 3번 내지 4번 스케줄대로 움직이시는 분들이기 때문에 병원을 옮기거나 불의의 사고로 생을 달리하게 되는 경우가 아니고서는 지속적인 인연으로 가족보다 어떻게 보면 더 많은 시간을 할애하면서 가족사나 개인적인 이야기까지 나누게 되는 그런 시간이 근무시간에 주어지게 되거든요. 그래서 그분이랑 이런저런 이야기를 나누면서 친밀함을 쌓아 갔었는데….

그렇게 할 수 있었던 이유는 음…, 제가 만약에 암환자가 아니었고 나이들어 늦게 간호를 시작하지 않았다면, 제가 만약에 고등학교 갓 졸업하고 바로 간호대에 입문을 하게 되고 그때 환자를 대하게 됐었다면, 돌이켜 봤을 때 저는 좀 비위도 약한 편이었고 또 되게 좀 겁도 많은 사람이었고 내성적인 사람이었기 때문에 그분들한테 그렇게 스스럼없이, 또는 진정성있게 진심으로 다가가기가 힘들었을 것 같습니다. 제가 암환자였다는 경험이 지금 임상현장에서 환자들에게 편안히 다가가는 관계가 된 거 같구요. 또 어떻게 보면은 제가 암환자였다는 얘기를 말씀을 드렸을 때 환자들이 굉장히 공감대가 형성이 되면서 본인들의 속 깊은 얘기들을 해주고, 그 치료과정에 굉장히 좀 더 적극적으로 동참하시고 또 긍정적으로 효과가 나타나는 그런 경험을 했었습니다.

감이 있는 애정어린 간호

저는 10년 정도 내과중환자실에서 근무를 했었고, 1년째 지금 간호사 교육하고 있는 일을 하고 있습니다.

마음을 움직이는 눈빛, 말 한마디

제가 연차가 어렸을 때만 해도 좋은 간호라고 하면 훌륭한 지식을 갖고 있고 훌륭한 스킬을 갖고 있고 이렇게 환자를 보는 간호가 좋은 간호라고 생각을 했습니다. 제가 3년차 때쯤인가 신입간호사가 들어왔는데 저한테 "어떤 간호가 좋은 간호냐?"고 질문을 한 적이 있었어요. 그리고 "병원 생활을 하는데 어떤 게 중요한 것이냐?"고 질문을 했어요. 그때 지식, 스킬, 마음 등 다 말을 했었는데요…. 그때도 저는 당연히 지식이나 스킬이 우선이라고 생각을 했었어요. 근데 신입간호사가 저한테 그게 아니라고 하더라구요. 그래도 저는 그 친구가 얘기한 걸 받아들일 수 없었거든요.

근데 제가 병원에 입원하게 되었는데, 환자입장이 되어보니까 좀 다르더라구요. 담당간호사가 지식이나 스킬이 모자라거나 이런 건 보이지도 않고 눈빛, 말 한마디 이런 것들 있잖아요. 감성적인 부분들? 이런 것들이 더 많이 보이고 그거에 더 마음이 많이 움직이고 '이 사람이 좋은 간호사!'라는 생각이 들더라구요. 그래서 아무리 지식이나 스킬도 중요하지만 환자를 대하는 마음, 태도, 이런 것들이 중요하지 않을까 생각합니다.

마음으로 함께 흐느낌

ICU 근무할 때 경험인데요. 환자를 대할 때 가족처럼 한다고 해야 하나? 그런 간호사가 있었거든요. 후배간호사 중에 말투가 가족처럼 쉽게 하는 게 아니라 마음에서 우러난다고 해야 하나? 그런 간호를 하는 친구가 있었거든요. 그 친구가 운 적이 있었는데 그날 일이 굉장히 바쁘고 힘들었어요. 근데 그 친구랑 얘기를 하는데 일이 바쁘고 힘들고 간호가 힘들어서 운게 아니라, 바빴으면 환자가 안 좋았던 거잖아요, ICU니까 그 환자가 너무 안타깝고 뭐 그런 감정들 있잖아요. 정말 가족의 입장에서 환자를 생각한다고 해야 하나? 뭐 그런 마음 때문에 자기가 바쁘고 힘든 건 아무 상관이 없는데, 그 환자가 결국은 안 좋아져서 돌아가신 게 마음이 아팠다고… 그런 마음을 가지고 일을 하면, 환자 입장에서도 그렇고 보호자 입장에서도 그렇고 좋은 간호이지 않을까. 그 후배간호사가 환자를 보는 지식이나 스킬 이런 것도 굉장히 훌륭한 친구였고 거기에 플러스 마음까지 좋은 그 친구를 보고 내가 선배 입장에서도 그 후배간호사가 훌륭한 간호를 하고 있다는 게 보였거든요. 나도 저렇게 하고 싶다는 마음이 있었었거든요.

환자를 살피는 특별한 '감'

경력이 쌓여지면서 환자를 보는 눈이 달라지고 다른 사람보다 먼저 환자 문제를 잡았을 때가 있었거든요. 예를 들면 그 전 duty 때까지는 아무 문제없다고 했어요. 근데 내가 딱 봤는데 환자가 다른 것도 아니고 말도 잘 하고 있었지만 팔을 좀 이상하게 움직이는 게 이상하다 하고 얘기했더니 의사가 "그러냐?"면서 검사를 진행했어요. 결국에 뇌졸중 진단을 받았거든요. 그래도 그나마 좀 빨리 발견을 했으면 좀 더 처치가 빨라지지 않았을까 하는 그런 경험이 있었어요.

또 다른 환자의 경운데요. 매일 보던 환자였는데 그날따라 제 느낌에 환자가 너무 pale해 보이는 거예요. 그리고 그 환자를 assess했는데 아무것도 없었어요. 출혈 경향도 없었고 그날 아침 lab도 괜찮았고 이 환자가 L-tube로 출혈이 있는 것도 아니었고 다 괜찮았어요. 이상할 게 없었어요. 근데도 뭔가 너무 이상한 거예요. 그래서 기저귀를 열었죠. 근데 hematochezia인거에요. 그래서 바로 보고 내시경도 하고 검사도 해서 바로 괜찮아지긴 하셨거든요.

간호사는 일이 힘들면 공부는 좀 뒷전으로 밀어두게 되는 경향이 있잖아요. 근데 그러지 않고 계속(웃음)… 내가 ICU 간호사로서 지식과 스킬을 늘리기 위해서 그렇게 노력했던 게 바탕이 돼서 제가 빨리 캐치할 수 있지 않았나 하는 생각이 들어서 그런 부분은 좋은 간호이지 않았을까 합니다.

애정

후배간호사였는데요. 저는 왜 자꾸 후배간호사들이 더 잘 하는 거 같죠? 되게 느린 간호사였는데 그날은 웬일인지 시간에 맞춰서 다 끝내더라구요. 그래서 "아, 대단하다. 그래, 그럼 빨리 가라."고 했어요. 개는

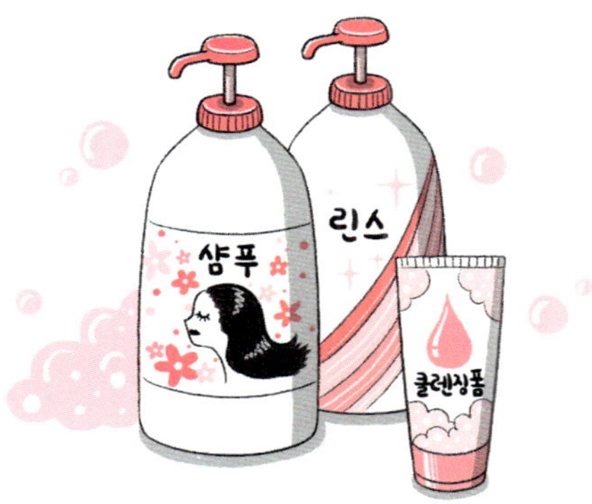

day고 저는 evening이어서 저는 근무하고 있는데, 그 간호사가 어떤 환자 옆에 계속 있는 거예요. 그래서 뭔가 해서 갔더니 머리를 감겨주고 있는 거에요. 자기 담당환자가 아닌데도 불구하고, 스무살의 젊은 여자 환자여서 머리가 굉장히 긴 그런 환자였어요. 환자가 의식도 없어서 잡아주는 사람이 있어야 할 정도로 머리 감겨주기 힘든 환자였거든요. 근데 그거를 한 시간씩이나 머리를 감겨주고 있는 거예요. 자기가 근무하는 내내 꺼림칙하게 보고 있던 머리를 감겨주고 있는 모습을 보는데 너무 예쁘더라구요 그 간호사가….

"자기가 해주고 싶었는데 근무 중에는 도저히 시간이 안 되어 그냥 하는 거."라고, 오히려 이브닝 근무하는 간호사한테 미안해하는 거 있잖아요. 자기 때문에 방해될까봐 그러면서도 감겨주고 가더라고요. 제 눈에는 굉장히 예뻐 보였어요. 그런 것들이… 자기 일말고도 또 환자를 생각하는 마음에서 그렇게 움직이지 않았나 싶거든요. 만약에 일만 하고 간다하면 그 duty는 정말 기본적으로 필요한 최소한의 일 있잖아요. 그것만 하고 갔을 텐데 그게 아니라 이 사람은 정말 환자를 생각하는 마음이 있어서 그렇게 움직인 거 아닐까요? 사실 환자는 의식이 없었어요. 사실 다른 사람이 보기에는 개가 머리를 감겨놔도 티도 안 나요. 근데 가족들이 알 수는 있겠죠. 깨끗해져 있으면….

환자에게 좋은 간호사가 동료에게도 좋은 간호사

저 개인적으로 좋은 간호사라고 하면 환자에게 좋은 간호사여야 하지만 간호사에게도 좋은 간호사여야 하지 않을까 싶거든요. 그래서 저는 선배간호사를 봤을 때 저 선배간호사가 정말 점점 발전해서 잘 됐으면 좋겠다 하는 마음이 있었고 저도 이제 그렇게 따라가야 된다 이런 마음이 있었거든요. 또 후배간호사들 눈이 무섭고 후배간호사도 나를 그렇게 볼 텐데 내가 이 후배간호사들한테 모범이 되는 정말 바른, pride를 줄 수 있는 그런 간호사가 되어야 하지 않을까 생각을 하거든요. 그러기 위해서 환자를 대할 때도 항상 잘 하려고 하고 그리고 모르면 무시당하잖아요. 물론 동료간호사, 후배간호사, 선배간호사뿐만 아니라 의사도 간호사를 무시하는 가장 큰 이유 중에 하나가 제 경험상 보면, 모르니까 그러거든요. 그래서 항상 배우려고 하고 후배들한테도 강요는 하지 않지만 제가 그렇게 하는 모습을 보면 이 후배들도 언젠가 따라와서 하지 않을까 하는 마음으로 좋은 간호사가 돼보려고 했었거든요.

환자에게 좋은 간호사가 된다는 것과 간호사들한테 그러니까 동료들 사이에서 좋은 간호사가 된다는 것은 생각해 보니까 차이가 없는 것 같아요. 제가 생각하는 환자한테 좋은 간호사가, 정말 보니까, 간호사들 동료들 사이에서도 좋은 간호사인 것 같아요. 생각해 보니 다른 게 없는 것 같아요. 저는 처음에는 사실 조금 다르게 봤었거든요. 환자한테 또 너무 잘하면 동료들이 싫어하거든요. 오히려 저 사람이랑 같이 근무하면 오히려 일이 늘어나는 거고 더군다나 그 간호사가 선배간호사라고 하면 따라야 하니까 오히려 일이 더 늘어나는 거고, 싫어할 수도 있다 이렇게 생각했거든요. 환자에게 너무 잘하는 간호사라고 하면. 근데 생각해보니까 음~ 같은 거 같아요. 환자한테 제대로 하는 간호사가 좋은 간호사이고 간호사들 사이에서도 인정받는 간호사가 좋은 간호사인 것 같아요.

08

품어안는 간호

아줌마 같은 간호사

엄마 같은 간호사

아줌마 같은 간호사

중환자실에서: 독자적 간호의 자부심

저는 대학병원에서 근무 시작한 지 21년 8개월 정도 됐고요, 중환자실에서 15년 정도 있었고요. 그 다음에 인공신장실에서 3년 몇 개월, 지금은 장기이식 코디네이터로 일하고 있습니다. 일반병동보다는 특수파트에서 계속 근무를 해왔어요.

저는 중환자실을 좋아했는데, 제가 환자를 열심히 보면 그만큼 문제를 빨리 알아볼 수 있고 해결해줄 수 있기 때문에 중환자실에 있을 때 만족도가 높았던 것 같아요. 그때는 어떤 lab이나 이런걸 보고 빨리 critic도 하고 빨리빨리 발견하고 환자의 EKG나 뭐 이런걸 보면서 빨리 report를 해서 뭔가 변화를 잡아내는 거에 대해서 되게 자부심이 있었고, 그래서 병동에서 어떤 order받는 거보다는 제가 어떤 report를 해서 의사들한테 얘기를 할 수 있고, 이런 면에 있어서 중환자실이 되게 만족도가 높았고요. 그래서 저는 중환자실에 있으면서 결코 의사들한테 기죽는다? 이런 표현 없었고요, 그냥 되게 재밌었어요. 그런데 가끔 말도 안 되는 order를 내는 의사들이 있을 때 너무 화가 났어요. 그래서 그때는 간호라는 개념이 '좀 똑똑한 간호사?', 제가 생각했던 개념은 그런 쪽이었어요. 그 똑똑한 간호사로 중환자실에서 계속 있으면서 사실 칭찬도 받고 이랬는데….

인공신장실로 이동: 쌈닭에서 소통의 달인

제가 인공신장실로 이동해서 보니 문제가 생긴 게 뭐였냐면 의사소통에 문제가 생긴 거였어요. 그전에 중환자실에서는 환자하고 소통한다기보다 움직일 수 없는 환자들한테 제가 해줘야 되는 것들이 더 많았으니까 그냥 그분들이 일방적으로 제 간호를 받는 거죠. 보호자하고도 manage를 해도 뭐 제 duty당 한 번 정도 면회하는 거니까 그 20분이 별로 부담스럽지 않았어요. 물론 부담스럽지만 그분들이 궁금해 하는 거 설명해주고 그분들의 질문에 명쾌한 답을 주면 된다고 생각했지, 그게 무슨 소통? 이렇게까지는 생각하지 않았어요. '아, 나는 그게 다 좋은 간호사였나 보다.' 이렇게 생각을 했는데….

인공신장실에 와서 보니 만성 질환을 가지고 있는 환자들이 정말 문제가 많다는 걸 그때 알았어요. 그때는 정말 저는 좌충우돌을 한다는 표현이 맞았을 것 같아요. 그때는 환자하고 정말 많이 싸웠어요. 왜 싸웠냐면 중환자실에 있을 때는 그냥 루틴대로 했으니까 '내가 할 거하면 저 사람 좋아져서 병동 가면 땡큐!' 이랬는데, 여기 와서 보니 하다못해 약도 환자가 조제를 하는 거예요. "이 약이 떨어졌으니 이 약만 달라."고 하고, 그래서 '왜 약이 똑같이 처방이 되는데 왜 이거는 떨어지고 이거는 안 떨어졌냐?' 너무 궁금했어요. 저는 그때 당시에 아마 제가 환자들한테 쌈닭이었을 거예요. 간지 얼마 안됐는데 정말로 그랬어요. 저는 이해가 안 갔거든요.

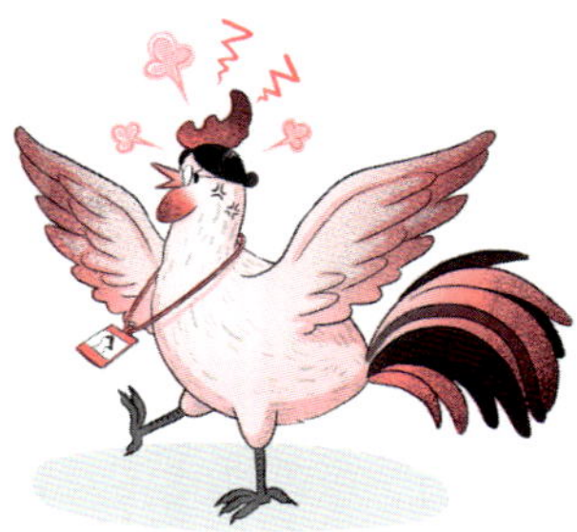

어우, 진짜… 지금 생각해 보면 방법을 잘 몰랐던 것 같아요. 그러니까 대화를 좀 더 했었으면 그렇게까지 안 했을 텐데, 그냥 약을 먹이면 좋아

질 거라는 그 단순한 생각이었어요. 그래서 환자들한테 계속 "왜 이 약을 안 먹고, 이 약이 왜 필요하고…" 막 이런 얘기를 하는데 한 6개월 정도가 되게 힘들었어요. 그런 마인드로 가니까 환자입장에서 보면 인공신장실에 새로 와서 니들링도 잘 못하는 간호사가 매번 자기가 해달라는 건 안 해주고 이렇게 꼬박꼬박 토를 달면서 뭔가를 요구하니까요. 환자들도 아마도 힘들어하셨던 것 같아요.

그때 나는 정말 그런 상황인 걸 이해 못하는 동료도 싫었어요. '아니, 왜 저 동료는 저렇게 비위를 맞춰? 그리고 지금 환자한테 잘못했으면 잘못했다고 말을 해야 되는 게 아니야?' 막 이렇게 생각을 했어요. 6개월이 지나서 혼자 홀로서기를 해야 되는데 그렇게 자꾸 싸우니까 환자하고 문제가 생기잖아요. 그러니까 뭘 해도 제가 실수만 하면 이제 완전 트집 잡히고 이런 상황이 돼서 그때부터는 약간 후퇴했어요. 근데 정말 그건 작전상의 후퇴지, 환자들을 가르치는 데 있어서는 여전히 제 생각이 맞다고 생각했어요. 잘못된 생각인 거를 나중에 알았는데 그때 당시는 '이건 옳지 않아. 저 간호사들이 비겁해.' 이렇게 생각을 했는데….

6개월 정도 지나서 제가 복막투석실(PD방) 간호사로 오버랩을 같이 했었어요. 0.5/0.5를 뛰는데 제 입장에서는 너무 힘든 상황이죠. 양쪽 환자를 다 한꺼번에 알아야 되고 이쪽에서 일어난 일을 이쪽에서는 모르고 있을 때 해야 되는데 교수님들이 잘한다고 그렇게 배치를 해놓으니까… 저는 너무 과부하가 걸려서 사실 힘들었던 상황이긴 했는데, 그래도 저는 복막투석실을 간 사이에 좀 배운 게 있었어요. 왜냐하면 복막투석실이 저하고 너무 맞는 거예요. 환자들 교육을 하면 한만큼 infection이 확 줄어드는 거예요. 그걸 보면서 만족도가 아주 높았어요. 너무 재밌었어요. '아, 역시 이거야!' 막 이렇게 생각을 했는데….

복막투석실에서 환자들 교육을 하다 보니까 환자들 스타일이 있다는 것을 어느 순간 안거에요. '이 사람한테는 똑같은 내용이어도 이렇게 교육하는 것보단 다른 방법으로 교육하는 게 낫다.'라는 걸 알게 된 거죠. '같은 말도 저렇게 하는 것보다 이렇게 했으면 저 사람이 더 잘 받아들였을 텐데', 그 표현을 제가 배우기 시작한 거죠. PD방에서 그걸 약간 깨우치기 시작하면서 저도 모르게 인공신장실에 왔을 때 적용을 하는 거예요. 사실 누가 알려줬다기보다는 '내가 좀 말을 부드럽게 하니까 저분이 저렇게 나오네?' 이런 거를 느꼈어요. 그래서 보호자들하고 그 전에 없던 잡담도 하기 시작했고, 그러니까 제 생각에는 없었던, 그전에는 없었던 모습이었는데, 정말 제 생각에는 '이건 너무 말도 안 되는 소리야!' 이렇게 판단하는 말도 일단은 다 듣고 "아, 그러셨군요~?" 이렇게 수긍하는 걸 배웠어요. 근데, 그게 끝날 때쯤에는 "근데요~." 이렇게 말을 하면서 대화하는 방법을 배우기 시작했어요.

지금 생각해 보면 제 인생에 있어서 그때가, 제 인생에 있어서는 부서를 이동하면 다른 사람들은 겁도 내지만, 저한테는 큰 변화였어요. 왜냐하면 소통하는 방법을 배운다는 거에 있어서 굉장히 좋았죠. 만성질환자한테 적용하는 방법과 급성기에 있는 환자에게 적합한 방법은 분명히 다른데 우리는 항상 그 생각이 딱 거기에 fix돼 있거든요. 저처럼 중환자실에서만 일하는 사람은 항상 긴장이 돼있었기 때문에 주변을 돌아볼 수가 없어요. 여유도 없고 내가 풀어지면 곧 사고가 난다는 게 항상 있었어요. 그리고 이제 charge 간호사로서 밑에 후배들을 다뤄야 되기 때문에 걔가 놓치면 제가 채워야 되는 항상 그런 긴장이 있었거든요. 그래서 그런 면에 있어서는 저는 좀 쉽지 않았던 거를 이쪽에 와서 배우면서 변화하려고 노력한다는 걸 알았어요. 그래서 '아~ 참. 이런 인생도 있는데 내가 너무 외고집이었구나!'를 어렴풋하게 느끼기 시작하고 있을 때 지금 일하고 있는 장기이식센터로 오게 된 거에요.

장기이식 코디네이터가 되어: 종합선물세트

장기이식센터로 올 때는 사실 제 의지와 전혀 상관없었어요. 정말 의사가 선택해서…. 중환자실에 있었을 때 제가 했던 모습들이 너무나 환자를 잘 보는 걸 봤기 때문에 저를 선택했다고 말하더라구요. 인공신장실에서 복막투석실 환자들 교육하면서 그게 저한테 맞다는 걸 알고 있는데, 내 의지와 상관없이 병원에서 발령을 냈을 때 정말 한 달간 울고 다녔거든요. 그땐 정말 울었어요. 너무 너무 속상하고 아니 왜 이렇게 재밌고 내가 지금 막 병원의, 그때는 제 개인적으로 재밌었다기보다 복막투석실에 있을 때가 우리 병원보다 큰 대형병원의 간호사들이 자리잡고 변하지 않고 있는 모습, 한쪽 분야에서…, 그쪽을 딱 보고 '아, 내가 이쪽 분야에서는 대가가 되리라.' 이러고 있는데 딱 옮겨야 되는 상황이 너무 속상했어요. 근데 그 3년 몇 개월 사이에 사실 저는 굉장히 자리를 잡았고, 우리 병원 복막투석에 관해서는 자리를 막 잡아놓고 어디 가서 강의도 하기 시작하고, 너무 재밌을 때 그렇게 옮기니까 한편으로는 무슨 생각이 들었냐면 '아, 간호사에 있어서 전문성이란 없구나. 이거는 진짜 의사들만 자기 전문이 있는 거고 나는 없나 보다.'이런 생각이 들어서 조금 우울한 상태로 옮겼어요.

그런 기분으로 옮겼는데 저는 제 성향인가 봐요. 처음에 올 땐 정말 슬펐는데 와서 보니까 슬플 겨를이 없었어요. 너무 일이 많았고 우리 병원이 갖고 있었던 그전의 명성이 있는데 갑자기 떨어져 있는듯한 모습을 보니까 화가 나는 거예요. '아니, 어떻게 하다가 국내 최초 신장이식도 시작했던 병원이 이렇게 됐나?' 이런 생각이 들어서 6개월 정도 지나서 뭐가 어떻게 되는지를 돌아보고 나니까 '어떻게 해봐야겠다.'라는 생각이 점점 들었어요. 그런데 그거는 사실 제가 봤을 때는 개인의 성향도 있을 것 같아요. 계속 한 곳에 있어서 우울하거나 또 옮겨서 내가 슬프거나 이러면 되게 가슴 아프고 재미없었을텐데, 그냥 '이왕에 이렇게 온 거 정말 열심히 하자!' 이 생각이 들어서 그렇게 했었던 것 같아요.

'부서를 옮길 때마다 저한테 굉장히 제 역량보다 훨씬 더 많은 일들이 생기는데 그거를 이렇게 채워주신다.' 그럴 때는 정말 제 생각하고 전혀 상관없이 그럴 때 하느님이 있다는 걸 많이 느꼈거든요. 그래서 일이 묘하게 이렇게 누군가가 가르쳐주는 건 아닌 것 같은데 배우게 됐고, 그 때 당시는 일을 너무 모르니까요. 그 외부병원, 장기이식 코디네이터 특성상 외부병원하고 조인을 많이 해야 되는 게 있는데 닥치는 대로 다녔어요. 모든 세미나, 회의, 시간이 되는 한 뭐든지, 뭐 정말 병원에서 어떤 교육비 하나도 안 대줘도 그냥 나갔어요. 그렇게 나갔던 이유가 너무 몰라서 내가 환자들한테 또 피해를 끼치기 싫었고, 의사들은 이미 높은 수준에 도달해 있는데 그 사람들 하고 대화를 하는데 제가 못 알아듣는 게 있으면 너무 자존심이 상해서 그렇게 다녀서 미친척하고 다닌 게 한 2년 정도 됐는데, '빅3'라는 병원의 코디네이터들하고 무지 친해졌어요. 그러니까 친하려고 친한 게 아니라 계속 얼굴 들이밀고 '이런 상황이었는데 이런 건 어떻게 해야 되나?' 정말 물었어요. 그땐 창피하다기보다 내가 정말 나중에 몰라서 시간이 지난 다음에 어리버리하게 하고 있다가 나중에 물어볼 수가 없잖아요. 그렇게 다니다 보니 그쪽도 인정을 하고 저도 인정을 받는 분위기여서 이렇게 협회 일도 하게 됐고, 그때부터 되게 빠른 속도로 적응하기 시작했어요. 그래서 제 입장에서는 그때서야 또 배운 게 장기이식 자체가 워낙 다이나믹하고 개인적인 희생을 너무 많이 요구한다는 거예요. 앞서 했던 일들보다도 더 큰 희생이 필요했어요.

내 꿈을 이루다: 아줌마 같은 간호사

'세상에 버릴 것은 하나도 없다.'고 생각해요. 중환자실에서 환자들을 봤던 경력들이 있으니까 뇌사자를 후송하거나 뇌사자의 변화나 아니면 이식환자를 보는 데 있어서 굳이 더 이상 그런 공부를 안 하더라도 몸에 습관적으로 배어 있었다는 면에서…, 그리고 인공신장실에서 제가 겪었던 대화하는 방법에 대해서 조금 좌충우돌했던 거를 환자들하고 상담하면서 요령을 배우기 시작한 거예요. 그러니까 진짜 말도 안 되는 생떼쓰는 사람도 있고 그런 상황인데 제가 그 자리에서 예전 같으면 반드시 설득시켰는데 그러지 않고 그냥 일단 확 웃다가…, 좀 아줌마 같았어요.

입사시험 볼 때 "어떤 간호사가 되고 싶냐?"고 질문할 때, miss였을 때도, "저는 나중에 아줌마 같은 간호사였으면 좋겠다."고 했어요. 아줌마라는 게 정확하게 뭔지는 몰랐는데 저희 엄마를 보면 자식 앞에서는 항상 모든 거를 희생하고 억척 같기도 하고 막 무슨 일이 있을 때 본인이 다 해주시는, 베푸는 그런 거였거든요. 근데 그게 결코 나빠 보이지 않고 아줌마의 그 꾸밈없는 슈퍼맘의 에너지 있잖아요. 그게 저는 너무 좋았거든요. 나중에는 그런 간호사였으면 좋겠다. '똑똑하기도 하지만 품어 안을 수 있는 간호사였으면 좋겠다.'가 제 신조였다는 거를 다시 한 번 그때 remind를 한 거예요. '내가 원하는 건 사실 그런 거 아니었나?' 그런 생각이 들고나니까 이식센터에서 맨 처음에 한 2년은 힘도 들고 너무 이렇게 누가 대처해주는 것도 아니고 간호사들이 갖는 3duty하고는 또 다른 거예요. 3duty는 돌아가면 다음에 쉬잖아요. 그런데 저는 밤새 일하고 또 아침에 나와야 되고… 누가 대체해 줄 사람이 없기 때문에 그런데 힘든 만큼 또 보람이 있는 거예요.

밤에 뇌사자 가족 때문에 되게 많이 슬프게 울고 다음날 아침엔 이식받은 환자를 또 봐야 하거든요. 그때는 코디네이터가 지금처럼 많지 않기 때문에 제가 뇌사자를 관리하면서 또 이식 코디네이터도 해야 되니까, 잠깐 여기서 뇌사자 가족들하고 막 울다가 또 이식받아 환자가 좋아져 사는 걸 보면서 이렇게 막 희열 같은 걸 느껴서… 중환자실에 있을 때는 환자가 이렇게 살아나가지 못하고 그냥 CPR하다 보면 죽어야 되는 상황이 저한테는 되게 절망이었거든요. '간호사로서 아, 해줄게 아무것도 없구나!' 그러니까 '없다!'라는 표현보다는 '한계가 있구나!' 이랬는데. 여기서는 환자가 정말 다이나믹하게 사는 거예요.

물론 사망하는 경우도 있고 한쪽 뇌사자가족은 항상 슬퍼해야 되고 그런 게 있었는데. 너무나 많은 다양한 사람이 있다는 걸 인정하게 됐고. '아~. 저 사람은 저래서 저럴 수밖에 없구나.' 그러니까 다른 사람을 대할 때 '저런 행동을 한다면 이유가 있겠지.' 이러고 참아 버릇했어요. 아, 참는다기보다 조금 바라봐줄 수 있는? 그런 태도가 좀 생긴 것 같아요. 그래서 저는 사실 장기이식센터 와서 한 5년? 이때쯤 됐을 때가 제일 재밌었던 것 같아요.

좋은 간호사는 혼자되는 게 아니다

제가 워낙 일을 많이 하면서 병원에서도 두 명의 코디네이터가 하기에는 일이 과부하가 걸렸다는 걸 아니까 인력도 늘려주기 시작했고 인력이 늘어나면서 그 사람들 트레이닝하는 데까지는 되게 힘들었어요. 제 성격의 문제도 있을 수 있는데, 약간 옵세 같기는 했어요. 여기서는 어떤 에러도 나면 안되거든요. 내가 한 순간 판단 잘못하면 물론 의사와 협의는 하는 거지만 그렇긴 한데… 팀장님이 제게 "왜 그렇게 다른 사람이 하는 일을 못미더워하는 거냐?" 이렇게 말을 할 정도였는데. 못 믿어서 그런 게 아니고요 제 경험상 코디네이터 일 자체가 Burn out이 너무 되는 거예요. 저는 Burn out이 되는데 누구 하나 커버해주는 사람이 없는 거, 혼자 알아서 판단해야 되는 게 너무 힘들었는데 아무리 병원경력이 있었다 하더라도 막 들어오는 코디네이터들은… 심지어 제가 같이 일했던 어떤 사람은 한 달 만에 그만뒀거든요. 와서 보니 자기가 할 일이 아니라는 거예요. "너무 힘이 많이 들고 끝이 없을 것 같다."고 그만두는 걸 보면서 실무를 해본 저로서는 '그 사람들이 완전히 어떤 자부심이나 숙련되기까지는 그 사람을 커버해줘야 된다.'는 생각이 들고 나니까, 일에 있어서 누구한테 보이기 위해서가 아니고요, '그냥 그 사람을 잘 키워야겠다.'는 생각 때문에 항상 같이 보고 무슨 티가 안 났죠. 제 입장에서 보면 그 시간에 병원에서는 제가 와있는지도 모르는 상황인데도 조금 일에 중독됐다고 해야 되나? 그럴 정도로 좀 심할 정도였어요.

지금 생각해 보면 그렇게까지 할 필요가 없었을 수도 있는데 그때는 정말 미쳤었어요. 새로운 사람이 뿌리를 잘 박아야 다음 단계의 사람들이 상처받지 않는다는 거고, 한국은 장기이식이나 뇌사를 관리하는 코디네이터가(의사도 중요하지만 외국은 의사들이 많이 중요해요. 콜도 의사가 받으니까) 전화를 먼저 받아서 의사한테 전달하는 시스템이라, 코디네이터가 바로 서지 않으면 이게 되게 힘들다는 걸 항상 알았기 때문에 그쪽을 좀… 커버를 하기 위해서 많이 노력했어요. 그래서 되게 사람 때문에 속상해하고 새로운 사람 들어와서 잘못하면 그게 되게 저한테는 힘들었고 그랬는데… 이제 지금은 그 멤버가 setting이 돼서 이렇게 가고 있거든요.

그래서 거기서 한 가지 배웠던 게 그거였어요. 좋은 간호사는 결코 나 혼자 되는 게 아니라는 거였고 후배를 좀 진심으로, 그러니까 걔를 혼내는 것도 저는 혼내면 무조건 혼냈어요. 그렇지만 위에다가는 걔가 잘못했다가 아니라 항상 제가 그렇게 잘못했다고 했어요. 그런 거를 좀 많이 했었는데 저도 억울하죠. 사실… 왜냐하면 저라고 뭐라고 그런 생각 안 했겠어요? 근데 그렇게 품으니까 뭐가 좋았냐면 나중에 무슨 일이 생겨도 '아, 저 선생님이 저렇게 할 때는 이유가 있나 보다.' 하고 밑에 애들이 다 따라주고, 그게 굉장히 고마웠고, 지금도 일이 힘든데도 두 사람이 그때 이후로 바뀌지 않는 이유 중에 하나가 '어…, 힘들지만 우리끼리는 똘똘 뭉쳐 있다.'라는 이런 시너지가 있는 거예요. 그래서 그게 되게 저는 만족하고….

동료애 쌓기 1: 의사들

제가 사실은 의사들이 되게 부담되는 코디네이터였을 수도 있어요. 왜냐하면 오더도 제가 막 받는 성격도 아니고 저는 의사가 말을 하면 아니면 "아니다."라고 막 토를 다는 스타일이었어요. 그래서 사실 의사들이 보기에 되게 부담스럽긴 했을텐데, 초반에 setting할 땐 되게 좋아했어요. 왜냐하면 제가 그동안 불편했던 거, 문제가 됐던 것들을 막 얘기했을 때 귀담아 주는 어떤 의사가 있었어요. 그래서 우리 setting하고 이러는데 굉장히 많이 도움이 됐고 그분이 이제 제가 크니까 불편할 수도 있죠. 사실 왜냐면 자기보다 머리가 더 큰 코디네이터일 수 있으니까요.

그런데 예전에 의사들한테 막 좌충우돌을 했다면 지금은 그렇게는 안하고 오히려 "아~ 선생님 그러셨냐?"며 한참 얘기 듣고…, 오해과정도 있었어요. 뭐 '너, 니깟게 나한테 얘기하지 말라!'는 식, 처음에는 그런 의사도 있었어요. 근데 그분들한테도 한 2년 정도? 그냥 기다렸어요. "전공의하고 얘기하라." 그러면 정말 전공의랑 얘기하고 왜 그랬냐면 '정~말 내가 소중한 일을 하는데 저 사람이 너무 모른다.'는 마음에 너무 가슴이 아파서… 그냥 덤빈다고 하죠? 그냥 그런 거 안하고 '알아주겠지. 알아주겠지.' 하고… 대화가 될만할 때 제가 갖고 있는 정보를 최대한 알려주면서 "사실은 이러이러한 거는 이렇게 했었으면 더 좋았을 것 같다."라는 얘기도 하고. 그렇게 하니까 어느 순간 의사들이 싹 변하는 거를 느꼈어요. 그게 느껴져요. 그래서 '아~ 이게 팁이구나…!' 그러면서 이제 밤이면 사실 외과의사들 너무 고생하는데, '아~ 저 사람 너무 힘들었어!'가 진짜 그냥 가식이 아니라 '정말 고생하는구나!' 이런 마음을 저도 보여줬고….

외부에 같이 나가면, 챙기는 게 코디네이터 하는 일 중에 하나였거든요. 음식 사주고 뭐 이런 거, 자존심 되게 상할 수도 있어요. 왜 그러냐면 외국에서 오신 교수님들은 트레이닝받을 때, 외국 코디네이터는 구득만 하는 코디네이터, 가족만 보는 코디네이터, 장기이식만 하는 코디네이터 분류가 다 돼있어요. 그러니까 이 사람들은 역할이 다 각각의 일이니까 충분히 콜라 사달라고 하면 콜라 사줄 수 있어요. 근데 여기 한국은 그런 코디네이터가 아니고 혼자서 장기도 했다가, 구득도 해야 됐다가, 가족도 봐야 됐다가, 의사도 만나야 됐다가 이런 식이니까… 그쪽에서 보는 것처럼 그렇게 무슨 콜라 하나 사달라고 하면 콜라 사주고. 이럴 수 있는 그런 여유가 없어요. 그러니까 못한다는 게 아니라 밥을 사준다는 건 사이드 일인데 이분들이 본거는 코디네이터가 그런 거 해주는 것만 본거예요. 다 support해 주는 거. 그런데 외국에선 의사들이 중간에 먼저 전화받고 다 연락해서 결정하고 이런 시스템이라는걸 생각도 안 한 거예요. 외국은 그렇게 하고 의사가 코디네이터한테 연락하는데, 한국은 코디네이터가 연락받아서 의사에게 전화해주는 시스템이라는 걸 인정을 안 하는 거죠.

그래서 처음에는 그거 때문에 너무 속상하고 그랬어요. 근데 지금도 사실은 그렇게 잘못된 의사는 계속 잘못 해요. 어느 정도 타협한다고 해서 되는 게 아니예요. 다만 조금 시간이 지나면서, "내가 이런 거 때문에 힘들다." 내지는 이런 거 가끔 해주며 "선생님 나는 이러이러한 면이 선생님한테 되게 속상하다."라는 표현을 좀 더 이렇게, 동료애란 거? 이런 게 생기나 봐요. 그래서 의사들도 조금은 그전보다는 말투가 달라지는 걸 느꼈어요.

여러 개의 장기이식학회가 계속적으로 있어요. 저희 간호사들만의 학회가 아니라 의사들하고 같이 해야 되니 지속적으로 저널을 접하면서 최신 정보를 업데이트하고 연구도 같이 합니다. 저분들은 이미 출발선상이 저보다 먼저 앞서 있기 때문에 항상 그분들이 요구하는 바를, 저분들이 하는 말이 무슨 말인지를 이해를 해야 제가 같이 얘기를 할 수 있으니까요. 물론 제가 이식코디네이터로 일을 시작한 시기에는 학회에서 많이 졸았어요. 무슨 말을 하는지를 모르겠더라고요. 누구 하나 알려주는 것도 아니고 그래도 들어가서 앉아 있다가 내가 이해 못하는 거는 나중에 물어보고 찾아보고 그랬더니 어느 순간부터 정말 그분들이 하는 말이 이제 좀 와 닿기 시작하는 거예요. 그러다 보니 지금은 코디네이터로서 제 위치가 중견이 됐더라고요. 새로 시작한 코디네이터들이 있을 때 그분들을 이끌어줄 수 있어서 좋은 것 같아요. 서로 끌어 주기도 하

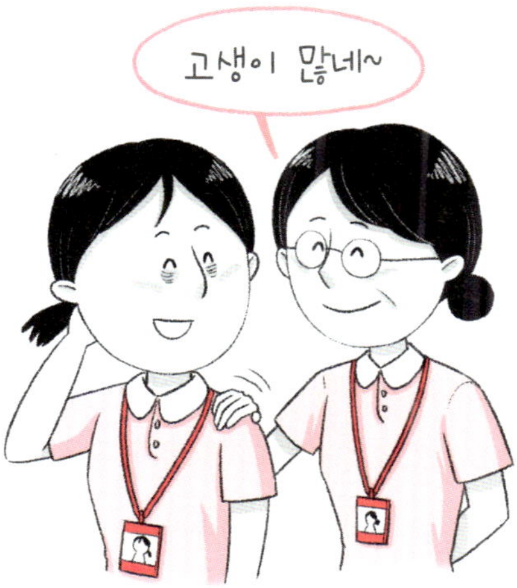

고 서로 이렇게 같이 가는 거지요. 이런 면이 아마 좋은 간호사한테 필요한 것 같아요.

동료애 쌓기 2: 간호사들

수술방에서 수술하시는 교수님들은 저한테 보고받고 쉬고 있다가 수술하고 밤새시면 되지만 저는 전날 낮부터 작업하기 때문에 수술방에서 만날 때는 저의 체력이 이미 바닥일 때가 많죠. 그리고 저는 다음날 일을 또 해야 되는 거라서…. 그럼에도 불구하고 퇴근 못하는 이유 중에 특히 어려운 수술할 때 남아 있는 이유가 '정말 교수님이 최상의 컨디션으로 수술을 해서 저 환자가 살았으면 좋겠다.' 이런 마음이 있으니까… 그쪽 수술실에서 있었던 일, 적출하고 제가 갔다 오면서 생겼던 일들, 그리고 중간에 여기서 생겼던 문제들이 생기면 그거를 해결해주고 싶은 거예요.

그래서 수술실에 좀 있다가 circulation 간호사가 힘들어하면 제 부서 간호사는 아니지만 "아, 너무 고생한다!"고 툭툭 한 번 쳐주고, 어깨 한 번 쳐주는 거예요. circulation간호사들의 입장에서 보면 저는 관리자라 불편할 수도 있는데 그렇게 해주는 게 도움이 된다고 이야기하더군요. 그러니까 불편함도 있지만 교수님들이 수술하다 보면 conversion 하고 막 소리 지르고 난리를 치는데, 그때 되면 오히려 제가 제 목소리 톤이 낮거든요. "교수님 그럼 뭘 어떻게 했으면 좋겠나요? 뭘 어떻게 했으면 좋겠는지 이야기를 해주세요." 이렇게 얘기하면서 수술하는 교수님들을 calm down시키고. 너무 힘들 땐 데리고 나가서 "교수님, 잠깐 쉬시죠."라고 하면서 이렇게 커피 마시고 일부러 시간을 가지게 해요.

그때는 저도 체력적으로 힘들지만 그렇게 하고 나면 수술이 확실히 원활해지는 거고 팀들도 고마워해요. 그리고 이제 수술실에 들어가면 그 간호사들조차도 저한테 "어제 나오셨는데도 오늘 또 나오셨냐?"고 서로 격려하는 게 있어서 '팀이 이런 건가보다~.' 이런 애착이 생기는 것 같아요. 그래서 저는 사실 그런 면에 있어서는 좋은 간호사라는 거는 동료애라는 측면에서 생각되는 것 같아요. 저 사람과 내 일을 딱딱 구분한다는 거보다는 서로의 심정을 서로 알아줘야 된다고 생각해요.

내 안에 있는 나도 모르는 힘

제가 이 병원에서 이식 코디네이터로 처음에 일을 시작할 때는 신장이식하고 간이식만 하는 병원이었거든요. 그때는 단 두 명의 코디네이터가 두 가지 이식 스케줄을 관리하기도 힘들었어요. 근데 이제 새로운 사람들을 코디네이터를 트레이닝하고 뭔가 새로운 병원에 걸맞게 계속 나아가려고 의사들은 심장, 췌장, 소장과 같은 이식 분야도 계속 요구하는 거예요. 저도 사실 되게 힘든 거예요. 개인적으로는 저도 편하고 싶죠. 이제 익숙한 일만 하고 싶죠. 근데 뭐 소장도 그렇고 췌장도 안 하던 거를 해야 되니까 그 순간부터 또다시 공부를 막 해야 됐어요.

새로운 장기이식을 시도한 교수님이 성격이 좀 그러셨는데, 본인이 필요해서 나를 오라고 해놓고 이식받은 환자가 너무 안 좋아서 속상하면, 문전박대하고 막 오지 말라고 화를 팍팍 내는 그런 상황도 있었어요. 너무 황당했어요. '이 사람이 어디서 나한테 화풀이를 하는 거야?' 막 이런 생각이 들어서 '될 대로 돼봐라, 내 도움 없으면 어떤지 네가 한번 당해봐라.' 이런 생각도 사실 인간적으로 들었었는데…. 수술하고 다음날 애기가 바로 죽은 거예요. 밤새 같이 수술을 하고 저는 다음 날 새벽에 명절 앞둔 때라서 산소에 갔는데 교수님이 전화를 하신 거예요. "애기가 잘못됐다. 네가 와야 될 것 같다."고. 아무 생각이 없었어요. 저희 가족들 다 모여 있었고, 이런 때 일을 나가야 하니 저는 항상 나쁜 엄마고, 가족입장에서 보면 맨날 손해보고, 그때가 좀 계속 시리즈로 안 좋았거든요. 이 환자, 저 환자가 계속 안 좋고 이랬는데… 그때는 정말 저도 답이 없더라고요. 지금 내가 할 수 있는 범위는 넘었고 뇌사자 가족한테 뭔가 위로할 수 있는 말도 없고…. 그때 2살밖에 안 된 아이가 있었거든요, 만 2살 몇 개월이었는데 그 엄마한테 뭐라고 위로를 하겠어요. 정말 그 엄마, 아빠 쓰러졌을 때, 아이들 장례식장 갔을 때 항상 같이 있었어요. 이식하고 죽은 열여섯 살짜리 같은 경우는 엄마가 중환자실에 나오면서 쓰러져 링겔 꽂았는데, 장례식장에 있을 때 링겔 다 맞게 마무리도 다 해주고, 그냥 너무 가슴이 아팠거든요. '부모들이 새로운 분야라고 아이를 살리겠다고 이식 수술을 위해 많은 돈을 들이고, 쓸 거 다 쓰고 저렇게 자식을 잃은 부모는 어떨까?' 그런데 그 부모님이 "수고했다!"고 나중에…, "고맙다!"고 말을 하고 가셨어요. '진심은 통한다?' 이런 느낌이 있었어요.

저는 코디네이터로서 모든 걸 다 품었거든요. 중환자실 간호사들도 CPR하고 나서 힘들었을 거라고 생각하고 "고생 많았다!"고 격려하고, 다~ 마무리하고 나왔을 때 수술하신 교수님 태도가 많이 바뀌시더라고요. 그러니까 정말 어떻게 보면 '파트너?' 그렇게 생각을 하나 봐요. 그래서 그 뒤부터는 뭘 해도 조금 "내가 이런 걸 하는데 이렇게 하면 어떨까?" 이렇게 내 의견을 묻는 걸 보면서 저는 뭐 직접간호를 하는 건 아닌데, 이런 일들은 하루아침에 된 건 아니죠. 그 긴 시간 동안에 된 거긴 한데 그렇게 하니까 좀 많이 변하는 거예요. 그리고 그렇게 하는 거를 A교수님이 봤잖아요, A교수님이 아마도 B교수님한테도 또 그런 얘길 하나 봐요. 그러니까 제가 갖고 있었던 나빴던 이미지들도 분명히 있을 거 아니에요? 저는 강하게 한 번 그걸 해야 되겠다면 밀어붙이는 스타일이거든요. 앞도 안 봐요. 일단 해야겠다고 마음먹으면 하는 스타일이어서 오해의 소지도 있고 의사들 입장에서 오더를 내려야만 되는 간호사일 수도 있는데, 오더를 따르기보다는 계속 "교수님, 이건 아닌 거 같다."고 막 싸울 때도 있었어요. 이건 정말 아니라고 그렇게 싸울 때도 있었는데….

교수님들이 좀 변한다? 이런 느낌이 있을 때는 진짜 이게 힘이구나. 나한테는 또 다른 간호를 할 '내 안에는 내가 모르던 힘이 있구나!' 이거를 느꼈고. 처음에는 사실 장기이식 코디네이터로 저를 추천한 의사 분을 정말 이해할 수가 없었어요. 정말 그 사람이 싫었는데… 그 사람이 나도 모르는 나를 알고 있었다는 게 너무 신기한 거예요. 상담하는 능력도 계속 늘어난 게 사실인데, 지금도 생각해 보면 그 의사는 참 나도 모르는 나의 어떤 면을 봤다는 생각이 좀 들어서…. 계속 자기발전하는 면에 있어서는 저는 좋았어요. 그런 것들은 갑자기 뭐가 탁! 나아지는 거는 아닌데 종교적인 힘? 그것도 combine돼서 같이 나아가는 것 같아요. 왜냐하면 제가 아무리 그런 선한 의지를 갖는다고 해도 안될 때는 정말 안되거든요.

그리고 위험한 순간이 왜 없겠어요? 저도 장기이식 코디네이터를 하다 보면 어떤 날은 그 환자들이나 가족들 말도 안 되는 억지를 쓸 때 진짜 가슴 한쪽에서는 콩닥콩닥 '내가 이런 말 했다가 이제 저 사람한테 민원 들어오면 나는 끝나는 거 아냐?' 이런 생각을 할 때도 있는데, 정말 어떤 날은 일부러라도 큰소리를 치거든요. 그거는 이제 그 사람들하고 밀당하는 걸 수도 있는데 마음 한구석으로는 무섭죠. '저렇게 이상한 인간들한테 내가 밀당하는 게 이게 맞아?' 그러면서 또 했는데. 그 밀당이 오히려 잡혀가지고 오히려 환자 가족들이 어느 선에서 딱 멈출 때… 고마웠기도 하고. 감사하기도 하고… 하느님이 나한테 그런 거를. 그건 사실 제 힘으로 안 될 때가 있어요. 진짜로. 그럴 때는 아, 이게… 이게.

'내가 이 길을 가라고 그러시나 보다.' 이런 생각을 할 수가 있어요. 그런 체험들은 사실 뭐 이겁니다는 아닌데, 저한테는 항상 매 순간 내가 감사하면서 살 수 밖에 없는 상황을 만드신다고 생각해요. 저는.

저는 사실 유머스럽고 그런 사람이 아니거든요… 그런데 처음에 왔을 때 환자 위로 야유회 이런 거 가야 된다는데, 병원에서는 돈이 없다니까, 게임 이런 거 준비해가지고 했는데. 너무 히트쳐가지고 환자들 즐거워하고 재밌어하고… 막 이런 것들을 하면서 아, 정말 그거는요 어쩔 때는 그냥 '내 능력이 아니야~!' 그러니까 갖고 있었던 능력일 수도 있어요. 그런데 내 능력 이상의 것을 항상 주실 때가 있어요. 이거는 근데 제 의지를…, 제 의지가 선할 때는 확실히 통하게 해주셨던 것 같아요. 그런 면에 있어서는 제가 하느님을 떠나지 못하는 이유일수도 있어요.

진심이 통하는 배려심을 가진 후배

저보다 밑에 들어온 코디네이터 경우인데요. 저는 되게 이성적으로 발달이 돼있고, 거기는 되게 감성적인 거예요. 저는 그러다가 일이 뭐가 안 되거나 이러면 혼도 내요. 사실 애들한테, 부서원들한테 그러면 안 되는데, 어떤 날 모르게 화를 확 내는 저 자신을 보는 거예요. 어떤 스트레스를 못 풀면 그러는 것 같은데. 그 간호사는 저보다도 어린데, 그리고 팀을 생각해서 이렇게 표현하는 거예요. "아, 선생님 그러셔서 선생님이 속상하셨겠어요~."라고 표현을 하는 거예요. 제가 너무 화가 나 있음에도 불구하고 그렇게 얘기를 하고….

동료들한테도 자기가 한 거 아니에요. 자기가 잘못한 게 아닌데, 그걸 모르는 게 아닌데. 제가 모른다고 생각을 하는 것일 거 같아요. "선생님 그거 사실 제가 잘못했다."고 하지만 결국 그거는 딴사람이 잘못을 한 게 있어요. 알고도 있는데, 일부러 연대 때문에 소리를 지르거나 혼낼 때도 있는데, "제가 잘못한 것 같아요."라고, 그냥 그 자리에서 자기가 해 버리는 거예요. 그런데 그거는 동료한테도 그렇게 해요.

뇌사자 가족들에게서 들은 얘긴데요. "장기기증하세요!" 이랬으면 자기는 안 했을 것 같대요. 나이 드신 어머님이셨는데. 그냥 "어머님. 어머님!" 하면서 그냥 손만 잡고 장기기증에 대해서 설명해준 다음에 "아, 어머님 마음이 너무 힘드실 것 같다고…." 그냥 울고 있는 자기를 조용히 다독여 주더래요. 그래서 "어머님이 편하실 대로 하시라."고 하는데 그때 몇 분이었는지는 모르겠는데, 그 기다려 준 거… 이거를 통해서 자기가 기증을 하게 됐다고 얘기를 하더라고요. 근데 가슴이 되게 찡했어요. 그거는 사실 노하우나 어떤걸 가르쳐준다기보다 그 사람의 어떤 배려심? 그게 진심으로 통했을 때 환자들한테 그 배려하는 마음이 있는 거잖아요.

근데 그게 무슨 하루아침에 "너 꼭 이래!" 이런 거보다는 지금같이, 요즘같이 각박하고 눈에 먼저 더 띄고 싶고 이럴 땐데. 그런 상황에서 이렇게 살짝살짝 뭔가를 해주고… 제가 막 너무 피곤해 하고 있으면 커피 살짝 놓고 가는 그런 거 있잖아요… 근데 그런 게 저한테 뿐만 아니라 동료한테도 그런 모습을 보이는 거예요. 그렇게 하니까, 분위기, 사무실 분위기? 이런 것도 달라질 때가 있어요. 그런 거 보면 저는 사실 참… 뭐라 그래야 되지. '어떻게 저런 마음이 생길까?' 저 사람은…. 그런 생각이 들었는데….

그 간호사는 사실. 자기 아버님 쓰러졌을 때 간호한다고 병원 그만두고 경력이 단절돼있던 사람이었는데, 중간에 경력간호사 뽑으면서 다시 들어온 케이스였거든요. 근데 지금 생각해 보면 '그 경력간호사를 그때 안 뽑았으면 저런 좋은 사람은… 그냥 묻혔겠다.' 이런 생각이 들 때가 있어서, 우리가 막 어떤 일을 할 때 계속 임상에 있었던 사람만 고집

할 것이 아니예요. 자기 아버지 간병하기 위해서 그만뒀었던 그런 선한 의지가 있는데. 다시 취업시킬 땐 병원에선 어떻게 보면 굉장히 큰 모험이었죠. 왜냐하면 공백이 한 3년, 5년 된 사람을 뽑아야 되는 거. 근데 그 사람이 객관적으로 외부에 있었던 그 기간 동안에 갖고 있었던 어떤 감성적인 그런 게… 사람 배려하는 게 다른 거예요. 병원에서 계속 있었던 저한테는 조금 드물었던 부분이 있거든요. 그래서 그런 면은 저희도 좀 배워야 될 것 같아요.

근데 그것도 상담을 할 때, 사실 저도 상담 트레이닝을 배운 게 아니라서 상담시간에 옆에 전문가를 하나 더 데리고 들어가서 상담하는게 불편하지만, 처음에 트레이닝할 때는 제가 어떻게 상담하는지를 보여주곤 해요. 어떨 때는 말 한마디하는 것보다 그냥 이렇게 손만 잡아 주고 있거나 그냥 바라봐주고 있는 것만 할 때도 표현이 될 때가 있잖아요. 그런 거는 사실 같이 보는 것도 필요해요.

지금 제가 생각해 보면 제가 그 간호사 교육을 막 시작했을 때, 아홉살짜리 애가 기증해야 되는 상황이 생겼는데, 정말 저도 개인적으로 힘들었어요. 왜냐하면 내 자식도 이렇게 어린데 이런 상황이면 어떡할까 이런 게 되게 막 힘들어서 보호자랑 같이 울고 이랬었던 것 같아요. 근데 그런 모습을 또 보고 본인도 그렇게 한 것 같아서 저는 사실 개인적으로 그때 나중에 너무 고맙고 칭찬했어요. "그 힘든 상황을 잘했다고, 너 참 잘했다!"고 이렇게… 우리는 참 박해요. 잘했단 소리 잘 안 하더라고요. 저는 일부러 정말 그 얘길 표현해요. 근데 저도 되게 쑥스럽죠. 사실 "아, 너 정말 대단해, 잘했어" 이 얘기를 자꾸 하면 할 만하거든요. 사실 필요한 것 같아요. 처음에는 몰랐는데 나중에 그 얘기를 듣고 나서 그 간호사한테 "아우, 그 누구네 엄마한테 들었다고. 역시 너야!"라고…. 내가 이렇게 말하면서 "너의 그런 감성을 정말 너무 높이 사야 돼!" 뭐 이렇게 그 분야에 대해서는 항상 칭찬하는 것 같아요.

엄마 같은 간호사

좋은 간호사는 전문지식에 기초한 소통능력이 있어야

저는 지금 병원에 23년째 근무하고 있네요. 응급실에 제일 오래 근무했는데, 11년인가봐요. 그 다음에 외래하고 주사실, 응급실에 오래 근무해서 그런지 CPR 상황이 겁이 나거나 그런 건 좀 없는 거 같기는 해요.

저는 간호사가 따뜻한 마음을 가지는 것도 좋은데 지식적인 면이 많이 필요한 것 같아요. 전문적인 영역의 지식이 많이 필요하구요. 의사가 환자를 접하는 시간보다는 간호사가 접하는 시간이 훨씬 많고 모니터링해야 하는 것도 많고. 의사는 잠깐 와서 보고 가기 때문에 환자 상태에 대해서 간호사한테 의존적인 경우가 많이 있어요. 그런데 간호사가 일단 모르면 의사한테도 어떤 환자에 대한 정보도 제대로 줄 수가 없고 또 환자들은 의사를 만났을 때 본인이 하고 싶은 거, 본인이 힘들었던 것들을 다 얘기할 수가 없더라고요. 간호사들이 중간에서 환자들을 보면서 힘든 것들을 요점 정리해서 전달해줘야 될 필요가 있고 문제가 생기는 부분에 대해서 바로 바로 즉각적으로 catch할 수 있는 능력이 있어야 그거를 즉각적으로 환자가 조치를 받을 수 있잖아요. 그래서 환자 상태가 조금이라도 더 나빠지기 전에 이렇게 좋아질 수 있는 상황으로 가게 할 수 있을 것 같아서… 그리고 의사들도 실수할 수 있는 부분, 의사가 놓치는 부분을, 우리가 아는 지식 내에서, "이거가 혹시 이건 아닌가요?" 해야죠. 그리고 의사의 판단이 다 백퍼센트 맞다고 받아들일 수 없는 상황인 경우도 있으니까 그런 경우를 서로 communication할 수 있으려면 제가 알지 못하면 또 그게 안 되잖아요? 그래서 제가 보기에 전문적 지식이 중요하지 않나 생각해요. 제가 놓치면 다른 사람도 또 놓칠 수 있고 더 나빠지고 뭐 이럴 수 있으니까. 예를 들어 EBD drain을 하고 있는데 'drain하는 oscillation이 잘 안되고 있네? 어, 이 사람이 왜 안될까?' 이렇게 생각을 하고 의사한테 "oscillation이 되어야 하는데 왜 안될까요?" 이렇게 말해야 의사도 "아, 이상하네요. 다시 follow up 해 봅시다." 이렇게 해결해 나가게 되죠. 그리고 응급실에 있다 보니, 예를 들어, 랩이 나빠졌는데 내가 만일 타이밍에 맞춰 보고를 한다면 빨리 조치가 되잖아요.

외래환자의 민원은 역지사지로 해결

외래에서 환자들이 민원을 제기하는 것을 보면 저희가 뭔가 빌미를 제공한 부분이 분명히 있어요. 의사도 분명히 그 환자한테 빌미를 제공한 게 있는 거예요. 환자 입장에서 보면 분명히 기분이 나쁘고, 우리가 다 잘 한 것 같아도 어느 한 부분에서 못마땅해할만한 게 있을 수 있어요. 그런 부분에 대해서 환자가 이의제기를 하는 경우가 있었던 것 같아요. 저희가 잘 하다가도 말 한마디에 뭔가 문제가 있었거나 그런 게 있어서 잘 하고 항상 칭찬받는 직원인데 이상하게 민원이 들어왔을 때, 거꾸로 들어보면 뭔가 우리가 의도치 않았지만 태도에 문제가 있었다던가, 혹은 뭐 잘못된 예약을 했다던가 그런 게 있었던 거 같더라구요. 항상 있어요. 그래서 그 부분이 완벽하면 저희가 환자분들께 당당할 수 있지만 그렇지 못하기 때문에 저희가 이제 그건 잘못한 거다, 잘못한 건 잘못한 거니까… 인정해야 될 부분에 대해서는 인정을 해 줘야 될 것 같아요.

환자를 생각하는 게 몸에 묻어나는 간호사

응급실에서 저의 프리셉터였던 간호사 한 분이 있어요. 오리엔테이션할 때, 말 많이 하면 힘들잖아요. 신규가 자꾸 뭐 물어봐도 귀찮으실텐데, 너~무나 정말로 열심히 설명하시는 간호사님이셨거든요. 정말로, 막 제가 몰라도 되는 부분까지도 "이거는 이래서 이래~." 이렇게. 엄~청. 꼼꼼하게 얘기해 주시고. '말하는 게 난 귀찮아.' 이런 게 아니라 정말로 막 마음에서 우러나와서 '난 얘한테 잘 가르쳐줘야 해!' 이렇게 생각하시는 그런 간호사님이셨어요. "응급실 간호사는 이러면 안 돼!" 이러시면서 다 설명해 주시고, 자신이 간호사라는 거를 좋아하는 사람이에요. 내가 간호사임이 좋은 사람 있잖아요. 보기에도 그냥 느껴지게? 그리고 환자한테도 아주 막 살갑게 하는 스타일은 아니지만 환자를 생각하는 게 묻어나는 사람 있잖아요. 몸에 '어떻게 하면 저렇게 묻어날까?' 이렇게 생각이 되는 간호사님이 있었거든요.

엄마 간호사의 역지사지로 메르스 사태 때 선별진료소에 자원하다

저희 팀장님이 "간호사가 필요하다."고 말씀하셨을 때, 다른 사람들을 보니까 다 애기들이 어린 거에요. 그런 사람들은 두려울 것 아니에요. 그리고 응급실을 모르잖아요. 저는 경험이, 응급실 경험도 있고, ㄴ 그닥 두렵지 않고, 나는 애들도 좀 컸고. '당연히 할 사람이 나밖에 없을 것 같아.' 이런 생각이 들었어요. 무슨 특별한 사명감이 있어서가 아니라, '그냥 하면 될 것 같다.' 이렇게 생각을 한 거였어요.

메르스 사태가 발생하면서 외래 혹은 응급실에 방문하는 열나는 환자를 우선 진료할 수 있는 선별 진료소를 급히 만들어야 하는 상황이 왔어요. 그리고 외래 흐름을 잘 아는 간호사가 선별진료소를 맡아 주는 것이 가장 타당하다는 판단에서 외래 간호사 중 자원 근무자를 찾고 있었어요. 그 상황에서는 메르스인지 아닌지 모르는 상태의 환자를 문진하고 검사할 수 있도록 도와주어야 하는 일이기 때문에, 전염될 수 있다는 부담이 큰 업무였지요. 그래서 간호부 입장에서도 과연 자원자로 나설 간호사가 있을까 매우 고민스러웠대요.

그런데, 외래담당 간호과장이 간호사들에게 상황을 이야기했더니, 응급실 경력도 있는 최고참 간호사인 제가 제일 먼저 자원자로 나선 거지요. 최고참 외래 간호사이면서도 응급실 경력 있고, 근면 성실하여 평이 좋은 간호사가 나서 주니 뒤이어 몇명이 따르게 되어 일이 잘 풀렸다는 거예요.

응급실의 어려움도 알고, 외래의 복잡함도 잘 알고 있는 본인이 기꺼이 나서야 한다고 생각했거든요. 개인적으로 사실은 폐 쪽으로 얼마 전 수술도 받았고, 집에 가면 아이도 있어서 만에 하나 전염 가능성도 있으니 자원 안 해도 비난받을 상황은 아니었는데, 기꺼이 나서 주니 간호부 입장에서는 큰 숙제가 해결된 셈이 되었다는 말을 들었어요.

09

진한 간호사랑이 느껴지는 선후배의 대화

- 의사 흉내 내던 똑똑한 간호사가 환자의 고통에 마음 기울이게 되다
- 최상급의 편안함과 생명을 구하는 간호
- 맞춤형 돌봄은 말이 아닌 실천적 행동
- 천사 같은 간호사의 모습
- 간호사 시선의 초점은 고통을 가진 환자
- 간호에 재미를 느끼게 해주는 수간호사의 현장 리더십
- 전문성 심화를 위한 자발적 투자
- 내가 하는 일에 가치를 느끼면 성공한 간호사

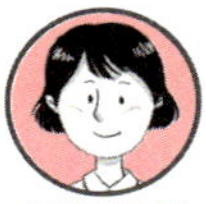

간호사 1

저는 간호대학 다닐 때는 좀 재미없어했거든요. 간호사로 일하면서 내 나름대로 '어, 정말 괜찮은 일이네?' 그러면서 빠지다 보니 이렇게 오래 30년도 넘게 됐어요. 다양한 경험을 가진 선생님이 어떤 생각을 갖고 있는지 털어 놓으면 후배간호사들에게 도움이 될 것 같아요. 자 먼저 선생님 소개부터 하고 시작할까요?

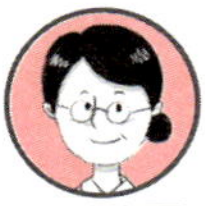

간호사 2

저는 병원에 입사한지 20년 넘었고. 수간호사된 지는 3년 좀 넘은 거 같고. 그리고 제가 들렀던 병동은 내과 병동, 응급실, 진료협력팀, 비뇨기과 외래 그리고 다시 수간호사 돼서 지금 병동으로 온 것 같습니다. 그래서 개인적으로 생각하기에는 병동도 있어 보고 외래도 있어 보고 행정파트도 있어 보고 응급실도 있어 보고. 네. 그래서 여러 군데를 돌아볼 수 있었던 게 좋았던 것 같습니다.

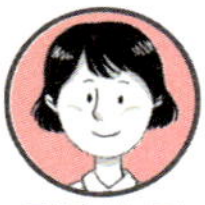

간호사 1

그래요? 나도 신규간호사 시절 어느 날 나이트 근무 때, 내가 그 시간에 존재함으로 인해서 환자 상황을 빨리 인지해서 빨리 대처해서 해결되는 걸 느끼고. 그러면서 '어~우! 이게 내가 괜찮은 일을 하는 거구나!' 그렇게 조금씩 생각이 들다보니까. 그리고 무심코 수간호사님이 칭찬 한마디 해 준 거? 어, 뭐 나이트 끝나고 갈 때, "너는 참 깔끔하게 정리 잘 해놓고 인계했구나!" 이런 얘기 들을 때. '오~ 이게 나는 그냥 무심하게 한 건데~.' 그런 조그만한 게 격려가 되니까… '오, 내가 하는 일이 험한 일이기만 한 건 아니구나!' 이런 생각이 들기 시작한 게 시초에요. 그래서 음, 뭐라 해야 되나. 이왕이면 출근 딱 할 때, 내가 나의 환자한테 조금이라도 기분 좋게 해주고 싶었고 다음에 중환자실에 근무하면서 이렇게 컸거든~. 그건 이제 내 얘기고 그래서 선생님이 생각하기에 20년 넘어 간호사를 한 사람 입장에서 좋은 간호가 뭘까? 아니면 좋은 간호사란 어떤 사람일까요?

의사 흉내 내던 똑똑한 간호사가 환자의 고통에 마음 기울이게 되다

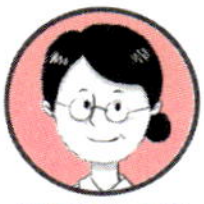

간호사 2

사실은 간호사를 꽤 나름 긍지와 자부심을 갖고 있는 척 하면서 했었는데, 솔직히 표현하면 처음에 저는 의사 흉내를 내려고 했던 것 같아요. 똑똑한 간호사가 되고 싶었고 환자의 어떤 변화나 치료 과정이나 예후 같은 것에 집중했던거죠. 응급실에서 굉장히 emergent하게 뭔가 문제를 해결해야 할 때도 환자 차트 보고 환자랑 이야기하고 상담하고 이런 걸 너무 좋아했었고. 마치 고문관처럼….

진료협력팀에서도 사실은 환자를 전원 보내는 것이긴 하지만 환자에 대해서 정말 충분히 파악하고 갈 수 있는 병원을 제가 나름 선정해야 되고 환자한테 설득해서 보낼 수 있어야 됐기 때문에 그런 게 점점 focusing 되는 그런 길을 걸은 것 같아요. 그리고 마지막에 병동 올라오기 전에는, 배뇨장애 치료실에서는 ○○○ 선생님이 자기가 신경인성 방광 내지는 neurologic한 사람들한테 끝없는 질문을 해결하기가 어려워서 만든 그런 방이어서, (다 선생님한테 넘긴 거죠?) 네, 거의 그런 셈이어서, 우스갯소리처럼 뭐 "저~ 뒷방에 가면 다 이야기해줄 거다."라고 말하는 그런 숙제를 다 안은거죠. 그 ○○○ 선생님이 처음에 저한테 요구사항이, "당신은 배뇨를 전공하지 않았지만 비뇨기과 전문 fellow만큼은 알고 있어야 된다."고 표현을 했었던 것 같고, 하다 보니까 정말 비뇨기과, 뭐, 신경과, 재활의학과, 산부인과. 몰라도 되는 부분이 하나도 없이 배뇨가 얽혀 있었기 때문에 굉장히 깊이 공부하면서 간호사가 환자를 care하는 것 이상의 교육을 필요로 하는, 좋게 말하면 깊이 있는, 어찌 말하면 지금 생각해 보니 의사를 흉내 내는, 그런 간호를 대개 했었던 것 같아요. 그래도 굳이 뭐 조금 포장을 해 보자면, 지식을 단순하게 전달만 한 것은 아니고 그 사람들의 얘기를 듣고 그 사람들이 충분히 이해하고 정말 필요한 것을 알아가고 저한테서 따뜻한 마음의 위로를 안고 가고 이런 것들이 간호의 어떤 portion이 아니었을까 싶긴 한데…. 그래도 사실 메인은 지식이라는 것에 굉장히 많이 몰입되어 있었던 것 같고요.

그거가 굉장히 중요한 부분이라는 것은 사실은 크게 아직도 변함이 없는데 정작 병동으로 올라와서 보니까 그것만이 다는 아니라는 생각이 들어요. 여기서 3~4년 동안 일하면서 딜레마도 되게 많았던 것 같아요. '제가 원하는 만큼이 안 된다.'는 생각이 자꾸 드는 거예요. 선생님! 그 간호사들을 보면서. 근데 그들은 열몇 명씩을 봐야 되고, 저는 가서 어쩌다 보는 거고 해서….

좋은 간호의 첫 번째가 지식이라고 생각을 했었다면 지금은 그와 비등하게 '관심을 갖고 있는 게 얼마나 중요한 건지'라는 생각이 참 많이 드는 게. 얼마 전에 한 환자가 "발가락이 너무 아파 죽겠다."고 3일 동안 차팅이 되어 있었고 정형외과 컨설트, 뭐 gout 같다면서 류마티스 내과 컨설트까지 다 내고. pain control해도 아프다고 그러니까 그리고 환자를 의사도 가서 보고 간호사도 당연히 보고 그랬는데. "어디가 아프냐?"고 물어보니까 gout하고 관련된 증상은 하나도 없는데 발목 바로 위에 탄력스타킹이 정말 목을 조이듯이 신경을 누르고 있는 거예요. 환자가 움직이면서 스타킹이 말려 올라갔나 봐요. 그래서 "이거 불편하시지 않냐?"고 하며 올려주고, 주치의한테 확인하니까 '벗어도 될 사람'이어서 벗겨주고 나니까, 그 끔찍했던 통증이 "사라졌다!"고 표현하는 거예요. 아. (세상에~) 네. 이런 거는 지식하고는 사실은 상관없는 거죠. 조금 더 세심하게 관심만 가졌으면 참 좋았을 것을. 이런 이벤트들이 몇 건 있었어요. 비슷하게….

그리고 우리가 환자를 참 안 본다는 생각이 요즘 참 많이 드는 게 "항문이 너무 아파서 앉아 있지를 못하고 항상 삐딱하게 앉아 있어요."라고 인계를 하는데. 그러면 저는 궁금한 게 '왜 아플까? 어떻게 생겼는데? 짓물러서? 껍질이 벗겨져서?' 그런데 아무도 그거를 보지를 않아요. (볼 생각을 안 하는구나!) 네. 아, 그냥 남자분이고 남녀를 생각하는 그런 거가 물론 이제 어린 친구들이라 한계가 있을 수도 있지만 그래도 그 사람은 그게 가장 큰 complain인데, 그러니까 그런 느낌, 좀 관심이나, 정말 간호사가 이렇게 뭔가 확인하고 만져보고 이런 게 너무 부족해지고 굉장히 superficial해졌다는 느낌이 많이 들면서… (맞아요!)

네, 정말 좋은 간호사는 그 인간에 대해서 관심을 갖고 정말 그 사람이 '아, 내가 보니 이거인 것 같아요.'라고 말을 할 수 있을 만큼 시간을 보내야 하는데 이게 현실적으로도 물리적으로도 시간도 너무 부족하지만, 긴 시간이 필요한 게 아닌데도 그렇게 관심이 점점 없어지고 실제 lab은 열심히 살피지만 환자가 힘들어 하는 게 어떤 건지는 전혀 안 살피고, 그런 생각이 계속 들면서….

그러니까 뭔가 말 그대로 환자를 보지 않고 판단하는 일이 의사도, 간호사도 너무 많아졌어요. 그게 가장 큰 문제인 것 같아요. 저는 지금 와서 생각은 내가 그렇게 신봉하다시피 했던 지식도 물론 중요하고 '지식 없이 사상누각을 쌓고 있는 것도 문제'라고 생각하지만 '환자에 대한 관심이나 환자를 살펴보는 것, 구석구석 살펴보는 게 너무 없는 것' 같고 그게 사실은 제일 메인이 되어야 될 것 같다는 생각이 요즘은 들어요.

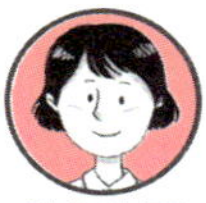
간호사 1

굉장히 공감이 가는 얘기구요. 그리고 '의사를 흉내 낸다'는 생각은 나도 비슷한 어렸을 적의 생각이었는데, 의사를 흉내 내고자 했던 건 아니고 일단 뭘 알아야지 내가 당당해지니까…. 이제 그런 마음으로 뭔가 medically 가져야 되는, medical 파트의 지식은 내가 빨리 섭렵해야 된다, 이런 생각이 있었거든? 그러니까 선생님이 생각하기에 그거는 굉장히 공감이 가는데, 그걸로 끝나면 안 되고 medically 건전한 지식을 주고 plus, 섬세하게 환자를 대해 (직접~) 관찰하고 환자를 섬세한 시야로 그야말로 '돌봄'인거지. 그냥 피상적인 게 아니라 그게 좋은 간호인거죠.

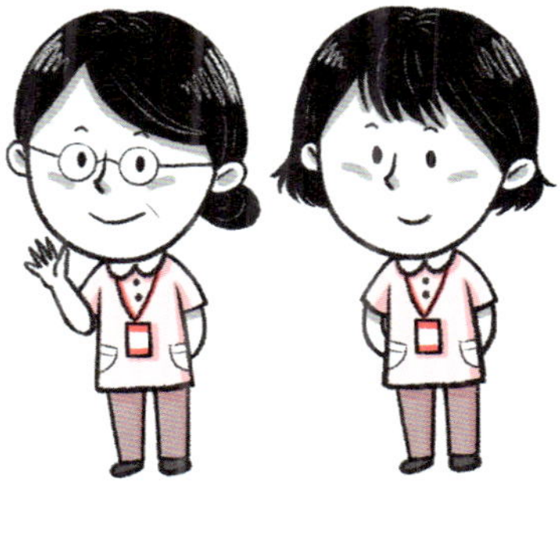

최상급의 편안함과 생명을 구하는 간호

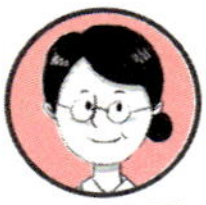

간호사 2

그리고 같은 맥락인데,
… (잠시 길게 침묵) …
최근에 저희 병동에서 환자 한 분이 사망했어요.

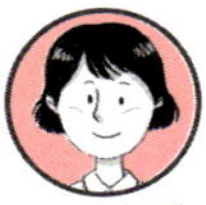

간호사 1

그랬어요?

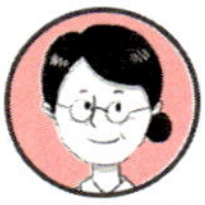

간호사 2

그런데, 그런 생각이 들었었어요. '남의 남자가 죽었는데 이렇게 며칠씩 눈물이 나오나?' 뭐 이런 생각을 한 적이 있었는데 그 사람이 나름 굉장히 vip여서 교수들이 외래에서 뛰어올라올 정도로 vip였는데. 저희를 마치 벌레 보듯이 봤었어요. (교수들이?) 아니 그 환자가요. (환자가~) 예를 들면, 드레싱을 하러 이제 2년차가, 인턴이 할 드레싱을 2년차가 할 정도로 나름의 vip였는데, 2년차도 항상 자리에 있는 게 아니니까 oozing이 되었을 때, 저도 챙겨야 될 것 같아서 나름 생색낸다고, '어, 원래 이 드레싱을 의사가 해야 되는데 제가 오늘은 해드리겠습니다.'라고 말을 하려고 "의사가 해야 되는데~"라고 말을 시작하자마자. "그럼 손대지 마세요! 의사보고 하라고 하세요!" 정말 이런 분위기였거든요. 마침 의사가 와서 손을 바꾸고 나왔는데, 그런 식으로. 우리를 집사 정도로 생각하는 그런 환자였는데 그 환자가 가기 직전에 저를 보고 "이 큰 병원에서 나한테 위안을 주고 그 설명을 들었을 때 가장 이해가 되는 사람은 당신 밖에 없다."는 거예요. 저는 굉장히 그게 자랑스러웠어요. 그 말을 들을 때는….

그런데 바로 다음날 그 환자가 아침부터 갑자기 악화되어 사망했는데, 그런 생각이 들었어요. '내가 되게 자랑스럽다.'고만 생각했지 저 사람이 아픈 것에 대해서, 그리고 나는 되게 잘난 척하고 똑똑하다고 생각했었는데, 물론 진단은 의사가 내리는 거지만 '내가 좀 더 관심을 가지고 좀 더 현명하게 대처했다면 뭔가 다른 도움을 더 줄 수도 있지 않았을까?'라는 생각이 너무 오랫동안 드는 거예요. 어, 그 사람이 저를 끝까지 무시하고 그렇게 갔으면, 그런 느낌 안 들었을지도 모르는데, 그렇게 철옹성 같은 게 무너지면서 '간호사라는 게 이렇게 좋은 사람'이라는 걸 이해하게 했었는데, 쓸데없는 자만이라고 생각할 수도 있지만, '내가 조금 더 똑똑하고 현명한 간호사였으면… 어떻게 해야 했을까?' 이런 생각이 되게 많이 들었어요. 갑작스레 사망하니 뭔가 미진함과 아쉬움이 계속 남은 걸까요? (그렇구나~!) 네. 똑똑함은 정말 전제가 되어야 하는 게 맞는 것 같고요. 저희가 간호사이기 때문에 그냥 좋은 마음이나 살피는 것만으로는 분명히 한계가 있는 거고, '아, 정말 더 현명하게 도와 줄 수 있었으면 참 좋았었겠다~~.' (아, 그렇네~.) 그런 느낌도 많이 들었고….

그리고 '뭐 하라'고 환자들한테 되게 많이 말을 하잖아요. 그런데 이 환자에게 '하라!'는 말은 많이 하는데, '왜 하라.'는 지는 아무도 말을 안 한다는 거예요. 그러고 보니까 꽤나 관행처럼 하라고 하는 것도 너무 많고 아, 그런, 남들이 좀 만들어 준 지식 말고 우리가 뭔가 좀 연구해봐야 될 것도 분명히 있고, (있는데~.) 그런 생각도 들고….

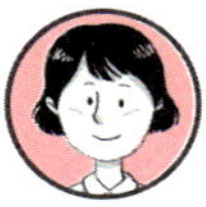

간호사 1

그러니까 이제 요약을 해 보면 좋은 간호라는 거는 환자 목숨 살리는 게 목표니까 기본 되는 지식은 분명히 갖춰야 되는 거고. 아까 선생님이 얘기한 거랑 똑같은 맥락인 것 같아. 그리고 조금 더 살피는 것, 아까 그 band stocking을, anti embolic stocking을 신긴 이유가 좋은 뜻으로 했는데 결국은 그게 환자한테 pain을…. 조금만 섬세했다면? 그 ICU에서도 보면 E-tube하고 airway 사이에 혀가 끼는 경우도 있거든. 다 배운 거거든. '환자 complain에 대해서 귀담아 들어야 된다.'고…. 내가 알고 있는 지식? 그게 이제 좀 더 섬세하게 환자의 입장을 다 들춰보고. 머리로만 하지 말고. 눈으로 봐야 되는 거잖우. 결국! 보통 얘기하기에, 의사 잘 만나는 것도 중요하지만 간호사를 잘 만나는 거! 그게 100% 맞는 말이거든. (맞아, 진짜로 맞는 말이에요.) 좋은 간호란 여기, 여기, 여기, 여기. 떨어져 있는 medical 지식, 정보 껴 맞춰가지고 진짜 이 환자한테 최상급의 편안함을 주는 거? 응! 그런 것 같네. 선생님 안 만났으면 그 환자 너무 큰일 날 뻔 했다.

맞춤형 돌봄은 말이 아닌 실천적 행동

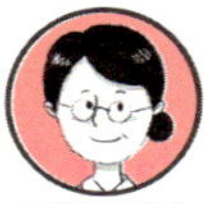
간호사 2

하나만 더 이야기하면 선생님! 맞춤형이라는 단어를 되게 많이 쓰잖아요? 그리고 돌봄이라는 단어도 되게 많이 쓰는데 자식을 낳아서 키울 때 엄마가 똑똑하고 육아 이론에 빠삭하다고 해서 자식을 잘 키울 수 있는게 아닌 것처럼 간호도 몸이 가야 되는 게 맞는 거거든요. 내가 볼 때는, 몸이 가야 하는데 다 입으로만 일을 해요. (맞아! 맞아!) 그리고 그런 생각을 하지 않아요.

최근에 어떤 환자가 왔었냐하면 cystectomy를 하러 외래에 왔다가 주저앉아서 femur neck fracture가 된 거에요. 그래서 femur neck이 먼저니까 femur neck fracture 수술을 하고 2주 있다가 cystectomy를 하러 오셨어요. 그런데 장 수술을 했으니 합병증을 예방하려면 열심히 운동을 해야 되는 거잖아요. (그렇지~!) 그런데 이 환자는 femur neck fracture 수술을 한 다음에는 한 번도 움직이지를 않은 거예요. 한 번도 움직이지 않고 올 때도 car에서 car로 왔어요. 저도 변명이지만 정형외과를 잘 모르니 'weight bearing exercise를 해야 되는 거야? 말아야 되는 거야?'를 모르겠는 거죠. 그래서 정형외과 consult를 냈는데 'weight bearing exercise를 하지 말고 화장실 출입 정도로만 해라.' 이렇게 답을 준거죠. 그 이후론 정말 딱 거기만 보는 거예요. 그래서 "선생님! 그럼 비뇨기과적으로는, 저 환자를 어떻게 해야 될지 우리가 상의를 해 보자."고 했더니. "뭘 어떻게 해요?" "정형외과에서 그렇게 하지 말자고 이야기하면 어떻게 할까요?" "그럼 weight bearing exercise를 하지 말고 운동하는 거죠 뭐." (간호사 1 웃음)

그런데 그 환자가 수술하고 4일, 5일이 되도록 아무도 시켜주질 않고, "아, 아드님 오시면 걷는대요. 간병인 오시면 걷는대요." (그러고는 한 번도 못 걸었고.), "우리가 저 환자가 OS에서 말하는 것을 충족시키면서 운동하려면, 이론적으로 보면 walker를 잡고 limping gait처럼 그 쪽에 가능하면 weight bearing을 안 하면서 걸을 수 있어야 하는데. 2주, 3주가 되도록 굉장히 힘든 상황이면서 걸어본 적이 없으니 저 환자에게 어떻게 하는 게 가장 적절한지를 생각해 보자. 우선 walker를 가지고 세워봐야 될

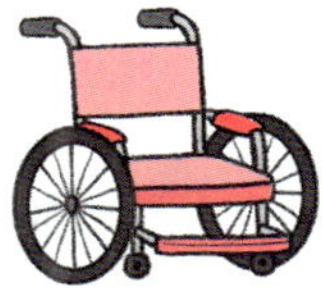

것 같고, 혹시 모르니 wheelchair를 타고 wheelchair를 잡고 뒤에서 따라와야 할 것 같고. 그러면 인력이 더 필요할 것 같으니까 내가 오늘은 이렇게 올 거니까 선생님은 wheelchair를 가지고 따라와 보고. 그리고 보호자에게는 그 뒤쪽의 바지 끝을 잡고 한 번 그래도 걸어서 그 안이라도 돌아보자라고 이야기를 하고…." 이렇게 제가 재촉을 해서 걷기 시작하긴 했어요.

걸어야 한다는 것을 너무 잘 알고 있고. 그런데 간호사는 할 수 없는 거예요. 두렵기도 하고, 시간도 없고 바쁘기도 하고, 의사들은 그렇게 마구 order내릴 수 있고 자기들만 생각할 수 있을 것 같은데. 이 환자한테 가장 적절하게 필요한 것들을 어떻게 할 수 있는지를 보는 거는 정말 간호사로서 할 것 같거든요. (그렇지.)

그래서 그 모든 게 다 총체적으로 통합이 되어야 하고, 그 자기들 말만 하는 그 사람들의 의견에서 환자한테 필요한 것만 뽑아내서. 그건 깊은 지식도 사실은 필요한 것도 아니에요. 그렇게 생각하면, 단지 환자한테 가장 적절할 수 있고 환자가 할 수 있고 내가 도와줄 수 있는, 내가 돌볼 수 있는 그런 것들은 내 몸이 가서 환자분 "이렇게 이렇게 걷는 게 가장 좋을 것 같아요. 그렇게 해 보세요." 이렇게 말로만 하는 게 아니라 정말로~. (실제로!) 네. 환자를 붙잡고 일부러 일으켜 보고 그래서 정말 이렇게 뭔가 initiation해줄 수 있고. 그것들의 의미가 얼마나 큰 건지 그런 것들을 좀 배울 수 있는 그런 교육도 되어야 할 것 같고 그런 게 필요할 것 같습니다.

천사 같은 간호사의 모습

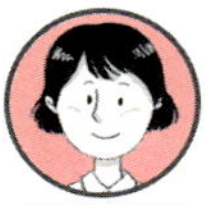

간호사 1

응. mix되서 되게 얘기를 많이 했는데 이제 어찌 보면 현실이 많이 미진한 거죠. (맞아요.) 미진해. 근데 어떤 순간에 선생님의 nice한 면. '진짜 이런 간호사한테 care를 받고 싶다!'. 막 그런 생각이 드는데 선생님이 그냥 간호사들 보기에, 동료들을 보기에. '어우~ 정말 저 사람이 진짜 간호사다!' 그런 장면을 혹시 본 적은 있어요? 그 사람이 어리건, 후배건 뭐 아니건 간에, 나이가 많은 간호사건 간에, 저 사람의 모습이 정말 멋진 간호사구나 하는 순간이 있었는지?

난 옛날에 봤던 간호사 중에 MICU에 있을 때, 옛날에는 약처방 같은 거 우리가 챙겼잖아요. 아침에 수간호사 업무가 그거니까 이렇게 막 하는데. 그 옛날에 MICU는 6층에 있을 때 격리실이 있었어요. 스테이션 바로 앞에… 한 간호사가 3년 된 간호사였어. 그렇게 빼어난 지식이 많은 것도 아니고 환자 약간 업 시키고 tube feeding을 하면서… 아침에 피딩을 하면서… 의식이 없는 그 할머니 환자에게 "할머니 오늘은 몇 월 며칠 몇 시고요, 아침 맛있게 드세요."라고 마치 들을 수 있는 사람에게 말하듯이 다정하게 말하며 피딩을 하는데. 그때 마침 창문으로 이렇게 햇살이 쏴~악 비쳐오는데 그 모습이 천사더라고! 누가 봐주는 사람이 있는 것도 아닌데. 그때 그 순간 그 환자를 돌보고 있는 그 간호사의 모습이 "아침 맛있게 드세요!" 하면서 미음을 넣는데, 어, 그 간호사가 뭐~ 예를 들어서 예전에 도파민 오버타임 바이얼 용량 때문에 의사랑 싸우기도 하고 막 그랬던 전력이 있는 간호사임에도 불구하고. 그 바쁜 와중에도 '어머! 저 모습이 바로 천사의 모습이고 저게 진짜 간호사의 모습이구나!' 막 이런 생각이 들더라고…. 누가 봐서 잘하는 게 아니라 그야말로 '이 순간에 내가 있음으로 인해서 저 분한테 도움이 된다는 그 마음?' 그게 정말 중요한 거잖어. 그때 되게 짧게 지나가는 순간이었는데 뭐라 그래야 되나~? 되게 기분이 좋고 뿌듯하더라구~! 그래서 이게 바로 내가 간호에 오래 머물게 된 그런 기폭제? 마음먹고 누가 알아줘서 그런 게 아니라 이렇게 그야말로 뭐라 그래야 돼? 직업에 대한 가치관이 여기서 확 생기는 거지. 선생님도 이런 경험 있어요?

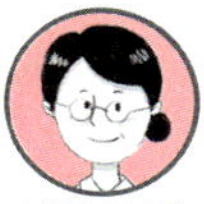

간호사 2

저는 empathy 부분에서 되게 인상 깊은 일이 있었는데. pouching이 한 일곱 번 터진 거예요. 환자가, 한 자리에서 일곱 번이 터지면 간호사는 아무 일도 못해요. 정말, 그러니까 그 간호사가 너무 속이 상해서 우는 거예요. 그 친구는 그래서 울고, 환자는 환자대로 너무 속이 상해서 울고, 둘이 같이 손을 잡고 대성통곡을 했대요. 근데, 그 환자가 굉장히 오랫동안 그 얘기를 하더라구요. 본인의 아픔을 같이, (같이 울어준) 같이 울어준 간호사로서 맞다고, 감사하다고 얘기를 했는데, 그런 것 되게 중요했던 것 같아요. 본인이 어떤 의미였던지 간에 그냥 환자가 보기에 '아, 저렇게 같이 가슴 아파해 주는 구나!' 이런 느낌이 들 수 있었던 case였구요. 음, 진짜 멋있는 간호사….

간호사 시선의 초점은 고통을 가진 환자

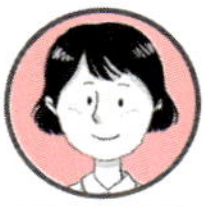

간호사 1

지금까지 선생님이 얘기한 것 보면 base가 있어야 되고 섬세함이 있어야 되고 또 중요한 얘기한 거가 입이 아닌 몸을 움직여서, 직접 가서. (네네~.) 보고 판단해야 되는 거, 단순히 아는 지식을 요렇게 얘기하는 게 아니라 환자가 소화하고 환자가 할 수 있는 걸로 만들어서 같이 initiative를 주고, 움직일 수 있게 해 주는 것까지가 간호지. 내 머릿속에 있는 것만은 아닌 것 같다는 거죠. 그게 굉장히 중요한 포인트인 것 같네요. 그런데 우리가 이제 솔직히 그냥 이렇게 병동에서 만나는 간호사들은 공식적으로 딱 나와 있는, 안 하면 큰일 나는 표시 나는 것들, vital sign 재고 약 주고 체크하고 이런 것에 거의 99%의 시간을 투자하다 보니 글쎄 정말 여유가 생겼을 때 한 1%만 생각을 하고 일을 하는 거지. 아까 굉장히 충격적인 이야기였는데 그 stocking이 발목을 조여서 생긴 통증조차 구분이 안됐다는 거를 보면 우리 시스템이 간호, '환자를 돌보는 시선이 어때야 된다는 것조차 우리가 제대로 교육을 못한 거 아닌가?' 이런 생각이 들어요. 그래서 이제 통틀어서 얘기를 하면 지금 선생님이 얘기하는 거, 나는 굉장히 아직은 그런 pride는 있거든…. 그래도 우리 병원에 수간호사를 비롯한 사람들의 마인드는 그래도 뭔가 그야말로 scientific한 걸 하고 싶어 하고, 각각 개개인마다 모두 다르기 때문에 획일적이라기보다는 뭐… customize 또는 우리는 unitary human being을 많이 배웠으니까…. '각자 독특하다'는 것도 많이 얘기하고 그나마 우리는 수간호사 그룹이 최전방에 있는 관리자가 무장은 되어 있다는 생각은 들거든. 그럼에도 불구하고 우리가 하고 있는 것은 100점이라고 치면 50점? 60점? 그 수준이잖아요. 환자가 진짜 원하는 걸로 친다면, 그럼 이것보다 향상을 하려면 뭐가 어떤 게 더 필요할까? 어떤 부분이? 아까 선생님이 얘기한 것. 이미 나온 것도 있어. 교육도 그런 쪽으로 해야 된다는 거? 그런데 어떤 게 가장 중요할까요? 지금 우리가 시행하고 있는, 제공하는 간호를 한다고는 하고 있지만 아직은 굉장히 좋은 간호라고 얘기하는 거는 delivery한 간호의 몇 %일까? 대부분에 못 미치거든…. average? 정말 더 좋은 간호로 나아가기 위해서는 어떤 게 더 필요할까?

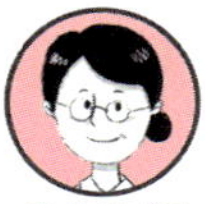

간호사 2

저는 한계가 있고, 이게 너무 많이 얽혀 있어서 참 어려운 얘기지만, 간호문화가 굉장히 많이 그런 것들을 저장한다고 생각하거든요. 인계를 받을 때 환자의 수술 내용을 궁금해 하는 인계내용은 하나도 없어요. 오더를 수행했는지 확인하고 제 시간에 했는지. 이런 것들만 궁금하지 간호가 focusing해야 되는 내용에 대해서는 우리마저도 관심이 없다는 거, 그게 큰 문제인데 그러면 이제 orientation을 할 때 신규한테 그런 것들을 가르쳐주는데 그러니까 저 위에서부터 문제인 거죠. 그러니까 우리가 뿌리 깊게, 그게 정말 너무 많은 환자를 보고 오더를 직접 수행해야 되니까 그거로만 핑계를 대기에는 조금 부족한 면이 분명히 있어요. 컨설트를 내서 '안티를 바꾸라고 해서 바꿨다.' 이런 정도의 수준은 정말 잘 알고 있어요. 그거는 50점, 60점은 넘는 거죠. 사실은 오더가 갖는 의미를 70~80%는 알고 있는데, 근데 뭔가 음식이 2%가 빠진 거 같은 그런 느낌은 바로 거기서 나오는 것 같아요. 그래서 '발이 아파요.'는 3일 동안 인계하는데 '왜 아팠을까? 어디까지 한 번 살펴봤어?'라는 거가 없는 것이, 지금 그 전체적인 문화가….

그리고 제가 최근에 대학원에서 숙제 비슷한 게 있어서 저도 지금 질적 인터뷰를 신규들을 데리고 해봤는데. 제가 굉장히 깜짝 놀랐던 것이. 자기들이 의사들하고 그렇게 부딪히는 것들 중에 상당히 많은 부분이 간호사들 때문이라는 거예요. (누가?) "이게 무슨 소리지?" 내가 이렇게. (간호사들의 얘기가?) 네, 네. "뭐지?" 이랬더니. 이런 식인 거예요. 인계를 받을 때 "이 환자 혈압이 몇까지 보기로 했어?" 이렇게 이야기 하면 "왜 그럼 confirm 안했어? 물어봤어야지." 그런 인계 중에 (내 판단이 아니고 의사의?) 네. 물론 의사의 오더도 중요하긴 하지만 예를 들어 38도 5부의 열이 나서 뭔가를 줬어요. 그러면 적어도 간호사가 다음에 왔을 때, "아, 이 환자 열이 아무리 37도 몇 부 여도, 미열이 계속 되는 게 좀 안 좋아요." 이런 느낌이 아니라 "너는 칼처럼 몇 도까지 보기로 의사랑 얘기를 했어? 나는 몇 도에 노티를 해야 하는 거야?" 이렇게 guideline을 지어주기를 바라니까 계속 물어보게 되는 거예요. 의사들한테….

그 전에 우리 안 좋은 일이 있었을 때, 간호사들은 붕어처럼 "몇 도"인지만 물어본다는 의사들의 말이 정말로 맞는 것이 계속 그런 걸 confirm 해야 하니까 의사들은 나름 자기네들도 바쁜데 쓸 데 없는 것을 계속 물어본다고 생각하는 거예요. 그리고 '그것도 몰라서 계속 물어봐야 돼?' 이런 느낌이 계속 반복된다는 거죠. 신규들이 신규들끼리 모여서 서너명이 얘기를 했는데, 본인들끼리 "자기는 orientation을 받을 때 '어떤 일을 해야 할지에 대한 OT'를 주는 게 아니라 '인계시간에 혼나지 않는 방법에 대한 OT'를 주는 것 같아서 마음이 아팠다고 자기들끼리 얘기를 했다."는 말을 들었을 때 안 좋았어요. 그거는 문화라는 단어로 이야기하는 건 한계가 있지만 우리 안에서 분명히 고쳐나가야 될 거고….

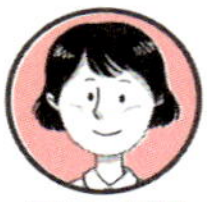
간호사 1

근데 약간 인식은 하고 있다는 거네요. 간호사들이 그게 잘못되었다고 인식을 하는 거예요?

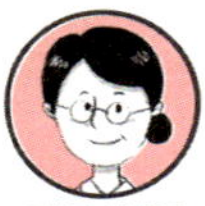
간호사 2

왜 '잘못되었다.'고 인식을 하냐면 이제 막 온 아이들이 하는 이야기인 거죠. 1년이 안 된 애들이 우리가 어쩌다 간호사들이 한 대여섯명 모이게 되었거든요. 그 친구들을 제가 불러서 이야기를 해봤더니 크게 한 세 가지쯤 이야기 하는 게 첫 번째는 "학교에서 배운 것을 단 하나도 써먹을 곳이 없다." (없더라.) "뭔 소리냐? 니들 너무 부족해서 내가 맨날 가르치고 있어도 부족한데.", "그치만 선생님 저희는 그렇게 많은 걸 배웠지만 일할 때는 하나도 필요 없다고 생각이 됐어요." 두 번째는, "의사들한테 노티를 할 때 내가 바보가 된 거 같더라. 인계를 준비하느라고." 그리고 세 번째는 "의사들이 그렇게 함부로 하고 자기들이 rational 있게 대해도 뭐 문을 닫아버린다거나 이런 황당한 짓을 했다."고 해서. 그런 건 따로 이야기했지만… 상당히 많은 부분이 우리가 고치면 우리들 스스로… (그럼 positive 한 면이 있다는 거네. 우리끼리 단합만 잘하고, 우리가 중요한 게 뭐라고 생각해서 우리끼리 움직인다면 바꿀 수는 거네.) 네. 전체 문화가 그렇게 움직여야 되고. 사실은 수간호사가 굉장히 큰일을 하고 있는 거죠.

간호에 재미를 느끼게 해주는 수간호사의 현장 리더십

간호사 1 그러니까 이게 리더십의 문제네. 간호부서에서(진심으로~) 더 좋은 간호를 제공한다면 간호부서의 철학이 다듬어져야 되는 거야. 이게 의사의 비위맞추기 위한 간호가 아닌 실제로 환자에 초점을 둬야 하고. 하여튼 철학이 중요한 거네.

간호사 2 의사가 할 수 없는 것을 너희들이 한다는 것을 느끼게 해줘야 되고. 사실은 너무 많거든요.

간호사 1 나는 지금 얘기하면서 조금 느낀 거는 우리 병원이 의료수준이 전반적으로 높은 것은 사실이에요. error율도 적은 거고, 사고가 적고. 그것은 의사들은 환자를 굉장히 customize해서 보려고 하는 것은 맞는 것 같아. 그런데 간호가 그거는 못 따라가는 게 아닌가 생각이 좀 들어. 예를 들어 투약을 하더라도 똑같은 거 하나도 없고. 우리같이 복잡한 약 없대요. 대부분 simple하게 툭툭툭 주고 마는 거야. 우리는 환자한테 맞게 그거를 다 계산을 해서 조제도 어떻게 해서… 약제부 얘기 들어보면 그런 게 좀 있어요. 막 그런 식이야. 그 사람들은 환자의 중요한, 내가 외래의 누구 vip라고 해서 온 사람의 경우 같이 가 보면 굉장히 의사들은 똑똑한 의사들이 정말 많더라. (네.) 질문 하나하나가 진짜 진단을 찾아가기 위한 핵심 질문이 되게 많아. 그에 비해 우리는 우리의 nurse leader들은 그 환자의 편안함을 위해서 또는 회복을 위해서 핵심되는 질문으로 해서 lead하고 있는가? 그 부분은 우리가 자신만만하게 얘기는 못하지. 그니까 nurse leadership의 문제인거 같네.

간호사 2 우리의 문제고, old 간호사의 문제고. 그러다 보니까 부당하다고 생각하면서도 결국은 신규간호사도 똑같은 일을 하게 되고 그래서 "간호일지에 읽을 게 없다."는 말을 되게 많이 하잖아요, 선생님. 그거는 기록의 문제이기도 하지만 사실은….

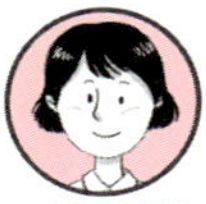

간호사 1

우리가 추구하는 바가 그거였던 거지. 어찌 보면, 기록에 나타난 것은. 어떻게 고쳐야 될까요? 이게 선생님 얘기대로, 내가 제일 중요하게 생각하는 사람들이 수간호사들이거든? 수간호사들이 거기에 orientation을 가질 수 있게 하려면. 몰라서는 아니잖아?

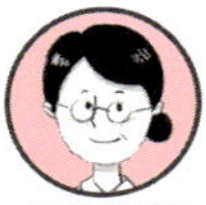

간호사 2

제가, 제가 해 보니 전체를 바꿀 수는 없구요, 바꿔지지도 않구요. 신규간호사 OT나 이런 건 굉장히 중요할 것 같구요. 그니까 portion이 점점 많아지고 있기 때문에 그들이 간호를 한다는 것에 대해서 뭔가 긍지를 가질 수 있을 만큼. 우리의 simulation이라는 것도 마찬가지고 case study도 마찬가지이긴 하지만 OT를 할 때 이런 것들을 공유할 수 있는 기회가 있으면 되게 좋을 것 같아요. '우리가 생각하는 간호는 어떤 거고, 여기에 와서, 하필이면 우리 병원에 와서 하고 싶은 것은 뭐냐?' 그 간호사들이 '바보, 멍청이, 모질이가 된 것 같고 공부한 거 하나도 필요 없다.'라고 말한 이유가 분명히 있을 거거든요. 그래서 처음 들어온 사람은 오히려 생각이 별로 없을 것 같고. OT를 한두 달 마치고 이제 (조금 익숙해졌을 때?) 네네. 고 때쯤 돼서 당신들이 OT를 받았을 때, '어떤 거를 도대체 느꼈고. 우리가 어떤 일이 부족한 것 같고?' 요런 정말 초기 교육이 굉장히 많이 들어가 있어야 될 것 같구요. 그, 뭔가 교육이 되게 저는 중요한 것 같고. 우리 병원 안에서. 저는 선생님 말씀하고 비슷하게 학교를 다닐 때 간호가 되게 뭔가 그냥 막연하게 '돈 버는 일 중에는 좋은 일인 것 같애.' 라고 생각을 했지 '간호가 되게 이렇게 재미있고, 환자를 보고 공부하는 게 더 재밌다.'라는 생각은 병원에 와서 하게 됐는데… 간호사들도 그런 재미를 느낄 수 있도록, (느껴야 돼!) '아~. 이걸 이래서 이렇게 하는 거구나!'라고 느껴야 하는 그런 재미를 좀 줘야 되는데, 나이트 때, 물론 나이트가 너무 힘드니까, 약간 그건 다른 이야기인데, 잠깐 pause를 두고 설명을 하려고 하면 쓸데없는 일이라는 듯한 얼굴이 돼요. 선생님, '나 지금 빨리 가서 하고 빨리 마치고 싶은데. 알든지 말든지.' 이런 느낌 자체도 문화인 거죠.

전문성 심화를 위한 자발적 투자

간호사 1 선생님 이제 조금 어린 친구들하고 얘기해 보면, "더 좋은 간호? 인력이죠. 인력이죠!"라는 답이 제일 먼저 나와. 응, 그래서 '자기는 인력이 더 있으면 진짜 잘할 것 같대.' 근데 이제(웃음) 우리가 다 알다시피 어, 두 명이 할 거 세 명이 온다 그래서 진짜 찾아가는 거 금방 될까? 그 환자를? 그렇겐 잘 안 되거든. 그러니까 그거는 여태까지 진짜 문화로 우리 병원이 생각하는 '간호는 뭐고, 우리는 무엇을 추구하고 있고 그것을 위해서 이러이러한 시스템이 가동되어 있고 이렇게 교육을 시키고 있고 우리는 그거를 평가하고.' 이런 게 인식이 돼야 움직이는 거지. 인력만 지금의 두 배가 된다고 그래서 사실 되는 건 아니거든. (미니멈의 인력이 필요한 건 사실 맞지만.) 그건 우리가 느끼는 부분인데. (네. 어쩌다 일이 없을 때도 절대로 그 station을 벗어나지 않을 때도 많아요.) 그러니까….

간호사 2 고럴 때 한 번 가서 보면 좋겠고만, 이런 느낌이 드는 데도. 그러니까 그거는 약간 다른 문제이기는 해요. 왜냐면 기본적으로 인력이 반드시 필요한 부분은….

간호사 1 기본간호를, 기본을 할 수 있는 거, 인력은 충원되는 게 맞는 것 같고. (네네.) 선생님을 안 만났으면 큰일 날뻔했다. 그건 이제 병원이 해야 될 일이고… 개개인의 간호사로서의 또 의무가 있잖우? 응. 간호사의 입장에서도. 그러니까 뭔가를 이렇게, 음… 뭐라 그래야 돼나? 우리가 해야 될 것도 있단 말이지. 내가 나는 간호사를 선택했어. 많고 많은 직업 중에 내가 그 선택을 했을 때에는 그에 대한 의무가 있는 것이지. 의료인으로서… 그래서 어떤 친구는 자기가 독서클럽을 다닌다고 그러더라고? 간호학을 떠나 다른 사람을 알게 내가 걔한테 깜짝 놀랐는데, (시야를 넓히려고?) 응 시야를 넓히겠다. 근데 나는 솔직히 그 시절에 그런 생각을 못했던 사람이거든. (웃음) 그래서 '아, 요즘 젊은이들은 조금 다르구나!' 이런 걸 느꼈고 '어. 네트워킹이 중요하다는 걸 저 나이에 알았구나!' 그리고 이제 내가 또 궁금하게 생각했던 거는 '나는 그래도 우리 병원의 수준이 굉장히 높다.'고 생각하거든! 우리 내부에서는 불만족 요인이 많지만, 어디다 내놔도 정말

이 상황이, 그러니까 또 너무 자부심을 꺾어서도 또 안 되는 것 같고 자부심은 충분히 느낄만하고 그 가운데에서 또 머물러 있을 수는 없으니까, 또 발전을 해야 되고…. 이게 하여튼 사람들 만나면서 생각이 착잡해지기는 해요. (웃음) 선생님 꼭 하고 싶은 얘기 있으면?

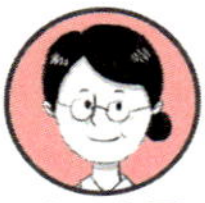

간호사 2

의사들이 주말마다 학회에 가거나 새벽에 와서 컨퍼런스를 하는 것은 그들이 전문가로 성장해야 한다고 생각해서겠죠? (그래~.) 많은 교육과 트레이닝이 있으니 2년차 꼴등이 1년차 1등보다 훨씬 탁월해지는 거죠. 간호사는 10년이 돼도 1, 2년차나 별 차이가 없어 보이는 경우도 있어요. 밤을 새워 공부하고 좋아서 쫓아 다니며 공부하지 않아서일까요? (개인적인 투자가 부족해~.) 네, 물론 일반적인 독서 같은 것도 중요하지만 무엇보다 적극적으로 전문성을 쌓는 노력이 필요해요. 아무래도 귀동냥만으론 한계가 있다고 생각해요.

내가 하는 일에 가치를 느끼면 성공한 간호사

간호사 1

예전에 내가 우리 엄마 팔이 부러져서 응급실에 왔는데 그때 어떤 간호사가 burn 환자를 보고 있었어요. 그 burn 환자, 굉장히, 몇 프로 burn일까…. 하여튼 bandage가 많이 감겨 있던 환자인데, 그 환자를 돌보던 후배간호사였는데 너무 너무 멋있어 보이는 거야. 그 와중에, 그러니까 우리 엄마도 "어머, 저 간호사 너무 멋있다."고, 나도 간호사지만 '간호사가 멋있어 보인다.' 이런 생각 많이 해 본 적 없었거든, 남을 보면서… 그때 내가 아주 어린 간호사 때인데 엄마가 환자 입장에서 내 담당 간호사도 아닌데, 너무 너무 바쁜데 항상 웃는 얼굴로 경쾌하게 달려와서 소변 체크하고 환자 혈압 재고 가고 막 움직이는데, "저 간호사 정말 멋있어 보인다." 그 말에 어. 다시 한 번 보게 되는 거예요. '어, 저 간호사 어떤 면이 저렇게 보일까?' 그러니까 내가 보호자 입장에서 보니까 진짜 멋있더라고! 경쾌해. 사람이. 그러니까 뭐라 그래야 되나? 지식이 빵빵한 간호사가 최고로 보일 때도 있고, 그야말로 그 복잡하고 위기잖아. 가족의 입장에서는… 그 위기인 사람이, 울상을 짓고 온 사람이, 조금이라도 여유를 가질 수 있게 발랄하게 해주는 간호사! 그것도 굉장히 능력인 것 같고, 그러니까 요게 제일 중요한 요소, 요게 두 번째. 이런 건 없는 것 같아요. 진짜 선생님 얘기대로 환자가 원하는 게 뭘까? 그 순간에, 이 환자에게 필요한건 빠른 assess야. 빨리빨리 assess해야 돼. 그러면 되고. 이 사람은 마음이 너무 그래. 너무 너무 불안해. 그러면 진짜 아무리 바빠도 손이라도 잠깐 잡아줄 수 있는, 그것도 캐치하는 거지. assess해야 되는 거겠죠? 그래서 솔직히 보면 멋있는 간호사들이 많아요. 우리가 흘러가서 그렇지. 그냥 지나쳐서 그렇지, 한 발자국만 뒤에서 보면, 선생님 모습도 뒤에서 보면 멋있는 간호사로 보일 거고. 그러니까 잠깐이라도 이렇게 한 발짝 뒤에서 보면 괜찮은 사람들 많은데, 의외로 이렇게 말 붙여보면 자기가 멋있게 해놓고도 그런 얘기는 별로 안하더라고. (웃음) 그래서 지금 보면, 내가 하는 일에 대해서 가치를 느끼면 나는 '성공한 간호사'라고 생각을 해요. 내가 하는 일이 하찮은 일이라고 생각하면 정성을 안 들이게 되거든. 내가 이렇게 한마디 환자에게 던지는 거가 얼마나 큰 의미인지를 아는 순간 굉장히 조심하게 되고 그렇잖아요. 그러니까 내가 하는 일의 가치를 내가 스스로 깨우쳤다 그러면 이제 간호사로 나는 완성이 되었다 생각하거든. 오늘 이렇게 귀한 시간 내주고 누구에게서도 듣기 어려운 소중한 이야기 들려주어 고마워요!

간호사 2

저도 오늘 간호에 대해서 다시 한 번 생각해 볼 좋은 시간이 됐어요. 감사합니다!

에필로그

꽃을 여윈 나무들이
연초록으로 일어서면
내 몸도 물이 오른다

… 중략 …

내가 할 일은
누군가에게 숨통을 열어주는
여름 숲으로 우거지는 것
(오덕순, 〈신록 앞에서〉 中)

간호사 시인 오덕순의 시처럼 우리 필자들이 만난 간호사들은 그들의 몸과 마음을 기울여 간호하는 순간에 환자의 생명을 살리고 고통을 줄여주면서 그 과정에서 그들 자신도 채워진다고 말하였다. 우리 필자들도 면담에 참여한 간호사들의 진솔한 이야기를 듣고 정리하며 그들이 내뿜은 긍정의 에너지로 '나도 간호사여서 좋다!'는 행복감이 차올랐다.

이 책에 수록된 간호사들의 이야기의 의미를 다음과 같이 정리할 수 있다.

좋은 간호사

긴 역사에 걸쳐 비정상(abnormal)을 정상(normal)화하려는 노력을 해온 의료에서 점차 정상 상태인 사람의 능력과 기능을 더 강화하고 향상(enhancement)시켜주는 서비스의 비중이 커지고 있다. 최근 그 범위가 더 넓어졌다. 성형수술과 시술들이나 생명공학을 활용한 치료와 시술들, 다양한 안티에이징(anti-aging) 요법들이 그 예가 될 수 있다. 이런 트렌드에도 불구하고 병원간호는 아직 정상화되고자 입원한 비정상 상태인 환자를 돌보아야 하는 상황의 비중이 더 크다. 그러나 환자들은 이제 더 이상 자신을 비정상 상태라고 생각하기보다 입원을 통하여 더 향상된 존재가 되기를 기대하기도 한다. 우리 간호사가 돌보고 있는 환자들이 단순한 치료 이상의 것을 기대하는 고객의 관점을 갖게 되었다는 것이다. '만성통증을 가진 CRPS환자가 응급실에 와서 무리한 요구'를 하는 장면에서 이러한 면모를 볼 수 있다.

의료의 서비스화와 상품화는 간호사에게 친절이라는 덕목을 강요해왔고 이에 떠밀려 간호현장에선 기존의 전문성 개념에 친절이나 환자만족 개념을 통합하려는 노력을 하기에 이르렀다. 이는 좋은 간호사의 '좋은'의 의미 정의에서도 나타나고 있다. '환자만족과 전문성, 환자가 원하는 것과 객관적 지식, 고객과 환자'라는 서로 상반된 개념 사이에 끼어 시행착오(환자를 편안하게 해주려고 억제대를 풀어주었다 extubation이 되어 보고서를 쓰게 되자 간호사는 '아, 이게 뭔가…? 환자가 원하는 대로 다 해주는 것이 좋은 간호는 아니고 뭔가? 이런 심리적인 부분이라든지 정말 이 사람에게 치료가 필요한 부분이라면 그런 것을 어느 정도 잘 조화를 이뤄야 되는 것이 좋은 간호다.'라고 생각이 바뀌게 되는 이야기)까지 겪으며 통합해가는 과정을 보여준다.

이런 변화의 시대에 그래도 간호사는 간호사인 것에 만족하며 행복해하고 '병동에서 환자와 더불어 있는 시간이 가장 편한 순간'이 되고 있다. 좋은 간호사는 Adam Grant(2013)의 성공한 기버와 같이 '환자를 만족시킬 뿐만 아니라 자신도 만족하고 행복'할 수 있다는 것을 보여준다. 또한 간호 관리자는 '간호에 재미를 느끼게 해주는 현장성 있는 리더십'의 필요성을 강조하고 있다. 이러한 의미에서의 행복은 Daniel Nettle(2005)이 2단계 행복으로 정의한 "기쁨이나 즐거움 같은 구체적인 느낌이 아니라, 느낌들의 전체적인 균형상태에 대해 종합적인 판단"을 한 것으로 "감정 그 자체와 그런 감정에 대한 판단이 통합된 상태"로 "흡족함과 삶에 대한 만족"과 같다.[1]

현재 일하고 있는 간호사가 좋은 간호사의 특성으로 생각하고 있는 것은 이론적인 측면에서 외국의 연구에서 보여주는 특성과 크게 다르지 않다. 특히 Fealy(2004)가 좋은 간호사의 이미지가 '어떤 존재(to be)', 즉 어떤 품성을 가져야 하는지에서 '어떤 행위(to do)'를 해야 하는지로 전환되고 있다는 것과 같이 면담에 참여한 간호사들도 좋은 간호사의 특성으로 아는 것 자체보다는 '환자의 개별성에 맞추어 이해하기 쉽게 설명하는 능력'이나 '스트레처카의 사이드레일을 올려주듯이 작은 것도 실천에 옮기는 간호사', '말로 하는 간호보다 직접 환자의 몸과 마음을 구석구석 살펴보아 발의 통증이 통풍이 아닌 압박스타킹의 과도한 조임 때문이라는 것을 찾아내어 해결해주는 간호사'가 좋은 간호사라는 표현들이 일치하고 있음을 들려주고 있다. Begley(2010)는 미래의 좋은 간호사의 특성으로 '자율성, 옹호자, 책무, 자기주장'을 강조하였는데, 본 연구에 참여한 간호사들도 '자기주장능력을 발휘하여 갈등을 해결하는 간호사, 환자 우선의 마음과 옹호자적 태도를 갖춘 간호사, 환자에게 최선인 것을 알아서 미리 해주는 능동성' 등을 좋은 간호의 특성으로 보았다. 브라질의 간호학 교수인 de Araujo Sartorio와 Zoboli(2010)가 좋은 간호사의 관점으로 교육과정에 포함한 5가지 관점인 '의무를 정확하게 수행하는 간호사, 전향적으로 환자를

1 대니얼 네틀은 행복을 3단계로 나누었는데, 1단계는 '순간적인 느낌들'인 기쁨과 즐거움, 2단계는 '느낌들에 대한 종합적인 판단'으로 웰빙이나 만족, 3단계 행복은 '삶의 질'인 존재의 번영과 자아실현으로 설명하였다.

옹호해주는 간호사, 타인을 인격으로 대우하는 간호사, 실무역량이 있는 간호사, 환자와 협력하는 간호사'의 특성이 모두 드러났지만, 특히 본 연구에 참여한 간호사는 '능력 있는 간호사'와 '좋은 간호사'를 구별지어 '환자의 만족과 전문성의 조화'를 이룰 수 있고 동료도 배려하는 태도를 갖춘 간호사를 좋은 간호사로 표현하였다. 이러한 관점은 바로 Haward Gardner, Mihaly Csikszentmihalyi, Willam Damon(2001)이 GOOD WORK란 "실무 종사자와 그들이 봉사하는 대중의 관계는 늘 미묘한 균형감을 유지한다. 즉, 직업인들은 더 많은 권리를 확보하는 것에 관심을 갖고, 대중은 더 많은 서비스를 추구한다. 시간이 흘러가면서 이러한 내재된 긴장은 결실 있는 공동상승 효과를 볼 수도 있지만 갈등으로 퇴화되기도 한다."는 주장에서 긍정적인 측면과 일치하는 것으로 볼 수 있다.

더 좋은 간호

'좋은'이 '위대한'의 적이라고 경고한 Jim Collins(2001)의 말대로 면담에 참여한 간호사들은 현재도 충분히 좋은 수준이라 할 수 있지만, 다양한 '변화 계기'를 통해 더 좋은 간호를 실현하고 있음을 보여주었다. '존재로 응답하는 순간들'의 주인공인 간호사는 '절제와 절도, 원칙준수'를 주요 가치로 생각하던 반듯한 좋은 간호사였다. 행려자를 돌보며 환자를 간호의 대상을 넘어 삶의 역사와 이야기를 가진 한 인간으로 품어 안게 되고, 개인적인 입원경험과 수술받은 경험을 통해 간호를 제공하던 사람에서 '받는 간호'의 의미를 깨우치게 된다. 이후 이 간호사는 마음을 열어 후배로부터 더 좋은 간호를 배우고 실천하게 된다. Fealy(2004)가 지적한 대로 품성과 원칙에서 행위로, 외적인 규율에 맞추던 품성에서 내적인 주체적인 가치를 형성해 품어주고 들어주는, 다가가던 간호에서 편하게 다가올 수 있게 열어놓는 간호로 발전하게 되는 과정을 보여주었다.

'진한 간호사랑이 느껴지는 선후배의 대화'에서 관리자인 두 간호사는 환자의 몸과 마음에 보다 가까이 접촉하는 간호, 간호의 전문성을 높이기 위한 리더십과 학습의 중요성, 간호의 가치에 대한 고민을 볼 수 있다. 특히 이 대화에서 나온 '천사 같은 간호사의 모습'은 아침햇살과 어우러져 우리가 상상하는 빛나고 부드러운 따뜻한 이미지를 보여주고 있다. 「RN」 2008년 2월호 "Mail Box"에서 '간호사를 천사로 보는 것'에 대한 지상 토론이 있었다. 3명의 간호사는 오늘날 간호사가 천사이미지와는 다르다 할지라도 자신들이 '천사 같다'라는 말을 듣게 된다면 칭찬받는 것으로 생각되어 기쁘겠다고 주장한 반면, 한 간호사는 대중이 우리에게 천사 이미지를 붙이는 것은 희생을 강요하는 것과 같다고 반대 입장을 보였다. Metules(2007)는 아직도 '천사'라는 단어를 간호사와 연관짓는 것 자체에 대해 거부감을 보였다. 그러나 본 연구에서 '천사 같다'는 수식어는 칭찬의 의미와 감탄의 형용사로 나타났다. 호스피스병동에서 임종환자들을 보살피는 선배간호사에게 '날개 없는 천사'라는 수식어를 붙인 것이 좋은 예이다.

면담에 참여한 간호사들이 '더 좋은 간호 스토리'로 소개한 내용에는 가장 기본적이고 기초적인 신체간호와 정서적 지지와 관련된 스토리가 많았다. finger enema로부터 밤새 응급실에서 홀로 있었던 배고픈 노인환자에게 자기가 먹으려던 과자를 나누어 준 이야기, 불안하여 과잉통증반응을 보이는 국소마취 수술 환자에게 동네 아줌마들이 주고받을만한 말을 걸어 안정시켜준 이야기와 같이 어떻게 보면 너무나 사소하고 가벼운 이야기들이다. 그러나 간호사들은 자신감있게 '더 좋은 간호'라 표현하였다. 우리 필자들은 이러한 내용을 검토하면서 '첨단화하는 시대, 표준화하는 시대에 개개인의 상황에 적합하게 제공하는 아주 기본적인 간호야말로 최고의 간호고 더 좋은 간호로 보기에 충분하다.'는 생각을 하게 되었고 기본간호의 중요한 의미를 새삼스럽게 깨달았다. 환자를 위기에서 구하고 영적인 간호를 하는 것을 더 좋은 간호로 인정하는 것은 우리 모두 동의하기에 어렵지 않을 것이다. 면담결과를 분석하면서 '능동적인 간호, 창의적인 간호'를 더 좋은 간호로 표현해준 간호사들에게 우리 필자들은 감사한 마음이 들었다. 이제 새로운 '제4차 산업혁명'시대의 간호는 바로 이처럼 앞을 내다보며 능동적이어야 할 뿐만 아니라, 지식과 기술 새로운 기구들에 대한 창의적인 활용이 필요하기 때문이다. 위험한 일도 기꺼이 감수하는 행동을 더 좋은 간호로 이야기한 간호사들은 다른 간호사의 행위를 관찰한 것이었다. MERS 사태 때 자원한 간호사처럼 자신의 이야기는 당연한 것으로 여겼기 때문이다.

더 좋은 간호가 이루어진 상황에서 간호사의 환자에 대한 이해와 태도를 주목해 볼만하다. 더 좋은 간호 스토리에서 보여준 특징 중 하나는 환자를 단순히 질병을 가진 존재나 간호업무의 대상이라기보다 환자가 각자 자기 나름의 삶과 스토리를 가진 존재로 간호사가 이해하고 존중한다는 것이다. 조개젓무침이 먹고 싶다는 요리사였던 행려자에게 직접 요리해줄 수 없어 아쉬워하며 조개젓무침을 사다줄 정도로 라포 형성이 깊어진 수간호사는 이후에 환자의 소망대로 DNR의 약속을 지켜주고, 과거에 차력사였던 말기환자의 자존감을 지켜주기 위해 기저귀 착용을 거부하는 것을 수용해주는 호스피스 간호사, 국소마취로 불안해하는 중년여성의 눈높이에 맞춘 말 걸기 등 그 예는 다양하다. Stephen D. Edwards(2001)도 환자를 이해하기 위해서는 '이야기적 이해'가 필수임을 강조하였다. '이야기적 이해는 고통과 같은 개념들을 이해하는 데에 중요하고 고통은 단순히 괴로움의 경험만이 아니라 개인의 온전함에 대한 위협'이기 때문이라는 것이다. '힘을 중시'하는 일생을 살아온 차력사가 대소변을 가리지 못하는 '힘없는' 말기상태에 이르러 '기저귀를 차야 하는 상태'가 차력사에게는 신체적인 통증 이상의 고통일 수 있고, 호스피스 간호사는 이를 이해하고 수용해준 것이다.

더 좋은 간호가 이루어진 순간에 이루어진 환자–간호사 관계도 눈여겨볼만하다. J. Watson(2012)은 진정한 간호가 이루어지는 순간에 간호사는 자신의 몸 움직임, 터치, 소리, 말 등 모든 것을 동원해 자기 자신을 온전하게 간호에 활용하여 고유한 힐링적 현존적 상황을 이룬다고 주장하였다. 간호사 자신의 주관적인 개인의식을 뛰어 넘어 환자의 경험 속으로 들어가 '현존과 되어짐의 과정(a process of being and becoming)'의 간호를 수행한다는 것이다. Watson은 이러한 상황을 '개인초월적 돌봄 순간(transpersonal caring moment)'이라 불렀다. 이 순간은 환자 삶의 역사의 한 부분이 되며, 더 넓어지고 깊어지고 복합성이 더 커지는 삶의 유형으로 변화가 일어나는 돌봄이 이루어진다는 것이다. 몇 가지 예를 들면, 중환자실에서 창밖을 내다보며 중얼거리는 노인환자의 옆에 앉아 그 중얼거림을 이야기로 들어주고 공감해주어 환자로부터 감사인사를 듣게 되고 간호사 자신도 영적간호의 순간이었다고 말하는 간호사, 급하게 목사를 모셔와 달라며 임종하는 아내에게 세례를 주고 싶어 하는 남편의 소망을 들어주기 위해 최선을 다 하고 임종순간이 바로 기쁨의 눈물을 흘리는 순간이 되도록 도와주는 가정간호사, 월드컵 시즌에 스마트폰으로 축구중계만 들여다보며 의사나 간호사의 어떤 말에도 무관심하던 소년에게 "축구를 좋아하니?"라며 말 걸고 아들이 보던 축구 관련 책들을 가져다주며 환자인 소년뿐 아니라 보호자인 어머니의 마음까지 열게 하여 치료에 협조적이 되게 한 전담간호사. 이러한 순간에 간호사들은 환자의 경험세계 속으로 깊숙이 들어가 환자가 새로운 단계로 나아가도록 도와주는 돌봄, 즉 더 좋은 간호를 한 것이다.

더 좋은 간호를 지속하려면

'더 좋은 간호를 지속하는 데 필요한 내외적 요건'을 질문할 때 많은 간호사들이 '~~만 충족된다면 우리도 전인간호를 할 수 있다.'는 표현을 사용하였고, '경제적 효율성 때문에~~'라는 표현을 사용하였다. 무한경쟁시대에 접어들며 경제논리에 밀려 병원간호에서 돌봄의 가치를 살리기가 더욱 힘들어지고 있다. Nancy Folbre(2001)의 말대로 "비용과 돌봄이라는 전쟁에서 지고 있는 쪽은 돌봄"이 되어 인적 물적 자원의 효율성을 극대화해야 하는 시점에 있다. 한편 의료기관인증평가나 세월호 침몰사건과 요양병원 화재 등으로 더욱 강화된 환자안전과 상향조정된 표준으로 간호사의 업무량은 이전과 비교할 수 없을 정도로 증대되었다. 이처럼 어려운 상황에서 간호사는 '정체성 확립'이나 '역량개발'과 같이 스스로 노력해야 할 부분에 대해 언급하였고, 간호사의 숫자보다 능력이 중요하고, 인력의 효율적 활용을 위한 물품사용에 대한 아이디어도 제시하였다. 문화 변화에서 우리 스스로 질문을 갖고 변화에 열린 태도를 취해야 함과 군대 같은 조직문화의 변화에 대한 이야기도 있었다. 조직으로부터 '인정받을 때 헌신하게 된다'는 표현도 있었다. 또한 동료 간호사와 의사, 보조인력과 서로 존중하며 협업해야 더 좋은 간호를 지속하게 된다고 강조하였다. "사회생활의 재생산은 상호인정이라는 지상명령 아래서 수행된다는 것이다. 왜냐하면 주체가 실천적 자기관계에 도달할 수 있는 것은 오직 자신의 상호작용 상대자들이 가지고 있는 규범적인 관점을 통해 자신을 이 관점의 사회적 수취인으로 이해할 수 있을 때이기 때문이다." 다시 말해 "한 개인이 자신을 '가치 있는' 존재로 느낄 수 있는 것은 그가 자기만의 독특한 능력이 인정되고 있다는 사실을 알게 될 때이다."(Axel Honneth, 1992)

Robert Levering의 『훌륭한 일터(A Great Place to Work)』에 기초한 GWP연구소가 제시하고 있는 최고의 직장의 특성은 '신용(커뮤니케이션, 능력, 성실), 존경(지원, 협력, 보살핌), 공정성(형평성, 공명정대, 정의), 자긍심(개인적인 업무, 팀, 회사), 동료애(친밀감, 친절, 커뮤니티)'이다. 특히 '신뢰와 자긍심, 동료애'가 없다면 지속적인 성장과 성공할 수 없다는 것이다(Michael Burchell & Jennifer Robin, 2012). 더 좋은 간호를 지속하는 데 필요한 것들에 '나는 간호사다'라는 정체성이나 인정과 배려, 협업의 문화로 변화 등은 같은 맥락에서 해석될 수 있을 것이다.

참고문헌

낸시 폴브레 저, 윤자영 역(2007). 보이지 않는 가슴 돌봄 경제학, 또 하나의 문화.

대니얼 네틀 저, 김상우 역(2006). 행복의 심리학, 와이즈북.

마이클 버첼, 제니퍼 로빈 저, 이민주 역(2012). 포춘 100대 기업에서 배우는 행복한 일터문화 최고의 직장, 위즈덤하우스.

스티븐 D. 에드워즈 저, 공병혜 · 홍은역 역(2004). 돌봄과 치유의 철학, 철학과 현실사.

악셀 호네트 저, 문성훈 · 이현재 역(2012). 인정투쟁, 사월의책.

애덤 그랜트 저, 윤태준 역(2014). 기브앤케이크(GIVE and TAKE), 생각연구소.

오덕순(2014), 어느 섬의 나이팅게일, 한국문연.

조정래(2011), 스토리텔링 육하원칙, 지식의 날개.

짐 콜린스 저, 이무열 역(2002). *GOOD TO GREAT*(좋은 기업을 넘어… 위대한 기업으로), 김영사.

최시한(2015), 스토리텔링, 어떻게 할 것인가, 문학과지성사.

하워드 가드너 · 미하이 칙센트미하이 · 윌리엄 데이먼 저, 문용린 역(2003). GOOD WORK, 생각의 나무.

Begley, A. M.(2010). On being a good nurse: Reflections on the past and preparing for the future, *International Journal of Nursing Practice*, 16, 525-532.

de Araujo Sartorio, N. & Zoboli, E. L. C. P.(2010). Images of a 'good nurse' presented by teaching staff, *Nursing Ethics*, 17(6), 687-694.

Fealy G. M.(2004). 'The good nurse': visions and values in images of the nurse, *Nursing Theory and Concept Development or Analysis*, 46(6), 649-656.

Metules T. Let's put an end to angel bashing, *RN*, 2007 Dec.; 9.

Watson, J.(2012). *Human Caring Science: A Theory of Nursing*, Jones & Bartlett Learning.

저자소개

엄영란

서울대학교 간호학 박사

순천향대학교 명예교수

대통령소속 국가생명윤리심의위원회 역임

송경자

서울대학교 간호학 박사

前 서울대학교병원 간호본부장

박미현

University of North Carolina at Chapel Hill 간호학 박사

가톨릭대학교 간호대학 교수

좋은 간호사 더 좋은 간호

2017년 1월 13일 1판 1쇄 발행
2021년 1월 10일 1판 3쇄 발행

지은이 | 대한간호협회 병원간호사회 편 / 엄영란 송경자 박미현
펴낸이 | 김진환
펴낸곳 | 학지사메디컬 HAKJISA MEDICAL
04031 서울특별시 마포구 양화로 15길 20 마인드월드빌딩
대표전화_ 02-330-5188 팩스_ 02-326-0338
등 록 | 2010년 2월 8일 제313-2010-36호
메 일 | hakjisamd@hakjisamd.co.kr
홈페이지 | http://www.hakjisamd.co.kr

ISBN 978-89-6069-583-2 93510

가 격 | 13,000원